基层儿科实训手册

主编 张 婷 李 华 王 淼

上海科学技术出版社

内 容 提 要

本书围绕基层儿科常见疾病展开，共分为十三个章节。开篇对儿童保健进行了概述，第二至第十三章分别对新生儿常见疾病、风湿和免疫系统疾病、感染性疾病、呼吸系统疾病、循环系统疾病、泌尿系统疾病、消化系统疾病、血液系统疾病、神经系统疾病、内分泌遗传代谢性疾病、儿科急症、儿童常见病的中医治疗进行阐述。所述内容涉及儿童各科常见病种，每种疾病包括病因、发病机制、临床表现、辅助检查、诊断和鉴别诊断、治疗、预后等方面，治疗方面以西医为主，辅以中成药、中医适宜技术等方法，对临床实践具有较大的参考价值。

本书是针对广大基层儿内科医生的专业基础教程，也可以作为全科医生和普通儿科医生的参考书。内容实用明了，能让基层医生更好地了解疾病特点，对各系统常见疾病做出正确的判断，并在临床实践中得以应用。

图书在版编目（CIP）数据

基层儿科实训手册 / 张婷，李华，王淼主编.
上海 : 上海科学技术出版社，2025. 4. -- ISBN 978-7
-5478-6868-3

Ⅰ. R72-62
中国国家版本馆CIP数据核字第2024MB1696号

基层儿科实训手册

主编 张 婷 李 华 王 淼

上海世纪出版(集团)有限公司 出版、发行
上 海 科 学 技 术 出 版 社
(上海市闵行区号景路 159 弄 A 座 9F－10F)
邮政编码 201101　www.sstp.cn
上海颛辉印刷厂有限公司印刷
开本 787×1092　1/16　印张 18.25
字数 320 千字
2025 年 4 月第 1 版　2025 年 4 月第 1 次印刷
ISBN 978 - 7 - 5478 - 6868 - 3/R·3130
定价：128.00 元

本书如有缺页、错装或坏损等严重质量问题，请向印刷厂联系调换

LIST OF EDITORS 编委会名单

主 编

张 婷 李 华 王 淼

编 者

（按姓氏笔画排序）

西医部分

王 超 王 斐 王 淼 刘 威 李 妍
李 嫔 杨 远 肖婷婷 陈津津 张 婷
张媛媛 邵静波 周翠臻 钮小妞 赵艳君
龚小慧 黄文彦 崔 云 康郁林 董晓艳
葛 婷 蒋 鲲 缪慧洁

中医部分

叶智祺 李 华 李 战 李 颉 崔庆科
郭爱华

PREFACE 序言

推进健康中国建设,是全面提升中华民族健康素质,实现人民健康与经济、社会协调发展的国家战略。儿童是国家的未来、民族的希望,促进儿童健康成长,能够为国家可持续发展提供宝贵资源和不竭动力,是健康中国建设和卫生健康事业发展的重要内容,是建设社会主义现代化强国、实现中华民族伟大复兴中国梦的必然要求。

党和国家始终高度重视儿童健康事业发展。国家卫生和计划生育委员会在2016年发布的《关于加强儿童医疗卫生服务改革与发展的意见》中指出,要以深化医药卫生体制改革,缓解我国儿童医疗卫生服务资源短缺问题,促进我国儿童健康事业持续健康发展。但是受经济、社会发展水平制约,我国儿童健康事业发展仍然存在不平衡、不充分的问题,城乡、区域和群体之间差距需要进一步缩小,基层儿童医疗卫生服务机制需要进一步健全,儿童健康事业发展使命艰巨、任重道远。

为进一步推进儿童医疗卫生服务高质量发展,2024年1月国家卫生健康委员会等十部委共同印发了《关于推进儿童医疗卫生服务高质量发展的意见》,提出到2025年每千名儿童拥有儿科执业(助理)医师数达到0.87人、床位数达到2.50张,儿科医疗资源配置和服务均衡性逐步提高;到2035年基本形成城乡均衡、协同高效的儿童医疗卫生服务体系,更好地满足儿童医疗卫生服务需求。为达到这一目标,既要依托医联体强化儿童医疗资源配置,发挥牵头医院的辐射带动作用,同时发挥中医药在保障儿童健康中的特色优势;也要重点围绕儿科常见病和多发病的规范化诊疗、儿科疑难危重症的早期识别和转诊、儿童慢性病管理、儿童保健服务等方面,大力开展儿科、全科等相关专业医护人员培训,提升儿科专业技术水平。基层儿童医疗保健工作者作为"儿童健康守门人",提升他们的儿童疾病诊疗和预防保健服务能力,是建设现代化儿科人才队伍、构建高质量儿童医疗卫生服务体系的重要环节。

上海市儿童医院作为上海市西部儿科医疗联合体牵头单位,自2016年起,按照统一儿科医务人员业务管理、统一诊疗规范、统筹儿科床位使用、统筹人员安排的"两统一、两统筹"建设原则,致力于辐射带动儿联体内各基层协作单位儿科同质化发展,推动构建高质量儿科分级诊疗体系。为进一步提高基层儿童医疗保健人员综合素质及专业技术水平,医院组织儿内科和中医科专家共同编写了《基层儿科实训手册》。该书以通俗易懂的语言深入浅出地介绍了儿内科各个系统常见疾病的基本知识、诊断、鉴别诊断以及中西医治疗的适宜技术,对夯实儿内科及儿童中医科理论知识、提高业务能力和诊治水平具有重要指导意义。该书既可以作为基层儿童医疗保健人员的培训及继续教育的实用手册,也可以作为全科医生、普通儿内科、儿童中医科医生临床工作中的实用参考书。

儿科强则儿童强,儿童强则中国强,为儿童服务就是幸福。希望在全国儿科同道和基层医生的共同努力下,我国的基层儿科事业能更快、更全、更强的发展。

最后,谨以此序与为儿科事业不断奋斗的各位同仁共勉。

上海市儿童医院院长　鲁　冰
2025 年 1 月

FOREWORD 前言

儿科强则儿童强，儿童强则中国强。儿童健康事关家庭幸福和民族未来，是全民健康的重要基础，经济发展的重要保障，也是社会文明与进步的重要体现。儿科医生短缺、儿科就医难一直是社会热点，2016年5月国家卫生和计划生育委员会发布《关于加强儿童医疗卫生服务改革与发展的意见》，旨在推进儿童医疗卫生服务高质量发展，其主要目标之一是加强儿科医务人员队伍建设，实现每千名儿童拥有儿科执业（助理）医师数量达到0.69名，每个乡镇卫生院和社区卫生服务机构至少有1名全科医生提供规范的儿童基本医疗服务，以基本满足儿童医疗卫生需求。"提升基层医疗卫生机构儿童服务能力，加强全科医生儿科专业技能培训"成为加强儿童服务能力的必然举措。本书的编写正是基于以上缘由。

2023年，上海市儿童医院组织儿内科专家及中医科专家共同编写《基层儿科实训手册》。本书从基层儿科医生的实际需求出发，覆盖儿内科各系统、中医儿科等内容，旨在培养并提高基层儿科医生对儿科常见疾病的临床诊治能力。本书考虑到基层儿科医生的需求及基层诊疗手段的有限性，侧重儿科基础知识与常见疾病的介绍，在诊治技术方面强调可操作性，以为基层儿科医师提供成熟的、明确的医疗知识。

由于是第一次组织编写面向基层儿科的实训手册，在内容与编写形式方面难免有不妥之处，欢迎专家和读者批评指正，以便继续完善。

张　婷

2024年12月

CONTENTS 目录

第一章 儿童保健 ·· 1
　第一节　小儿生长发育规律及发育评价 ···················· 1
　第二节　儿童营养性疾病 ··· 6
　第三节　注意缺陷多动障碍 ·· 17

第二章 新生儿常见疾病 ·· 25
　第一节　早产儿管理 ··· 25
　第二节　新生儿肺炎 ··· 30
　第三节　新生儿窒息与复苏 ·· 33
　第四节　新生儿黄疸 ··· 40

第三章 风湿和免疫系统疾病 ·· 46
　第一节　过敏性紫癜 ··· 46
　附　紫癜性肾炎 ·· 48
　第二节　幼年特发性关节炎 ·· 50
　第三节　原发性免疫缺陷病/免疫出生错误 ······································· 53

第四章 感染性疾病 ··· 58
　第一节　流行性感冒 ··· 58
　第二节　人类疱疹病毒感染 ·· 62
　第三节　手足口病 ·· 64
　第四节　流行性腮腺炎 ··· 68
　第五节　出疹性疾病 ··· 70

第五章 呼吸系统疾病 ·· 84
　第一节　急性上呼吸道感染 ·· 84

第二节　支气管哮喘 …………………………………… 86
　　第三节　毛细支气管炎 ………………………………… 95
　　第四节　肺炎 …………………………………………… 98
　　第五节　慢性咳嗽 ……………………………………… 104

第六章　循环系统疾病 ……………………………………… 108
　　第一节　先天性心脏病 ………………………………… 108
　　第二节　心肌炎 ………………………………………… 116
　　第三节　心律失常 ……………………………………… 122
　　第四节　皮肤黏膜淋巴结综合征 ……………………… 129
　　第五节　小儿晕厥 ……………………………………… 134

第七章　泌尿系统疾病 ……………………………………… 139
　　第一节　泌尿系统感染 ………………………………… 139
　　第二节　肾病综合征 …………………………………… 143
　　第三节　急性肾小球肾炎 ……………………………… 147

第八章　消化系统疾病 ……………………………………… 151
　　第一节　胃食管反流 …………………………………… 151
　　第二节　腹泻及液体疗法 ……………………………… 155
　　第三节　胃炎和消化性溃疡 …………………………… 160
　　第四节　食物过敏 ……………………………………… 166
　　第五节　婴儿胆汁淤积症 ……………………………… 170

第九章　血液系统疾病 ……………………………………… 176
　　第一节　儿童贫血 ……………………………………… 176
　　第二节　出血性疾病 …………………………………… 181
　　第三节　免疫性血小板减少性紫癜 …………………… 186
　　第四节　儿童白血病 …………………………………… 189

第十章　神经系统疾病 ……………………………………… 197
　　第一节　热性惊厥 ……………………………………… 197
　　第二节　癫痫 …………………………………………… 199

第三节　化脓性脑膜炎 ………………………………………… 211
　　第四节　病毒性脑炎 …………………………………………… 216

第十一章　内分泌遗传代谢性疾病 ………………………………… 219
　　第一节　儿童糖尿病 …………………………………………… 219
　　第二节　儿童性早熟 …………………………………………… 229
　　第三节　发育迟缓、矮小 ……………………………………… 232

第十二章　儿科急症 ………………………………………………… 241
　　第一节　小儿高热 ……………………………………………… 241
　　第二节　热性惊厥 ……………………………………………… 242
　　第三节　急性呼吸衰竭 ………………………………………… 244
　　第四节　心肺复苏 ……………………………………………… 246
　　第五节　休克 …………………………………………………… 248
　　第六节　儿童意外伤害 ………………………………………… 251

第十三章　儿童常见病的中医治疗 ………………………………… 254
　　第一节　传染病 ………………………………………………… 254
　　第二节　肺系疾病 ……………………………………………… 258
　　第三节　脾系疾病 ……………………………………………… 267
　　第四节　心肝系疾病 …………………………………………… 274

第一章

儿 童 保 健

第一节 小儿生长发育规律及发育评价

生长发育是儿童最基本的特点,也是儿科学的基础,它不仅反映从受精卵到成人的成熟过程中一般健康状况,同时也反映营养及情感等环境因素的影响。生长(growth)是指各器官、系统、身体的长大,表示量的变化,有相应的测量值;发育(development)是指细胞、组织、器官功能上的分化与成熟,是机体质的变化,包括情感、心理的发育成熟过程,不能用数量指标来衡量。生长和发育密不可分,生长过程伴有发育成熟,两者共同表示机体的动态变化。

一、生长发育的一般规律

(一) 生长发育的连续性和阶段性

生长发育在整个儿童期不断进行,呈连续性。在这一连续过程中,体格生长及行为发育速度并不完全相同,呈非匀速性生长,因而形成不同的阶段。如出生后的第一年是体格生长的第一个高峰,第二年后生长速度趋于稳定,青春期生长速度又加快,形成第二个生长高峰。不仅如此,不同年龄需要达到的发育里程碑,如运动发育中的抬头、坐、站、走等,也反映出生长发育过程中的阶段性。

(二) 生长发育的程序性

体格生长的程序性表现在身体各部分形态发育程序为:躯干先于四肢,下肢先于上肢,肢体近端先于远端。而发育的程序性则体现在行为发展由上至下、由近至远、由粗至细、由简单至复杂、由低级至高级。

(三) 各器官系统发育不平衡

儿童时期各系统器官的发育先后、快慢不一。如神经系统发育较早,生后两年内发育最快。儿童早期淋巴系统生长迅速,青春期前达顶峰,以后逐渐退化至成人水平。生殖系统直到青春期才迅速发育。

（四）个体差异

生长发育虽然按一定的规律发展，但在一定范围内受遗传与环境的影响。故儿童体格生长及行为发育均存在相当大的个体差异。如父母身材较矮的儿童，其身高可能低于父母身材较高的儿童，但也属于正常生长范围，故通过连续性观察和监测获得个体儿童"生长发育轨迹"更重要。因此，在制定儿童生长发育的正常值时，通常为一个范围，切忌单纯将一个儿童的生长发育情况与其他儿童比较。

二、生长发育特点

生长是指儿童身体各器官和系统大小、形状的增长过程，可有相应的测量值，最常用的指标有体重、身长/身高、头围、胸围等；发育是指机体生理和神经心理功能的成熟过程。

（一）体格生长特点

1. 体格生长的一般规律

(1) 生长呈连续性和阶段性。

(2) 身体各部分生长比例因年龄而不同。

(3) 各系统生长发育不平衡。

(4) 生长发育有个体差异。

2. 体格生长的常用指标和特点

(1) 体重：为各组织、器官和体液的总重量，可反映儿童生长与近期营养状况。体重过轻可能提示营养素及能量摄入不足、慢性疾病导致的营养吸收障碍；过重提示超重/肥胖，营养素摄入过多。

(2) 身长/身高：是指头部、脊柱、下肢长度的总和，在短期内不易波动，可反映儿童长期营养状况的指标。3岁内以仰卧位测量，称身长；3岁及以上立位测量，称身高。身长/身高增长速度过缓提示长期的严重营养问题或器质性疾病。

(3) 冠-臀长/坐高：是指头顶至坐骨结节的长度，代表了脊柱和头的发育，间接反映下肢与躯干的比例。

(4) 头围：增长代表脑和颅骨的发育，2周岁内测量最有价值。

(5) 胸围：代表肺与胸廓的生长。胸围增长与儿童营养和胸廓的生长发育有关。

(6) 皮下脂肪：皮下脂肪厚度（皮褶厚度），反映体内脂肪量。

（二）神经心理发育特点

神经心理发育包括感知觉、运动、语言和认知、社会交往和情绪等方面，遵循由上至下、由近到远、由粗大到精细、由不协调到协调、由简单到复杂、由低级到高级的发育原则。

1. 神经系统　出生时新生儿神经细胞数已与成人接近,但树突和突触少而短,生后主要是神经细胞体积和树突增加,突触及神经髓鞘的形成和发育。

2. 感知觉　包括视觉、听觉、嗅觉、味觉和触觉。2岁时视力达到0.5,6岁左右视力发育接近完善。3月龄左右能将头转向声源,8~9月能区别不同的声音。新生儿的味觉已发育完善并特别喜欢甜食,4~5月时婴儿对食物的任何改变都会出现敏锐的反应。新生儿已有感知疼痛的能力,在眼、前额、口周、手掌、足底等部位具有高度的触觉敏感性;婴儿多用嘴来感受周围环境。

3. 运动　包括大运动和精细运动发育。新生儿期有原始反射,如觅食、吸吮、握持、拥抱反射等。3月龄时能控制头部和抬胸,握持反射消失,开始抓握物体;4月龄时能翻身,开始在胸前摆弄及观看两手;6~7月龄时能独坐一会,独自摇晃小玩具,出现传递物品;8~9月龄时能用双上肢向前爬行,独坐稳,开始用手指取物;10~11月龄能拉站、扶物走,将手中的物体放下;12月龄可独走,捏起细小物体;15月龄开始翻书,用匙取物;2岁能双足跳,双脚交替上下楼梯,能乱涂乱画、堆叠积木;3岁会用筷子进食,并足跳远,自行完成吃饭、喝水、洗手、收拾玩具等日常活动。

4. 语言和认知　包括语言、认知。12~15月龄开始理解有意识的词汇,1.5~2岁开始出现用两字词,3岁左右开始用复杂的修饰语,4~5岁能说复杂句子。2~3岁后逐渐具备空间认知,分辨大小、多少,识别几种颜色,区分性别,理解因果性,并能应用工具。3~4岁的想象多为自由联想,内容较贫乏;5岁儿童则以有意想象为主,内容更丰富,并更符合客观逻辑。学龄期儿童的记忆迅速发展,以有意识记忆、理解记忆为主,9~10岁以后的儿童组织记忆能力开始发展。

5. 情绪、情感和社会化　2~7月龄婴儿即与养育人建立了情感互动。2~3岁开始有自我意识,也开始发展出羞愧、内疚、自豪、不安等情绪。学龄前儿童开始意识到规则的存在,并认为必须无条件地被遵守,但同时他们在游戏中又表现出明显的自我中心化特征,并能对行为责任做出一定的道德判断。学龄期儿童情绪的调控能力进一步增强,情绪趋于稳定,自我调节策略(包括适时的情感激发)更加多样和复杂;意志的自觉性、果断性、坚持性和自制力也开始发展。

三、生长发育的影响因素

儿童生长发育是一个复杂过程,受内在生物潜能、环境等多因素的影响。

(一)遗传因素

在发育过程中遗传基因决定着各种遗传性状,表现在不同种族、家族中的个体体格发育差异,父母双方的遗传因素决定孩子生长发育的"轨道"或特征趋势。

（二）营养因素

儿童的生长发育，包括宫内胎儿生长发育，需充足的营养素供给。营养素供给充足且比例恰当，加上适宜的生活环境，可使生长潜力得到充分的发挥。宫内或生后早期营养不良不仅影响体格生长，同时也可影响重要器官发育，增加发生慢性疾病的危险性。

（三）疾病因素

1. **孕期疾病**　胎儿生长与母亲的生活环境、营养、疾病、情绪等密切相关。
2. **围生期疾病**　胎儿出生时发生产伤、窒息、败血症等严重情况可影响儿童生长发育。早产或低出生体重儿生长潜能受限，也可能影响生长发育。
3. **生后疾病**　疾病对儿童生长发育的影响颇大，尤其是生长激素、甲状腺激素、性激素、甲状旁腺激素等内分泌激素的分泌障碍可致儿童生长发育异常。

（四）睡眠因素

保证充足的睡眠有助于生长，尤其是晚上的睡眠更为重要。人体生长激素一般在夜间睡眠时分泌达到高峰，而白天的生长激素分泌量会很低。因此，应从小培养孩子良好的睡眠习惯。

（五）运动因素

合理、适度的运动可促进生长激素的分泌，有助于生长，尤其是弹跳运动，如跳绳、打篮球等，同时还可刺激骨骼增长。

（六）环境因素

社会、文化、家庭、情绪、经济水平、自然环境等环境因素，可影响儿童生长发育。环境对儿童生长发育的重要作用越来越受到关注。

综上所述，遗传潜力决定了儿童生长发育水平，而遗传潜力又受到一系列环境因素的共同调节，儿童生长发育是遗传与环境共同作用的结果。

四、生长发育测量与评价

儿童的体格发育评估是保健工作的重要组成内容之一，早期的儿童生长发育问题往往未被及时识别和确诊，常在儿童生长发育偏离正常后才得到儿保工作者的重视和监管。以下内容介绍了儿童生长发育评估的具体内容，旨在为临床评价儿童生长发育提供一定参考。

体格生长常用指标的测量

1. 体重

（1）体重（weight）：计算公式如下。

1～6月龄体重（kg）＝出生体重（kg）＋月龄×0.7（kg）

7～12月龄体重(kg)＝出生体重(kg)＋6×0.7(kg)＋(月龄－6)×0.3(kg)

2～10岁体重(kg)＝年龄(岁)×2(kg)＋8(kg)

(2) 测量方法：根据不同年龄体重测量的方法有所不同，测量体重秤的不同其精确度有所不同。影响准确度的因素包括衣服、尿布重量、进食及大小便。

1) 盘式杠杆秤：用于婴儿，精确度0.01 kg。

2) 坐式杠杆秤：用于1～3岁幼儿，精确度0.05 kg。

3) 立式杠杆秤：用于儿童和青少年，精确度0.1 kg。

2. 身长/身高

(1) 身长/身高(length/height)：计算公式如下。

$$身长/身高(cm)＝年龄×7(cm)＋75(cm)$$

(2) 测量方法：3岁以前仰卧测量身长，测量头顶到足底的长度。≥3岁测量站立身高。测量时应脱去帽、鞋、发饰，如有妨碍测量的发辫要放开。双眼直视前方，胸部挺起，两臂自然下垂放于大腿外侧，足跟靠拢，足尖分开60°，枕部、两肩胛间、臀部、足跟同时接触立柱，头部保持正中位置，移动测量板使之与头顶接触。

3. 顶-臀长/坐高

(1) 顶-臀长/坐高(sitting height)：<3岁测量顶臀长，≥3岁测量坐高。

(2) 意义：确认与身材矮小诊断有关的匀称性还是非匀称性。

4. 头围

(1) 测量方法：从眉弓到枕骨结节的最大围径。2岁以下常规测量。测量时应脱帽、发饰，软尺紧贴头皮测量，如有妨碍测量的发辫要放开，女孩头发厚重者，可自两侧耳尖将头发分为上下两部，软尺从中穿过。

(2) 意义：头围过大——遗传因素；颅脑疾病，如脑积水、颅内出血、颅内占位性病变等。头围过小——小头畸形、脑发育不良等。

5. 胸围

(1) 测量方法：婴幼儿取卧位或立位，儿童取立位。被测者两手自然下垂，双眼平视，测量者位于被测者右侧或前方，用左手拇指固定软尺零点于被测者右侧胸前乳头下缘(已发育的女孩，可以胸骨中线第4肋间高度为固定点)，右手拉软尺使其绕经两肩胛角下角缘，经左侧回至零点。测量时被测者应处于平静状态，软尺贴紧皮肤测量，松紧适宜。

(2) 意义：与胸部皮下脂肪、胸廓的发育、胸部背部肌肉以及肺部的发育有关。

第二节 儿童营养性疾病

一、儿童营养评价

评价个体儿童营养状况主要是了解是否存在营养不良,如存在营养不良需要明确是原发性的还是继发的、营养不良缺乏的发展阶段等问题,以采取相应的干预措施。

营养低下是营养素不足的结果,而营养过度是摄入营养素过量的结果。因此,正确认识营养素缺乏或过剩应按照营养不良的定义从病史中明确高危因素、临床表现,以相应的实验室方法评价营养素代谢的生理生化状况,可概括为"ACDB",即"A"人体测量(anthropometric measurement)、"C"临床表现(clinical indicators)、"D"膳食评价(dietary measurement)、"B"实验室或生化检查(biochemical or laboratory tests)4 步。

(一) 生长发育指标测量、监测和评估

1. 测量常用指标项目

(1) 体重:一般反映小儿近期及长期营养状况。

(2) 身长/身高:往往反映长期以来的营养状况,近期营养波动影响较小。

(3) 头围:反映婴儿期骨骼生长状况及胎儿期、婴儿期大脑发育。

(4) 胸围:反映婴幼儿期胸部骨骼、肌肉发育及心、肺发育。

(5) 中上臂围:包括皮肤、皮下组织脂肪、肌肉及骨骼发育,也可粗略代表皮下脂肪厚度变化。

(6) 皮下脂肪厚度(皮褶厚度):包括皮肤、皮下组织及皮下脂肪,可代表皮下脂肪厚度变化。

2. 应用生长发育指标测量评估营养状况

(1) 体格生长评价方法的应用

1) 单项分级评价法:是利用均值加减标准差或直接用百分位数表进行分级(表 1-1)。

2) 生长曲线图:是将儿童的生长数据以指标测量数值为纵坐标,以年龄为横坐标绘制成的曲线图。

3) 体格发育的综合评价:在通常使用年龄标准体重(weight-for-age)或年龄标准身高(height-for-age)进行评价时,只能判断某个体单项指标在体格发育中所处的位置,而不能综合地来评价一个孩子的生长发育情况。

表1-1 体格发育单项分级评价表

等级	离差法	百分位法
上	$\bar{X}+2SD$ 以上	P_{97} 以上
中上	$\bar{X}+(1\sim2)SD$	$P_{80}\sim P_{97}$
中	$\bar{X}\pm1SD$	$P_{20}\sim P_{80}$
中下	$\bar{X}-(1\sim2)SD$	$P_3\sim P_{20}$
下	$\bar{X}-2SD$ 以下	P_3 以下

注：SD,标准差。
参考值：2005年中国（九省市）0～18岁儿童参考值[5岁以下儿童生长差别较小，甚至略高于WHO标准，但学龄期，尤其是青春期后儿童身高和体重指数(BMI)等指标较大差异，中国界值点百分位略高于WHO]，推荐用中国标准。

需注意在评估时要求是准确的年龄，如早产儿年龄矫正，体重矫正至24月龄，身长矫正至40月龄。

（2）评价内容

1）生长水平：将特定时间某一个体的各项体格生长指标与同性别、同年龄人群相应的参数进行比较，判断该儿童在同性别、同年龄人群中所处位置，以等级表示。

2）生长速度：定期连续测量，体现儿童生长轨迹，利于及时早期发现和干预个体的生长偏离。

3）匀称度：为体格发育的综合评价。① 体形匀称度：身长的体重(W/L)，一般2岁以下采用。体重指数(BMI)随儿童脂肪细胞随年龄、性别变化，因此BMI有年龄、性别特点，是有效的筛查工具，大于2岁幼儿诊断肥胖BMI界值点同成人。② 身材匀称度：可反映人体下肢发育情况，用坐高/身高(冠-臀长/身长)比值与人群参数比值比较。身材匀称的评价结果可以帮助诊断内分泌及骨骼发育异常的疾病。

（二）临床评估

1. 病史询问　通过详细询问饮食史（食欲好坏、所吃食物种类、数量、烹调方式、进食习惯等），了解孩子进食的大致情况，了解某些营养素缺乏症状，如出现口角炎、夜盲、乳牙萌出延迟、走路晚、前囟迟闭、常有牙龈出血史等问题可提示营养缺乏症的存在。

2. 体格检查　营养素缺乏和过量常出现相应体征，体检时仔细寻找这些体征有助于判断儿童具体是缺乏哪种营养素，即使孩子消瘦或肥胖也容易观察到。

3. **治疗性试验**　某些营养素缺乏时,给予补充后,可迅速改善临床症状。

（三）膳食评价

1. **营养调查**　营养调查是了解和评估儿童营养状况常用的方法,在临床实践和群体现场调查中经常使用。包括称重法、询问法、记账法。

2. **营养评估内容**　包括能量与营养素,蛋白质供给的质量评估,脂肪来源评价,产能营养素之间的平衡,一日早、中、晚三餐和午后点心之间可供能量之比,以及膳食烹饪的饮食卫生和良好的饮食习惯。

（四）实验室检测

1. **实验室生化指标**　采用化学方法测定儿童血液、尿液等排泄物或分泌物,以及组织中各种营养素或其代谢产物及其他有关化合物的水平,以了解此种营养素被儿童吸收和利用情况,用以评估儿童营养状况。

2. **生理功能测定**　生理功能测定需要一定设备仪器,且其结果特异性也较差,故不常应用。

二、常见营养素

一切生命活动都需要能量,人类主要通过摄取食物获得所需能量。食物中所含有的营养素可分为六大类：碳水化合物、脂类、蛋白质、矿物质、维生素和水。其中,碳水化合物、脂肪和蛋白质在体内经氧化后可释放能量供给生命活动所需,这三者统称为"产能营养素"。

三、儿童膳食与喂养

膳食是提供人类营养的最重要来源,对于处于生长发育期的儿童来说尤为重要。喂养是一个持续在整个儿童期的长期实践过程,早期喂养需要多人参与,因此除了母亲以外,家庭的所有带养人都应该具备相关的营养喂养知识,基层儿科医生具备正确的儿童营养和喂养知识,对儿童的营养喂养咨询和家庭的健康宣教工作有重要意义。

（一）婴儿的食物与喂养

1. **母乳喂养**　母乳喂养是符合自然规律的最佳选择。婴儿6月龄以前最好的食物是母乳,纯母乳喂养可以满足绝大部分婴儿正常生长发育的需要,并且能降低感染、过敏及远期代谢性疾病风险。6月龄以后,全部用液体食物喂养不能满足婴儿的生长发育需要,需要添加富含能量、蛋白质、矿物质、维生素等营养素的辅食补充,满足其对营养素增加的需要,促进婴儿的健康生长。

根据世界卫生组织（WHO）和中国营养学会的建议,纯母乳可喂养至6月龄。

一方面坚持纯母乳喂养至6月龄,并在合理顺利引入辅食情况下继续母乳喂养直到2岁甚至更大,另一方面也应避免年龄较大的婴幼儿因依恋母乳造成的其他食物不能引入或引入不及时导致的营养不足,体重不增或下降。

当婴儿每次母乳喂养后能安静睡眠2~4h,定期体格生长监测下生长正常,就可以说明母乳足够。不需要母乳挤出喂养计算每日摄取量,但当定期体格监测发现生长障碍(failure to thrive,FTT)应积极寻找原因。

2. 配方奶喂养 当没有母乳或因各种原因母亲不能进行哺乳时,用标准配方的牛乳或其他兽乳喂养,称为配方奶喂养。配方奶的配方标准是母乳,但它不含母乳中对人类生长和免疫有利的生长因子和免疫物质。

3. 特殊配方奶 在一些特殊情况和疾病情况下,如早产儿、牛奶蛋白过敏、乳糖不耐受、苯丙酮尿症等,儿童不能适用普通配方奶粉,需要特殊配方粉用以提供营养需要。

4. 过渡期食物的引入 随着年龄的增长,完全的乳类喂养不能满足其生长发育需要,应该引入其他食物,增加能量和营养素,也为逐渐过渡到成人食物做准备。过渡期首先选择引入的食物应为易于消化吸收,能满足生长需要,不易产生过敏的食物。因为4~6月龄的婴儿体内储存的铁已消耗,因此国内、国际权威机构推荐添加富含铁的动物性食物及强化铁的米粉。引入原则应遵循由少到多、由稀到稠、由细到粗、由一种到多种。

(二)幼儿及学龄前儿童的饮食和喂养

对于1岁以上儿童,儿童应逐渐以粮食类食物为主食,奶类占总能量需要的比例下降,大约占1/3较为合适。由于1岁后儿童的生长速度减缓而稳定,对营养的需求有所下降,因此食欲会有下降,并且由于其自身具有一定调节能量摄入的能力,食欲会有波动。2岁以后的儿童根据食欲、活动和生长需要安排一日三餐和2~3次健康的点心餐。

喂养孩子的过程对于家长是一个挑战。儿科医生应该充分了解儿童各个时期生长发育的规律、营养需求和各种营养素的来源,结合当地的饮食文化特点,给予家庭和带养人提供适当的营养咨询,保证儿童的健康成长。

四、缺铁性贫血

缺铁性贫血(iron deficiency anemia,IDA),是由于体内铁缺乏导致储存铁耗尽,血红蛋白合成减少所致的一类贫血,临床上以小细胞低色素、血清铁蛋白减少和铁剂治疗有效为特点。缺铁性贫血是全球性的营养问题,高危人群主要是6月龄~2岁的婴幼儿和青春期儿童,以婴幼儿发病率最高,严重危害儿童健康,是我国重点防控的儿童常见病之一。

(一) 病因和发病机制

1. 先天储铁不足　胎儿从母体获得的铁以妊娠最后3个月最多,因此,早产、双胎或者多胎、胎儿失血和母亲严重缺铁等均可导致胎儿先天储铁减少。

2. 铁摄入量不足　铁摄入不足是缺铁性贫血的主要原因。

3. 铁需求量增加　婴儿期和青春期儿童生长发育较快,对铁等营养素的需求量大,如不及时添加含铁丰富的食物,易导致缺铁。

4. 铁吸收障碍　不合理的食物搭配和胃肠疾病均可影响铁的吸收,慢性腹泻或反复感染等疾病不仅使得铁吸收不良,还会增加铁的排泄或消耗,从而导致贫血。

5. 丢失过多　正常婴儿每日铁排泄量比成人多,故更易缺铁。牛奶过敏、肠息肉、鼻出血等导致的长期少量慢性失血及其他急性出血、溶血性疾病,以及青春期女孩月经增多均有可能导致贫血。

(二) 临床表现

任何年龄均可发病,多见于6月龄～2岁的婴幼儿。发病缓慢,其临床表现随病情轻重而有所不同。

1. 一般表现　皮肤黏膜苍白,以唇、口腔黏膜及甲床更加明显,易疲劳,不爱活动。年长儿常诉头晕、眼前发黑、耳鸣等。

2. 髓外造血表现　病情重、病程较长的儿童由于髓外造血,常出现肝、脾大。

3. 非造血系统症状　消化系统症状如食欲减退、异食癖、呕吐、腹泻、口腔炎、舌炎或舌乳头萎缩等;神经系统症状如烦躁不安或萎靡不振,注意力不集中、记忆力减退等;心血管系统症状如心率增快、心脏扩大甚至出现心力衰竭;此外长期缺铁性贫血儿童因细胞免疫功能降低,常合并感染。

(三) 实验室检查

1. 血常规　必要时大便常规及隐血检查排除胃肠道失血。

2. 铁代谢检查　包括血清铁、铁蛋白、总铁结合力、转铁蛋白饱和度。

3. 骨髓穿刺涂片和铁染色　是诊断IDA的金标准,但由于为侵入性检查,一般情况下不需要进行。对于诊断困难或诊断后铁剂治疗效果不理想的患儿,有条件的单位可以考虑进行,以明确或排除诊断。

(四) 诊断和鉴别诊断

血红蛋白降低,符合世界卫生组织儿童贫血诊断标准,即新生儿生后10日以内,血红蛋白<140 g/L;6月龄～6岁,<110 g/L;6～14岁,<120 g/L。由于海拔高度对血红蛋白值的影响,海拔每升高1 000 m,血红蛋白上升约4%。外周血红细

胞呈小细胞低色素性改变：平均血细胞比容(MCV)<80 fl,平均红细胞血红蛋白含量(MCH)<27 pg,平均红细胞血红蛋白浓度(MCHC)<0.31 kg/L。

根据血常规显示小细胞低色素性贫血,结合病史特别是喂养史及临床表现一般可做出初步诊断。对诊断困难或经铁剂治疗不理想者可进行地中海贫血筛查或骨髓检查。

鉴别应排除其他小细胞低色素性贫血,如地中海贫血,此外注意鉴别铁粒幼细胞贫血、慢性病贫血、维生素 B_6 缺乏、肺含铁血黄素沉着症等。

（五）治疗

1. 一般治疗　加强护理,避免感染,合理喂养,给予富铁食物,注意休息。
2. 病因治疗　尽可能查找缺铁原因和基础疾病,并采取相应措施祛除病因。
3. 铁剂治疗　尽量给予铁剂口服治疗,一般采用亚铁制剂口服以促进铁的吸收,按每日补充元素铁 2~6 mg/kg,餐间服用,每日 2~3 次,可同时口服维生素 C 促进铁的吸收,一般情况下,补铁 3~4 日后网织红细胞开始升高,7~10 日达高峰,2~3 周后降至正常,补铁 2 周后血红蛋白开始上升,4 周后血红蛋白应上升 20 g/L 以上。应在血红蛋白恢复正常后继续补铁 2 个月,以恢复机体储存铁水平。
4. 其他　治疗严重贫血并发心功能不全或明显感染者可输血。

（六）预防

1. 健康教育　加强科普宣教,指导合理喂养和饮食搭配。
2. 孕期预防　孕妇应加强营养,摄入富铁食物或适当补充铁剂,从妊娠第 3 个月开始,按元素铁 60 mg/d 口服补铁,必要时可延续至产后,以增加胎儿对铁的利用,并增加出生后体内铁储存;同时补充小剂量叶酸(400 μg/d)及其他维生素和矿物质。
3. 提倡母乳喂养　人工喂养婴儿,应选用铁强化的配方乳,并及时添加富含铁的食物,早产/低出生体重儿应从第 2~4 周龄开始补铁,剂量 1~2 mg/(kg·d)元素铁,直至 1 周岁,足月儿必要时可按每日剂量 1 mg/kg 元素铁补充。
4. 幼儿与年长儿童应合理膳食　促进营养均衡,避免偏食恶习,确保富含铁剂食物的摄入量。

五、维生素 D 缺乏性佝偻病

维生素 D 缺乏性佝偻病(rickets of vitamin D deficiency)指由于维生素 D (vitamin D, VitD)缺乏引起体内钙、磷代谢失常,导致长骨干骺端和骨组织矿化不全,以致骨骼发生病变的一种疾病。是婴幼儿的常见病,以 2 岁以内小儿发病率最高。

(一)病因

维生素 D 缺乏的病因如下。

1. 日光照射不足　日光中的紫外线常被大气中的烟雾、尘埃、衣服或普通玻璃所遮挡或吸收,如婴幼儿经常不在户外活动,或居住在多烟雾、寒带、工业区污染严重处,均使内源性维生素 D 生成不足。冬季日照短、紫外线较弱,故本病冬春季多见。我国北方冬季长,佝偻病患病率高于南方。

2. 维生素 D 摄入不足　母乳、牛乳及一般食物中维生素 D 含量较少,不能满足需要,且牛乳中的钙、磷比例不合适,不利于吸收。婴幼儿如户外活动少,又未及时补充维生素 D,就易患佝偻病。

3. 生长速度快　早产及双胎婴儿生后生长发育快,需维生素 D 多,且体内储存的维生素 D 不足,易发生本病。

4. 疾病影响　胃肠道的慢性疾病、长期服用抗惊厥药物如苯巴比妥、服用糖皮质激素,均易发生本病。

5. 围生期维生素 D 不足　母亲妊娠期患有骨软化症、严重维生素 D 缺乏、钙摄入量低和分娩期低钙血症,且妊娠期未补充维生素 D,婴儿易患先天性佝偻病,即在出生 4 周内出现佝偻病生化或放射学表现。

(二)临床表现

本病以 3 月龄~2 岁的婴幼儿最常见,年龄不同,临床表现也不同。主要表现为骨骼改变,并可影响肌肉发育及神经兴奋性。重症佝偻病患儿可有消化和心肺功能障碍,并可影响行为发育和免疫功能。

维生素 D 缺乏性佝偻病在临床上可分为初期、激期、恢复期和后遗症期。

1. 初期

(1) 多见于 6 月龄以内小婴儿。

(2) 主要表现为神经精神症状,如易激惹、烦躁、睡眠不安、夜间啼哭、多汗,但这些并非佝偻病的特异症状。

(3) 佝偻病的多汗症状与季节和室温无关,尤其是头部,因汗液刺激皮肤发痒,患儿常摇头摩擦枕部,出现枕秃,但枕秃也不是佝偻病的特异症状。这个时期常常无骨骼病变。

(4) 血生化改变轻微,血清 25-(OH)D 下降,血钙、血磷正常或稍低,碱性磷酸酶正常或稍高。

(5) 骨骼 X 片可无异常或临时钙化带模糊变薄,干骺端增宽。

2. 激期(活动期)

(1) 常见于 3 月龄~2 岁婴幼儿。

(2) 有明显的夜惊、多汗、烦躁不安等神经兴奋性增高表现。

(3) 骨骼改变可见颅骨软化(6个月以内)、方颅、手(足)镯、肋串珠、肋软骨沟、鸡胸、"O"形腿或"X"形腿等体征。

(4) 血钙、血磷均降低,碱性磷酸酶增高,血 25-(OH)D 显著降低。

(5) 骨骼 X 线显示长骨钙化带消失,干骺端呈毛刷样、杯口样改变,骨骺软骨盘增宽;骨质稀疏,骨皮质变薄;可有骨干弯曲畸形或青枝骨折。

3. 恢复期

(1) 患儿经过治疗和日光照射后,临床症状和体征逐渐减轻、消失,精神活泼,肌张力逐渐恢复正常。

(2) 血钙、血磷数日内即可恢复正常,碱性磷酸酶需 1~2 个月降至正常。

(3) 骨骼 X 线片 2~3 周后改善,出现不规则的钙化线,以后钙化带致密增厚,骨骺软骨盘逐渐恢复正常。

4. 后遗症期

(1) 多见于 3 岁以后小儿。

(2) 活动期症状消失,重症佝偻病患儿可残留不同程度的骨骼畸形和运动功能障碍,轻中度佝偻病治疗后很少留有骨骼改变。

(3) 此期血生化正常,X 线检查骨骼干骺端病变消失。

(三) 诊断和鉴别诊断

1. **维生素 D 缺乏**　依据高危因素、临床症状与体征等进行判断,确诊需根据血清 25-(OH)D 水平。

25-(OH)D 是维生素 D 在体内血循环中的主要形式,可以反映体内内源性和外源性维生素 D 的营养状况。血清 25-(OH)D 水平是评价维生素 D 营养状况的最佳指标,是维生素 D 缺乏和佝偻病诊断的主要依据。目前将血清维生素 D 水平达到 50~250 nmol/L(20~100 ng/mL)范围认定为适宜的维生素 D 营养状况。

2. **维生素 D 缺乏性佝偻病**　维生素 D 缺乏性佝偻病的发生发展是一个连续的过程。其诊断是基于病史、体格检查和生化检测而得出,通过 X 线片确诊。

(1) 病史:维生素 D 摄入不足或几乎不接触紫外线直射阳光。

(2) 体格检查:不同年龄特异性骨骼改变等体征。

(3) 生化检测:维生素 D 缺乏性佝偻病实验室检查特征 25-(OH)D、血清磷、血清钙和尿钙下降;血清甲状旁腺激素、碱性磷酸酶和尿磷升高,临床常用血清总碱性磷酸酶水平作为维生素 D 缺乏性佝偻病诊断和筛查指标,但急性疾病、某些药物、肝脏疾病、生长突增以及婴幼儿时期一过性高磷血症均可导致碱性磷酸酶升高。因此不能单凭血清总碱性磷酸酶升高就诊断维生素 D 缺乏性佝偻病。当血清钙水平下降至小于 7.5 mg/dL 时,可能发生手足搐搦。

(4) 骨骼 X 线片表现:干骺端变宽,临时钙化带消失,呈毛刷样或杯口状,骨密度减低。

本病早期神经兴奋性增高的症状无特异性,需与软骨营养不良、低血磷抗维生素 D 佝偻病、维生素 D 依赖性佝偻病、远端肾小管性酸中毒、肾性佝偻病相鉴别。

(四) 治疗和预防

1. 治疗　治疗的目的在于提高血清维生素 D 水平,控制病情和防止骨骼畸形。

(1) 一般疗法:加强护理,合理饮食,坚持经常晒太阳(6 个月以下避免阳光直射)。

(2) 药物疗法:维生素 D 2 000 IU/d(50 μg)为最小治疗剂量,强调同时补钙,疗程至少 3 个月,维生素 D 每日口服疗法为首选治疗方法。用药应随访,1 个月后如症状、体征、实验室检查均无改善时应考虑其他疾病,注意鉴别诊断。

(3) 其他治疗:① 微量营养素补充,维生素 D 缺乏性佝偻病多伴有锌、铁降低,及时适量地补充微量元素,有利于骨骼的健康成长,也是防治维生素 D 缺乏性佝偻病的重要措施。② 外科手术,严重的骨骼畸形可采取外科手术矫正畸形。

2. 预防

(1) 健康教育:重视户外活动与维生素 D 预防量的摄入。

(2) 维生素 D 的推荐摄入量:足月儿摄入量为 400 IU/d,早产儿摄入量为 800 IU/d,3 个月后采用足月儿的预防量,幼儿 400～600 IU/d。

六、蛋白质—能量营养不良

蛋白质—能量营养不良,是由于各种原因引起的蛋白质和(或)热能摄入不足或消耗增多引起的营养缺乏病,多见于 3 岁以下的婴幼儿。临床上常见的 3 种类型:以能量供应不足为主的消瘦型;以蛋白质严重缺乏为主的水肿型;临床表现介于两者之间的混合型。

(一) 病因

蛋白质—能量营养不良的常见原因包括:长期摄入不足、消化吸收障碍、营养需要量增加、消化过多。

(二) 临床表现

患儿早期表现为活动量减少、精神较差、体重生长速度过缓。随着营养不良的加重,最先是体重不增,继而是体重逐渐减轻,皮下脂肪逐渐减少,最后患儿出现身高低于正常值。皮下脂肪层厚度是判断营养不良程度的重要指标之一。皮下脂肪减少的顺序首先为腹部,其次是躯干、臀部、四肢,最后是面部。

患儿最常见的并发症为营养性贫血,以小细胞低色素性贫血最为常见,贫血常与缺乏铁、叶酸、维生素 B_{12}、蛋白质等造血原料有关。营养不良常并发自发性低血糖,患儿可突然出现面色灰白、神志不清、脉搏减慢、呼吸暂停、体温不升,但无抽搐,若诊治不及时,可危及生命。

(三) 实验室检查

营养不良的早期往往缺乏特异、敏感的诊断指标。

1. **血清白蛋白** 血清白蛋白浓度降低是最为特征性的改变,但由于半衰期较长(19～21日),故不够灵敏。视黄醇结合蛋白、转甲状腺素、前白蛋白和甲状腺素结合前白蛋白等代谢周期较短的血浆蛋白质水平降低具有早期诊断价值。胰岛素样生长因子(IGF-Ⅰ)不受肝功能影响,被认为是用于早期诊断的灵敏可靠指标。

2. **血清氨基酸** 血清氨基酸与非必需氨基酸之间比值降低,血清牛磺酸、支链氨基酸水平明显降低。尿羟脯氨酸指数=尿羟脯氨酸浓度(mmol/L)/尿肌酐浓度(mmol/L)×体重(kg),正常学龄前儿童为 2.0～5.0,生长缓慢者<2.0。

3. **其他** 血脂、血胆固醇、微量元素及电解质水平均有不同程度的下降,血糖水平降低,但糖耐量曲线与糖尿病患儿相同。

(四) 体格测量

体格测量是评价营养不良的可靠指标,目前国际上通常采用年龄别体重、年龄别身高和身高别体重3个指标。

1. **体重低下** 体重低于同年龄、同性别参照人群值的均值减 2 个标准差(SD)为体重低下。

2. **生长迟缓** 身高低于同年龄、同性别参照人群值的均值减 2 个标准差为生长迟缓。

3. **消瘦** 体重低于同性别、同身高参照人群值的均值减少 2 个标准差为消瘦。此项指标主要反映近期、急性营养不良。

(五) 治疗和预防

1. 一般治疗

(1) 祛除病因,治疗原发病:大力提倡母乳喂养,及时添加辅食,保证优质蛋白质的摄入量。及早纠正先天畸形,控制感染性疾病及根治各种消耗性疾病等。

(2) 调整饮食,补充营养:强调个体化,勿操之过急。一般轻至中度营养不良患儿的热量补充从每日 251～335 kJ/kg,蛋白质从每日 3 g/kg 开始,逐渐增至每日热量 628 kJ/kg,蛋白质 3.5～4.5 g/kg。饮食调整要由少到多、由稀到稠,循序渐进,避免出现腹泻,加重胃肠功能紊乱。选择易消化吸收、高热量、高蛋白质的食物。

2. 基本药物治疗

(1) 给予助消化的药物,如胃蛋白酶和胰酶。

(2) 口服各种维生素及微量元素,必要时肌内注射或静脉滴注补充。

(3) 血锌降低者口服1‰硫酸锌糖浆,从每日0.5 mL/kg开始逐渐增至每日2 mL/kg,补充锌剂可促进食欲、改善代谢。

(4) 必要时可肌内注射蛋白质同化类固醇制剂,如苯丙酸诺龙,每次10～25 mg,每周1～2次,连续2～3周,以促进机体对蛋白质的合成,增进食欲。

(5) 对进食极少或拒绝进食者,可应用普通胰岛素2～3 U/次,肌内注射,每日1次,在肌内注射前必须先服20～30 g葡萄糖或静脉注射25％葡萄糖溶液40～60 mL,以防发生低血糖,每1～2周为1个疗程,有促进食欲的作用。

3. 预防

(1) 预防感染:预防呼吸道感染,室内保持适宜的温湿度。注意防寒保暖,尽量避免去公共场所。

(2) 生长发育监测:定期每周测量体重,每个月测量身高。发现体重增长缓慢或不增,应尽快查明原因,及时予以纠正。

七、儿童肥胖及相关疾病

肥胖是一种能量代谢失衡,导致全身脂肪组织过度增生,达到损害健康程度的一种慢性疾病。肥胖不仅是其他疾病的危险因素,同时也是一种真实的疾病状态。儿童肥胖可导致心血管疾病、内分泌和代谢性疾病等并发症的发生,造成儿童心理不良影响以及成年期肥胖。儿童肥胖在临床上分为单纯性肥胖和病理性肥胖两大类,其中单纯性肥胖约占总数的95％。

(一) 病因和发病机制

1. 遗传因素 肥胖呈现明显的家族聚集性,肥胖遗传结构的研究显示,只有极少数肥胖是单基因突变引起,而绝大部分肥胖是多基因以及基因-环境的相互作用导致的。

2. 生活环境 包括过度饮食及不良饮食行为、缺乏体力活动、家长营养知识匮乏、喂养方式不当等,近年来的研究还表明环境污染物如己烯雌酚、邻苯二甲酸盐等化学物质与肥胖相关。

3. 社会因素 包括教育水平、经济地位、城市化、心理因素等。

4. 出生体重 低出生体重和高出生体重均增加日后肥胖的风险。

(二) 临床表现

肥胖儿童一般身材较高大,食欲亢进,进食量大,懒于活动,皮下脂肪分布均匀，以面颊、肩部、胸部及腹壁脂肪积累为显著，四肢以大腿、上臂粗壮而肢端较细。男孩可因会阴部脂肪堆积，阴茎被埋入而被误认为外生殖器发育不良。性发育大多正常，骨龄正常或略提前，智能正常。

（三）辅助检查

1. 人体测量　采集体重、身高、腰围、血压等基本数据。

2. 实验室检查　包括肝肾功能、糖脂代谢等，部分儿童可伴有高脂血症和糖耐量下降。

3. 超声检查　肝脏超声可显示有肝脂肪变性而致肝脏增大，同时伴有肝功能损害。

（四）诊断和鉴别诊断

诊断主要依靠体格发育指标判断。鉴别主要与继发性肥胖相鉴别，除外某些内分泌代谢异常、遗传性疾病、中枢神经系统疾病引起的继发性肥胖或因使用药物所引起的肥胖。从病史、症状体征、实验室检查等可以鉴别。

（五）治疗

1. 饮食疗法　在维持基本营养和生长发育所需的基础上控制能量、限制脂肪和糖类的供给，少量多餐等。

2. 运动处方　运动要多样化，每日运动量约1h，一周坚持3次以上，以低、中强度运动为主，家长一起参与。

3. 行为矫正　行为矫正是肥胖儿童治疗的关键，需让儿童与家庭都认识到肥胖影响健康。

4. 药物治疗　一般不主张药物。当生活方式持续干预3个月后仍无法改变肥胖相关并发症，如胰岛素抵抗和代谢综合征时，应在专业医师指导下进行药物治疗。

第三节　注意缺陷多动障碍

注意缺陷多动障碍（attention deficit hyperactivity disorder，ADHD）又被称为"多动症"，是我国儿童和青少年常见的一种神经发育障碍。临床表现为与年龄和发育水平不相称的注意力易分散、不分场合的过度活动和情绪冲动，智力正常或接近正常，常伴有执行功能缺陷，导致学习困难和适应不良。常伴有学习障碍、对立违抗障碍、心境障碍以及适应障碍等，对患儿的学业、职业和社会活动等方面产生广泛而消极的影响。

一、病因

本病的病因和发病机制不清,目前认为是多种因素相互作用所致。

1. 生物学因素

(1) 遗传因素:家系和双生子研究支持遗传因素是 ADHD 的重要发病因素,平均遗传度约为 80%。如果一个儿童患有 ADHD,那么其家庭成员罹患 ADHD 的风险为普通人群的 5 倍。如果双生子之一患有 ADHD,那么另一个患病风险是 80%~90%。目前多数学者认为 ADHD 为多基因遗传。分子遗传学研究发现,儿茶酚胺类神经递质代谢通路上的受体、转运体和代谢酶等多个基因可能是 ADHD 的易感基因。

(2) 环境因素:包括孕产期和出生后环境暴露因素。危险因素包括 ADHD 患者母亲孕期吸烟和饮酒、感染和中毒、营养不良、X 线照射,以及早产、低体重和各种原因导致的新生儿脑损伤(宫内窒息、缺血缺氧性脑病、分娩所致脑损伤),以及儿童期甲状腺功能低下、癫痫、脑炎、头部外伤、铅暴露等均可能引起神经发育异常,出现多动和行为问题。

(3) 脑发育异常:多维度的科学研究结果表明,ADHD 患儿存在大脑中特定的神经递质改变,且特定脑区激活不足、发育不成熟和体积萎缩。普遍认为大脑额叶区与 ADHD 发生有关,通过许多神经纤维与尾状核(纹状体的一部分)相连形成神经通路,而尾状核与大脑深层的边缘系统相连。这些脑区负责抑制行为、保持注意、调控情绪、动机和计划未来。结构 MRI 研究发现,ADHD 患儿前额叶体积减小,双侧尾状核不对称,胼胝体体积减小等。功能 MRI 还发现 ADHD 患者存在脑功能的缺陷,如额叶功能低下,在额叶特别是前额叶、基底节区、前扣带回皮质、小脑等部位功能异常激活。研究发现,ADHD 患儿存在大脑内神经化学递质失调,多巴胺和去甲肾上腺素功能不足,5-羟色胺(5-HT)功能过高或相对不足,此外也可能存在兴奋性氨基酸(Glu)和抑制性氨基酸(GABA)的代谢失调。

2. 社会心理因素 童年不良经历如父母关系不和,家庭破裂,教养方式不当,父母性格不良,母亲患抑郁症,父亲有冲动、反社会行为或物质成瘾,家庭经济困难,住房拥挤,童年与父母分离、受虐待,学校的教育方法不当等均可能作为发病诱因或症状持续存在的原因。

二、临床表现

ADHD 是儿童青少年时期常见疾病,常在 12 岁以前发病,以学龄期儿童为主,但有 70%症状持续到青春期,30%~50%持续到成年期。近年来由于环境、教育等因素,ADHD 的发病率有逐年增高的趋势。我国 6～16 岁儿童的 ADHD 患病率为 6.4%。

ADHD 患儿由于注意力分散、过度活动、情绪冲动等症状的存在,影响其家庭、学校和社会功能,导致学习困难,生活中经常受到挫折,受到同伴的排挤,因而变得缺乏自信,导致自我意识水平降低,严重影响患者的个体发展。

1. **注意缺陷** 注意力分散是 ADHD 的核心症状之一。ADHD 患儿注意缺陷的特点是主动注意困难,在警觉度、注意的维持和分配等特征上的异常;而被动注意相对增强。正常儿童在不同年龄阶段有意注意的时间不同,随着年龄增长而逐渐延长,一般 4 岁在 9～10 min,5～6 岁在 10～15 min,7～10 岁在 15～20 min,10～12 岁在 25～30 min,12 岁以上在 30 min 以上,而 ADHD 患儿的注意力集中时间短于同龄儿童。因此,他们很难维持较长时间去从事年龄相匹配的某一活动或学习任务。这种注意分散与注意力选择性差有关,信噪比低,不能从感觉到的各种刺激中选择性地对目标刺激发生反应。难以根据人为的要求自觉地把注意力集中在学习方面,主要表现为根据任务要求的主动注意力差,而被动注意亢进,易被弱小的无关刺激吸引。

2. **过度活动** 与年龄不相称的不分场合的多动是 ADHD 的另一主要症状,患儿可表现为躯体活动、小动作、语言过多等。患儿自幼躯体活动水平明显比同龄儿童增多,不能安静下来且精力旺盛。比如 ADHD 患儿走路时喜欢跑跳,很难让家长牵着手行走,常从家长手中挣脱出来。除了躯体活动的增多以外,患儿的小动作也明显增多。如上课和做作业时双手停不下来,手上总是喜欢玩东西,有的儿童手中没有东西玩就咬手指和指甲,咬铅笔。也有部分儿童主要表现为小动作的增多,躯体活动增多并不明显。另外,ADHD 患儿往往也会表现出语言的增多,好争吵,爱插嘴,很难静下来倾听别人谈话。

3. **情绪冲动** ADHD 患儿冲动表现为缺乏耐心,不能等待,对挫折的耐受能力低,做事不会考虑后果。比如在与人交流时不等对方叙述完就插嘴,不能耐心地倾听别人说话往往是这类儿童的突出特点。同时表现在经常干扰他人的活动,容易与同伴发生冲突,不受人欢迎。日常行为冲动鲁莽,行事不考虑后果,希望自己的要求能立即得到满足,不能等待。遇到挫折时不能忍受,出现激烈的情绪波动和冲动行为,甚至常常会动手打人,导致别人受伤害,不易接受社会性规矩的约束,经常违反校规校纪,而且这些错误经常重复发生,难以改正。

因为注意力分散影响了患儿在课堂上的听课效果、完成作业的速度和质量,致使学业成绩差,常低于其智力所应该达到的学业成绩。还可见因为多动影响课堂纪律,因为冲动影响人际关系。

注意缺陷多动障碍和品行障碍的共病率高达 30%～58%。品行障碍表现为攻击性行为，如辱骂或打伤同学、破坏物品、虐待他人或动物、性攻击、抢劫等，或一些不符合道德规范及社会准则的行为，如说谎、逃学、离家出走、纵火、偷盗等。

ADHD 患儿的精细动作、协调运动、空间位置觉等感知觉运动发育较差。如翻手、对指运动、系鞋带和扣纽扣等均不灵便，左右分辨困难。少数患者伴有语言发育延迟、语言表达能力差、智力偏低等问题。

三、诊断标准

ADHD 临床表现为与年龄不相符的注意力分散、过度活动和情绪冲动。当这些症状持续、广泛地出现在家庭、学校和社区等多个场景，且影响了学习、社会交往和情绪控制等功能时，才考虑是 ADHD。目前，ADHD 诊断尚缺乏特异性的指标，主要依靠临床访谈和评估，2015 年出版的《中国注意缺陷多动障碍防治指南》（第 2 版）建议采用 DSM-V 诊断系统。ADHD 明确诊断后需要长期规范治疗，因此在诊断时需要全面、详细地收集来自父母、教师等多方的信息，必要时进行心理评估和实验室检查。

（一）病史采集与评估

围绕症状严重程度、功能损害是否存在、有无共患病及药物治疗的禁忌证等进行如下检查和评估。

1. 临床访谈　包括主诉、现病史（主要行为问题及功能损害等）、个人史（出生史、生长发育史、养育环境等）、既往史（神经系统疾病、精神疾病等）、家族史等。

2. 体格检查　包括营养及生长发育情况、血压、心率、神经系统检查及精神状态等。

3. 心理评估　包括评估量表、智力测试、注意力测试和执行功能测试等。主要用于判断是否符合 DSM-V 诊断标准，症状严重程度、功能损害及共患病的评估。常用的评估量表包括 SNAP-IV 量表、Conners 父母问卷、儿童困难问卷（QCD）、WEISS 功能量表、BRIEF 执行功能评估量表、气质和 CBCL 问卷等。智力测试常用的是韦氏学龄前（WPPSI）和学龄期（WISC-CR）测试。注意力测试常用的有持续性操作（CPT）。执行功能测试常用的是 Go/NoGo 任务范式。

4. 辅助检查　必要时需要进行脑电图、颅脑磁共振、视力、听力、甲状腺功能等辅助检查。

（二）诊断标准

根据 DSM-V 诊断标准，需同时符合 A、B、C、D、E 才能诊断 ADHD。

1. 诊断标准 A　一种持续的与年龄不相符的注意力不集中和（或）多动冲动。

(1) 注意缺陷：至少要符合下列9条症状中的6条(17岁及以上的青少年和成人，至少需要符合5条)，持续6个月以上。

1) 经常难以注意细节，在作业、工作或其他活动中粗心(如忽视或遗漏细节)。

2) 在任务或游戏活动中经常难以维持注意(如在听课、对话或长时间阅读中难以集中注意力)。

3) 经常在对其说话时似听非听(如在没有任何明显干扰的情况下，显得心不在焉)。

4) 经常不遵循指令，以致无法完成作业、家务或工作职责(如可以开始任务，但很快就失去注意力，容易分心)。

5) 经常难以组织任务和活动(如难以管理有条理的任务，难以把物品有序放置，不能按时完成任务)。

6) 经常回避、厌恶或不情愿从事那些需要持续努力的任务(如学校或家庭作业；对于青少年或成人，则为准备报告，完成表格或阅读冗长文章时感到困难)。

7) 经常丢失任务或活动所需的东西(如学习用品、钱包、钥匙、眼镜、文件、手机等)。

8) 经常容易受外界干扰而分神(对于青少年和成人，可能包含不相关的想法)。

9) 经常在日常活动中忘记事情(如做家务、外出办事，对于青少年和成人，则为回电话、付账单、遵守约定等)。

(2) 多动冲动：至少要符合下列9条症状中的6条(17岁及以上的青少年和成人，至少需要符合5条)，持续6个月以上。

1) 经常手脚动个不停或在座位上扭动。

2) 经常在教室或其他需要静坐的场合离开座位。

3) 经常在不适宜的场合跑来跑去或爬上爬下(对于青少年和成人，可以仅限于感到坐立不安的主观感受)。

4) 经常难以安静地玩耍或参加娱乐活动。

5) 经常动个不停，好像被马达驱动停不下来(如在餐厅、会议中难以长时间静坐；他人感觉其坐立不安、难以忍受)。

6) 经常讲话过多。

7) 经常在提问还没有结束之前就把答案脱口而出(如抢接别人的话，交流时总不能等待)。

8) 经常出现轮流中的等待困难(如排队等待)。

9) 经常打断或侵扰他人(如打断他人对话、游戏或活动，没有询问或未经允许就使用他人的东西；对于青少年和成人，干扰或打断他人正在做的事)。

2. **诊断标准 B** 注意缺陷或多动冲动等症状在 12 岁前就已存在。

3. **诊断标准 C** 注意缺陷或多动冲动等症状存在于 2 个或以上场景(如学校、家庭或工作中;与朋友或亲属互动中;其他活动中)。

4. **诊断标准 D** 有明确的证据显示,这些症状对社会适应、同伴交往、情绪控制、学业/职业表现或家庭生活等功能造成了明显的影响或干扰。

5. **诊断标准 E** 这些症状不能仅仅出现在精神分裂症或其他精神病性障碍的病程中,也不能用其他精神障碍来更好地解释(如心境障碍、焦虑障碍、分离障碍、人格障碍、物质中毒或戒断等)。

(三) 共患病

ADHD 患儿常常存在共患病(约占 1/3)。最常见的共患病包括对立违抗障碍(35.2%)、品行障碍(25.7%)、焦虑障碍(25.8%)、抽动障碍(20%)、学习障碍、睡眠障碍、智力障碍和孤独症谱系障碍等。共患病对 ADHD 的治疗目标、治疗策略和结局有很大的影响,因此诊断和评估也非常重要。

四、鉴别诊断

ADHD 需要与正常儿童的活动水平高、精神发育迟滞、抽动障碍、孤独症谱系障碍、焦虑障碍及其他各种心理和躯体原因所导致的注意问题相鉴别。

五、治疗

ADHD 是一种慢性神经发育障碍性疾病,需要制订个体化的长期治疗计划,治疗时应综合考虑核心症状的缓解和社会功能的改善,涵盖了学习功能、家庭和工作功能等。ADHD 的治疗需要联合家长、医生、教师、社会各方面的共同努力,通过行为干预、心理治疗、家庭学校支持和药物治疗手段干预,才能得到较好的治疗效果。

(一) 药物治疗

1. **中枢兴奋剂** 盐酸哌甲酯缓释片是治疗 ADHD 的一线药物,此种药物的作用机制是抑制多巴胺转运体(DAT),阻断多巴胺再摄取回突触前神经末梢,升高突触间隙多巴胺的稳态水平,使大脑前额叶和相关脑区的功能连接正常化。临床强有力的证据表明,使用中枢兴奋剂对 ADHD 患儿的核心症状有较好的治疗效果。常见的副作用包括食欲减退、腹痛、失眠、头痛、心悸等,在停药或减量时不良反应即可消失。对于 6 岁以下儿童慎用此药,有青光眼、高血压、癫痫、心脏病或急性精神病的儿童应慎用或禁用。中枢兴奋剂治疗 ADHD 总体而言是安全且有效的,但使用此药前应对患儿进行一系列健康评估,同时,需要定期监测身高、体重、血压、心率等。

2. **非中枢兴奋剂** 盐酸托莫西汀是一种特异性去甲肾上腺素再摄取抑制剂，同样作为 ADHD 的一线治疗药物。药物主要作用于前额叶皮质，从而提高大脑前额叶去甲肾上腺素(NE)和多巴胺(DA)水平，由于不会作用于皮质下区域(伏隔核和纹状体)，无药物成瘾及依赖问题，不会诱发抽动，安全性好，对 ADHD 共病抽动障碍有较好效果。药物优点是对 ADHD 症状的控制为全天候的，但起效相对缓慢，常见的副作用包括食欲减退、呕吐、恶心、疲劳等，共患抑郁障碍的患者应谨慎使用。

3. **其他** 可乐定是中枢α受体激动剂，通过影响去甲肾上腺素释放速率，间接影响多巴胺。当一线治疗药物无效时可考虑使用，使用时需定期监测血压，常见的不良反应为嗜睡、低血压、腹痛、头痛等。

总之，药物治疗可有效缓解 ADHD 的核心症状，改善功能，需要长期规律用药。根据治疗指南的建议，当 ADHD 症状完全缓解超过 1 年时，可在压力较小的情况下(如假期)尝试停药，并严密监测 ADHD 患儿的情况。

（二）行为干预

1. **正性强化法** 也称阳性强化法，是通过及时赞许、鼓励、奖赏 ADHD 患儿的良好行为，淡化异常行为，增强此类行为的发生频率，促进和保持该行为的产生和持续。对于奖励的设置，可以是父母的拥抱、口头表扬或者儿童期望的食物和玩具等。这种正性强化一定是在行为发生的即刻，表扬时间越及时，表扬内容越明确，效果会越好，促使 ADHD 患儿自觉主动地去控制不良行为。

2. **暂时隔离法** 当 ADHD 患儿做出不适宜的行为时，可使用温和的处罚方法，即暂时隔离法。这种方法应在患儿出现不良行为时即可采用，父母应减少不必要的解释，将 ADHD 患儿迅速隔离至房间一角，减少不必要的关注，使其明白行为的不恰当，有助于消除和减少 ADHD 患儿的不良行为。

3. **消退法** 在儿童表现出不良行为时，采用故意忽视和淡化的处理方法，减少正性强化的关注，达到使不良行为逐渐消失的作用。例如，ADHD 患儿无理取闹时，家长若满足其不合理要求则强化了该行为，此时可采取不予理睬的方法，久而久之 ADHD 患儿因得不到关注而减少该不良行为的发生。

（三）家庭和学校支持

向家长和学校老师宣传 ADHD 的相关知识，让他们了解到 ADHD 是儿童神经精神发育障碍，并非儿童故意行为，是一种难以自控的疾病状态。家长和学校老师需要了解和学习如何帮助和管理 ADHD 患儿的方法，进行个体化的行为矫正方案，改善家庭和学校老师的教育观念和策略，设置合理的期望值，家庭、老师和医生应密切配合，使 ADHD 患儿获得更多的支持，从而提高治疗的依从性。

（四）心理治疗

ADHD 患儿常因学习困难、情绪控制困难、同伴交往困难，影响自我评价，容易共患焦虑抑郁，应积极主动与 ADHD 患儿和家长进行沟通，疏导缓解患儿的情绪问题和社会交往问题，帮助患儿制订个体化的治疗策略，鼓励其建立自信心，促进其身心健康成长。

(赵艳君，张媛媛，陈津津)

第二章

新生儿常见疾病

第一节 早产儿管理

2012年世界卫生组织发布了全球早产儿报告,对早产儿进行了分类和定义,早产儿是指胎龄<37周的新生儿,其中胎龄<28周的早产儿为超早产儿(extremely premature infants,EPI);胎龄28～31^{+6}周的早产儿称为极早产儿(very premature infants,VPI);胎龄32～33^{+6}周的早产儿称为中期早产儿;胎龄34～36^{+6}周的早产儿称为晚期早产儿。近年来,随着早产儿数量的显著增多,存活率上升,大家都非常重视对早产儿的救治。

一、产前处理

早产儿的处理应从产前开始,一旦发生早产迹象,应立即启动预案,开始预防早产并采取相应的措施。

1. 儿科医生产前会诊　了解母亲与胎儿病史和高危因素,进行胎儿评估,与产科医生共同讨论诊疗方案,与家属沟通相关风险及救治措施,树立家长救治早产儿的信心。

2. 产前使用糖皮质激素　可促进胎肺成熟,降低新生儿呼吸窘迫综合征(respiratory distress syndrome,RDS)发生率。建议对7日内存在早产风险的23～33^{+6}孕周的妊娠产妇产前给予单疗程产前激素治疗。

3. 产前使用硫酸镁　产前使用硫酸镁可以保护胎儿神经系统,降低早产儿发生脑瘫的风险。妊娠<32周紧急分娩的孕妇,应给予硫酸镁治疗。

二、产时处理

早产儿尤其是极早产儿和超早产儿各脏器发育不成熟,体重低下,体表面积大,出生时产房管理极其重要,需要训练有素的复苏团队。以2021年中国新生儿复苏指南为参考,需关注以下几点:延迟结扎脐带、体温管理、早产儿给氧、正压通气。

三、出生早期相关问题及并发症处理

(一)保暖

保持早产儿处于中性环境温度中(表2-1)。保持适当的湿度,出生体重越低,暖箱相对湿度越高,一般暖箱相对湿度保持60%~80%。对超未成熟儿初生2~3日甚至要求相对湿度保持在80%~90%。暖箱热水槽中应使用蒸馏水每日更换。

表2-1 不同出生体重早产儿适中温度(暖箱)

出生体重(g)	暖箱温度			
	35℃	34℃	33℃	32℃
1 000~	10日内	10日~	3周~	5周~
1 500~	—	10日内	10日~	4周~
2 000~	—	2日内	2日~	3周~
>2 500	—	—	2日内	2日~

(二)保持液体平衡

早产儿皮肤发育未成熟,不显性失水比较多。生后第1日保证湿度情况下,多数早产儿液体需要量为70~80 mL/(kg·d),极度不成熟的早产儿可能需要更多的液体量,应依据血清钠水平、尿量和体重下降情况调整液体量。

(三)早产儿呼吸问题与呼吸管理

该部分内容根据《欧洲新生儿呼吸窘迫综合征防治共识指南(2022版)》整理。

1. 早产儿氧疗 最佳目标氧饱和度应避免过度氧气暴露产生的并发症,因此推荐:① 早产儿进行氧疗时,血氧饱和度应维持在90%~94%。② 监护仪警界值设置为89%及95%。③ 应指定早产儿视网膜病的筛查和治疗方案。

2. 早产儿无创通气 所有存在RDS高危因素的新生儿,如无需气管插管维持稳定的胎龄<30周早产儿,出生后应立即使用持续气道正压通气(continuous positive airway device, CPAP)或同步无创间歇正压通气(non-invasive positive pressure ventilation, NIPPV)。无创通气包括持续气道正压通气(CPAP)、经鼻间歇正压通气(NIPPV),以及高流量温湿化鼻导管给氧。无创通气联合LISA方法早期治疗性使用肺表面活性物质(pulmonary surfactant, PS)是RDS患儿治疗的优化方案。

3. 有创通气 使用无创通气后不能维持正常氧合或病情加重者,应改用机械

通气。机械通气策略：① 尽可能缩短通气时间,应首选肺保护模式,如目标容量通气或高频振荡通气。② 因低碳酸血症和严重高碳酸血症可增加脑损伤的风险,故应避免。③ 撤机时早产儿可耐受允许性高碳酸血症,但需维持 pH 在 7.22 以上。

4. 肺表面活性物质的应用

(1) 治疗指征：各种原因导致的 RDS,应早期治疗。

(2) 给药方法：使用前将药瓶预热数分钟,使肺表面活性物质(PS)更好地分散。用 PS 前先吸痰清理呼吸道,PS 经气管导管注入肺内,仰卧位给药,不需要多个体位。

(3) 剂量：PS 剂量范围比较宽,最大剂量范围为每次 50～200 mg/kg。但每种药品各自有推荐剂量,且各不相同。给药剂量应根据病情严重程度而定。

(4) 用药次数：轻症病例给 1 次即可,重症病例需要多次给药,但一般最多给 4 次。间隔时间根据需要而定,一般为 6～12 h。

5. 早产儿呼吸暂停的防治　原发性呼吸暂停多发生在胎龄<34 周、体重<1 800 g 的早产儿,继发性呼吸暂停继发于各种原发病理情况。

(1) 一般处理：① 体位：中线位置,颈部自然,减少气道梗阻诱发呼吸暂停。② 避免反射诱发呼吸暂停。③ 维持患儿正常体温。④ 吸氧。⑤ 物理刺激。

(2) 药物治疗：① 枸橼酸咖啡因。② 氨茶碱。

(3) 呼吸支持：药物治疗后仍有呼吸暂停,可使用无创通气。无创通气和药物治疗均无效者,需气管插管机械通气。

(四) 早产儿动脉导管开放的处理

无血流动力学改变的动脉导管未闭(patent ductus arteriosus,PDA)或自发闭合可能性较大的早产儿,可采取保守治疗方式,不主张预防用药,而发生血流动力学紊乱的动脉导管未闭,可危及生命,需积极处理。

1. 保守治疗　包括液体管理、呼吸支持、利尿剂及避免高氧等。

2. 药物治疗　主要包括吲哚美辛、布洛芬、对乙酰氨基酚。口服布洛芬首剂 10 mg/kg,第 2、3 剂各 5 mg/kg,每次间隔 24 h,1 个疗程 3 剂,如未关闭,可再用 1 个疗程。

3. 手术结扎　如存在药物禁忌证或药物使用 2 个疗程还不能关闭,且严重影响心肺功能,则建议手术结扎。

(五) 早产儿脑损伤及防治

早产儿脑损伤主要包括颅内出血、脑白质损伤等,是导致早产儿远期神经系统后遗症的主要原因,需加强防治。

1. 诊断　影像学是检查的主要手段,临床常用方法是颅脑超声和 MRI。颅脑超声检查主要用于早期床旁检查和动态随访,出生后 3 日内进行第 1 次检查,后定期复查。

2. 早产儿颅内出血的防治　早产儿颅内出血多数临床表现隐匿,出血量较多者常出现意识改变、肌张力异常、中枢性呼吸异常,甚至脑疝等。

(1) 颅内出血的预防:减少早产是降低颅内出血发生的根本措施。生后常规肌内注射维生素 K_1 1 mg,维持正常体温、内环境稳定可减少颅内出血发生。

(2) 颅内出血者处理:给予对症支持,包括纠正凝血功能、控制惊厥、纠正颅高压、维持脑内正常脉灌注等。密切监测,必要时请神经外科会诊。

(3) 颅内出血后期:可合并脑积水,有梗阻性脑积水者,可行外科手术治疗。

3. 早产儿脑病的防治　以预防为主,避免围产期感染和缺氧,避免脑血流波动,合理机械通气,维持血气和血压稳定,维持体温、血糖正常,积极控制感染与炎症反应。

(六) 维持血糖稳定

早产儿容易发生低血糖症和高血糖症,导致严重后果,必须保持血糖稳定。

1. 低血糖症　不论胎龄和日龄,多以全血血糖<2.2 mmol/L 作为诊断标准,而<2.6 mmol/L 为临床需要处理的界限值。低血糖容易导致脑损伤。建议处理方法:① 对所有早产儿都应监测血糖。② 早期喂养。③ 静脉滴注葡萄糖:对不能肠内喂养者,及时静脉滴注葡萄糖,血糖<2.6 mmol/L 无症状者,应给 10% 葡萄糖液 6~8 mg/(kg·min)静脉滴注;血糖<2.2 mmol/L 或血糖<2.6 mmol/L 伴低血糖症状者,应立即静脉推注 10% 葡萄糖液 2 mL/kg,随后继续滴入 10% 葡萄糖 8~10 mg/(kg·min)静脉滴注。④ 持续性低血糖可考虑使用激素,并积极治疗各种原发病。

2. 高血糖症　多以全血血糖>7 mmol/L 作为诊断标准。根据血糖水平调整葡萄糖输注量和速度。当输注葡萄糖浓度已降至 5%、输注速度降至 4 mg/(kg·min)时血糖仍>14 mmol/L、尿糖阳性或由于限制葡萄糖摄入导致热量不足,可使用胰岛素。持续静脉滴注 0.01~0.2 U/(kg·h),密切监测血糖,根据血糖调节胰岛素剂量。

(七) 黄疸的处理

住院早产儿出生后前两周应每日 1~2 次监测经皮胆红素,对有高危因素的早产儿需要增加监测频度。

1. 胎龄≥35 周早产儿黄疸　可参照美国儿科学会新生儿黄疸诊疗指南,以小时胆红素百分位曲线图和高胆红素血症高危因素联合进行评估和监测胆红素。

2. 胎龄<35 周早产儿黄疸　可参照荷兰格罗宁根大学医学中心的干预曲线图,根据出生体重、日龄和危险因素制定光疗或换血治疗标准。

（八）早产儿营养支持

早期积极营养支持对降低早产儿患病率和死亡率起着关键作用，加强早产儿营养支持有重要意义。

1. 肠内营养

（1）开始喂养时间和微量喂养：无先天性消化道畸形及严重疾病、能耐受肠道喂养的早产儿应尽早开始喂养。喂奶量<10～20 mL/(kg·d)，适用于超低、极低出生体重儿或危重早产儿过渡喂养期间，建议生后 24 h 内开始微量喂养。

（2）喂养方式：① 经口喂养：纠正胎龄≥32～37 周，吸吮、吞咽和呼吸功能协调，呼吸平稳的早产儿。② 管饲喂养：纠正胎龄<32 周，吸吮和吞咽功能不协调，因疾病或治疗因素不能经口喂养的早产儿。

（3）乳品选择：① 母乳：首选母乳喂养。当母乳量达 100 mL/(kg·d)时开始添加母乳强化剂，需注意早产儿个体差异。② 捐献母乳：有母乳库的医院可根据优先原则给予捐献奶。③ 早产儿配方乳。

（4）早产儿出院后喂养：根据生长曲线个体化判断，如果生长发育未追赶至生长发育曲线第 25 百分位，小于胎龄儿未达到第 10 百分位，则需要强化喂养。

2. 肠外营养 早产儿肠内营养不足或患消化道疾病不能耐受肠内营养时，需通过静脉途径补充输注多种营养素，以满足机体代谢及生长发育需求。

（1）肠外营养途径：① 周围静脉。② 中心静脉。

（2）肠外营养组成和需要量：① 液体量，早产儿起始液量根据胎龄和出生体重的不同，通常 60～100 mL/(kg·d)。每日增加 10～20 mL/kg，直至总液量（包括肠内喂养量）140～160 mL/(kg·d)。② 热量，80～115 kcal/(kg·d)。③ 葡萄糖，从 4～7 mg/(kg·min)开始，每日增加 1～2 mg/(kg·min)，最大不超过 11～14 mg/(kg·min)。全静脉营养时葡萄糖输注速率须≥4 mg/(kg·min)。④ 氨基酸，出生后第 1 日开始使用，选用小儿专用氨基酸。从 1.5～3.0 g/(kg·d)开始，每日增加 0.5～1.0 g/(kg·d)，直至 3.0～4.0 g/(kg·d)。⑤ 脂肪乳剂，出生后第 1 日开始使用，多选用 20% 中长链脂肪乳。从 1.0 g/(kg·d)开始，每日增加 0.5～1.0 g/(kg·d)，直至 3.0 g/(kg·d)。⑥ 其他，添加电解质、维生素、矿物质和微量元素。

（九）坏死性小肠结肠炎的防治

1. 早期诊断 ① 影像学检查：一旦怀疑坏死性小肠结肠炎（necrotizing enterocolitis，NEC），则应立即做腹部正侧位 X 线检查，但早期腹部 X 线片多为非特异性肠道动力改变，应每隔 6～8 h 随访腹部 X 线片，观察动态变化；腹部动态实时超声也是 NEC 诊断的常用技术。② 实验室检查：血常规白细胞增高或减少、血小板减少、C 反应蛋白显著升高是 NEC 病情进展的重要指标。③ NEC 分级诊断：

根据全身表现、腹部表现及影像学检查结果。

2. 预防　① 病因预防。② 推广母乳喂养,制订标准化喂养方案。③ 避免或正确使用易发 NEC 的药物。④ 药物预防。

3. 治疗　① 禁食与持续胃肠减压。② 抗感染治疗。③ 各脏器支持治疗。④ 外科治疗。

(十) 早产儿医院感染的防治

早产儿医院感染发生率高,病情进展快,病死率高,务必高度重视防控。应当注意以下几点：① 病房环境管理。② 手卫生。③ 仪器设备消毒。④ 配奶与喂养管理。⑤ 严格规范抗生素使用。⑥ 呼吸机相关性肺炎的防治。⑦ 导管相关性血流感染(CRBSI)的防治。

(十一) 早产儿贫血

出生时贫血的定义是胎龄<28 周,血红蛋白<120 g/L,或胎龄≥28 周,血红蛋白<130 g/L,则要考虑贫血,应积极防治,方法包括：① 延迟脐带结扎。② 减少医源性失血。③ 铁剂治疗。④ 输血疗法。⑤ 重组促红细胞生成素(EPO)疗法。

(十二) 早产儿视网膜病的防治

1. 预防　① 积极防治早产儿各种合并症,减少氧需求。② 规范吸氧,尽可能降低吸氧浓度、缩短吸氧时间、减少动脉血氧分压波动。③ 积极防治呼吸暂停、酸中毒、贫血及减少输血。

2. 筛查与诊断　建立筛查制度。① 筛查对象和指征：胎龄<34 周或出生体重<2 000 g 的所有早产儿;出生体重>2 000 g 的早产儿,如病情危重曾经接受机械通气或 CPAP 辅助通气、吸氧时间较长者。② 筛查时间：首次筛查时间为出生后第 4~6 周或矫正胎龄 31~32 周。③ 检查方法：采用间接眼底镜或眼底数码相机检查,由眼科医师检查。

3. 随访方法及治疗　根据第 1 次筛查结果决定随访和治疗方案,随访终点为矫正胎龄 44 周,且视网膜完全血管化。治疗方法有抗血管内皮生长因子(VEGF)玻璃体内注射、激光治疗、巩膜环扎手术、玻璃体切割术。

第二节　新生儿肺炎

一、病因和发病机制

1. 宫内感染性肺炎　主要的病原体为病毒、细菌、原虫等,如风疹病毒、巨细胞病毒、单纯疱疹病毒等。常由母亲妊娠期间原发感染或潜伏感染复燃、病原体经血行通过胎盘屏障血行传播给胎儿,使胎儿发生全身性多脏器感染;母亲阴道内细菌(如大肠埃希菌、克雷伯菌、B族链球菌等)、原虫(弓形虫)、支原体等也可上行感染羊膜,胎儿吸入污染的羊水而产生肺炎。

大多数宫内感染肺炎由需氧菌引起,但偶尔也可检出厌氧菌(如拟杆菌属)。病毒感染中单纯疱疹病毒(herpes simplex virus,HSV)是引起宫内感染肺炎的最常见病毒之一,通常是在出生时从母体获得。33%～54%的播散性HSV感染患儿会发生HSV肺炎,并且即使给予治疗也通常会致命。其他病毒可以引起肺炎,通常是母体在妊娠后期获得感染经由胎盘传播给胎儿,如腺病毒、肠道病毒及腮腺炎病毒。真菌感染,如假丝酵母菌属和其他真菌病原体也可导致新生儿肺炎。其他病原体导致宫内感染肺炎偶尔见于先天性弓形虫病和梅毒患儿。

2. **出生时感染性肺炎**　常见病原体为大肠埃希菌、肺炎链球菌、克雷伯菌等,也可能是病毒、支原体。滞产、产道检查过多会增加感染机会。

3. **出生后感染性肺炎**　病原体以金黄色葡萄球菌、大肠埃希菌多见。近年来机会致病菌,如克雷伯菌、铜绿假单胞菌、凝固酶阴性葡萄球菌、不动杆菌等感染增多。病毒则以呼吸道合胞病毒(respiratory syncytial virus,RSV)、腺病毒多见;沙眼衣原体、解脲支原体等亦应引起重视。广谱抗生素使用过久易发生真菌感染。

社区获得性肺炎的细菌性病因的资料有限。主要致病菌为革兰氏阳性菌,包括化脓性链球菌、金黄色葡萄球菌和肺炎链球菌。病毒感染则有很多病毒,包括腺病毒、副流感病毒、鼻病毒、肠道病毒、流感病毒以及呼吸道合胞病毒,可在新生儿期导致肺炎。

真菌感染如假丝酵母菌属偶尔可导致出生后感染性肺炎,尤其是在接受长期抗生素治疗且存在呼吸道假丝酵母菌定植的超低出生体重儿中。曲霉菌病是肺炎的一个罕见病因,常常可以致死。曲霉菌感染可密集发生,尤其是在医院翻修期间。

二、临床表现

1. **宫内感染性肺炎**　常表现为出生时或出生后不久发生呼吸窘迫。婴儿可伴有嗜睡、体温不稳定、呼吸暂停、心动过速及灌注不良,有时进展为脓毒症休克。一些婴儿会并发肺动脉高压、肺出血、弥散性血管内凝血等。

2. **出生时感染性肺炎**　发病时间须经过一定潜伏期,因不同病原体而异,细菌感染在出生后3～5日内发病,可伴败血症,Ⅱ型疱疹病毒感染在分娩后5～10日出现症状,衣原体感染常在出生后 3~12 周发病。

3. 出生后感染性肺炎　以新生儿总体状况的改变为特征,可以包括呼吸暂停、呼吸过速、喂养困难、腹部膨隆、黄疸、呕吐、呼吸窘迫以及循环衰竭等非特异性表现。呼吸机依赖婴儿对用氧及呼吸机参数的需求可能增加,或者可能存在脓性气管分泌物。

三、辅助检查

1. 血常规　产前感染,白细胞大多正常,也可减少或增加。细菌感染,白细胞计数总数偏高,分类以中性粒细胞为主。

2. 病原学检查　产时感染,可出生后立即进行胃液涂片找白细胞和病原体,或取血、尿、气管分泌物培养及涂片,检查相关病原菌的特异性 IgG、IgM 及细菌的 DNA,可快速诊断相关的病原菌。

3. 胸水培养　若存在足够量的胸腔积液,也可进行培养。如果疑似存在病毒性或其他非细菌性感染,应进行特异性检查,包括 PCR。

4. 血培养　疑似败血症者应做血培养。

5. 血气分析　严重病例有呼吸性酸中毒、代谢性酸中毒、呼吸衰竭表现。

6. 胸片　胸部 X 线片可确认肺炎的临床诊断。

四、病理

细菌常见于肺间质、肺泡,以及支气管/细支气管内;病毒感染通常引起间质性肺炎。例如,风疹病毒引起的肺炎,其特点为单个核细胞及淋巴细胞浸润。广泛的炎症偶尔可伴随透明膜形成,随后可出现不同程度的间质纤维化及瘢痕形成。

五、诊断和鉴别诊断

根据病史、体征、临床表现、胸部 X 线检查,基本可以确诊。但宫内感染性肺炎和产时感染性肺炎需与以下疾病鉴别:新生儿湿肺、新生儿呼吸窘迫综合征、胎粪吸入性肺炎、新生儿败血症。

六、治疗

1. 一般处理　保持合适的环境温度,新生儿发热可首选物理降温,必要时应用退热剂。

2. 呼吸管理　雾化吸入,体位引流,定期翻身、拍背,及时吸净口鼻腔分泌物,务必保持呼吸道通畅。

3. 维持正常血气　根据呼吸窘迫的严重程度,除了经验性抗生素治疗外,初始治疗可能还包括辅助供氧和机械通气,使血气维持在正常范围。

4. 抗病原体治疗　细菌性肺炎经验性方案的选择,根据感染是宫内感染还是出生后感染。以早用抗生素为宜,静脉给药疗效较佳,宫内感染性肺炎在获得培养结果前开展针对母体生殖器微生物的经验性胃肠外抗生素治疗。一旦确定了具体的微生物,则根据药敏试验结果调整治疗方案。

原则上选用敏感药物,但肺炎的致病菌一时不易确定,因此多先采用青霉素类和头孢菌素,根据病情选用其他药物,待药敏结果回报再根据药敏选用抗生素。衣原体肺炎首选红霉素;病毒性肺炎治疗的特异性药物有限。

5. 支持治疗　纠正循环障碍和水、电解质及酸碱紊乱,输液速率要慢,以免发生心力衰竭及肺水肿;保证充足能量和营养供给,酌情静脉输注免疫球蛋白以提高机体免疫功能。

七、预防

1. 抗生素使用　对羊膜早破的孕妇,在分娩前可用抗生素预防新生儿感染。
2. B族链球菌(GBS)筛查　国内近年来新生儿GBS所致的早发型败血症发病率有所增加,GBS也是近年来宫内感染性肺炎的致病菌之一。
3. 院内感染防控　在新生儿重症监护(NICU)中,医院内获得性感染应实施多方位的预防,其中医护人员手卫生在防控中占突出的地位,且具有很强的临床证据;机械通气时间长易导致呼吸机相关肺炎的发生率增加,尽可能缩短机械通气时间是预防院内感染性肺炎的有效措施。
4. 减少交叉感染　社区获得性肺炎的预防措施是避免与呼吸道感染的人接触,避免在流感高发时间去人群密集的场所。

第三节　新生儿窒息与复苏

一、新生儿窒息

新生儿窒息(asphyxia)是在分娩过程中因各种原因使新生儿生后不能建立正常呼吸,引起低氧血症(hypoxemia)和酸中毒(acidosis)。

(一)窒息的病因和高危因素

新生儿窒息的病因和高危因素见表2-2。

表 2-2 新生儿窒息的病因和高危因素

母亲因素	分娩因素	胎儿因素
糖尿病 先兆子痫、高血压 胎儿贫血或同种异体免疫疾病 胎膜早破 胎盘早剥、前置胎盘或其他产前出血 孕妇用药(如安定类药)、酒精中毒、吸毒等 既往流产或死胎病史 孕期心、肺、肾、甲状腺或神经系统疾病 孕期发热或其他绒毛膜羊膜炎依据 脐动脉异常	急诊剖宫产 产钳助产或胎吸 臀位产或其他异常分娩体位 头盆不称、肩难产、第二产程延长 孕妇使用全身麻醉药、镇痛药、催产药 脐带脱垂 脐带受压如绕颈、打结，或臀位产时后出的胎头压迫	早产 过期产 异常心率和心律失常 羊水胎粪污染 羊水过多/过少 宫内发育迟缓 巨大儿 肺表面活性物质系统不成熟 胎儿畸形 胎儿水肿 多胎妊娠，胎-胎输血

(二) 出生时的生理变化

1. 呼吸系统　胎儿期，肺内充满液体，胎肺血流少。出生时的几分钟内，新生儿的肺血管阻力下降8～10倍，导致肺血流增加。由于脐带结扎，胎儿-胎盘气体交换中断，在此过渡阶段，新生儿必须快速清除肺内液体，扩张肺泡，建立有效的气体交换。事实上肺内液体的减少在产程发动时就开始了，产程中儿茶酚胺分泌增多，促进肺内液体的吸收和PS的释放。

2. 循环系统　出生时脐带结扎，体循环阻力增加，左心室和主动脉内压力增加。肺充气和气体交换使动脉血氧分压(PaO_2)和pH增加，引起肺血管扩张。

(三) 窒息的病理生理和临床表现

发生在胎儿或新生婴儿的窒息是一个进行性而可逆的过程，其程度和速度变化很大。突发而严重的窒息可在10 min内导致婴儿死亡，而轻微的窒息可能在30 min或更长时间内逐渐加重，反复短暂而轻微的窒息可以自然缓解，但可引起窒息的累积效应。

窒息时组织器官气体交换发生障碍，动脉血二氧化碳分压($PaCO_2$)升高，PaO_2和pH下降。当PaO_2非常低时，发生无氧糖酵解，导致酸性代谢产物在体内积蓄。在分娩过程中以下5个基本原因可引起窒息，发生持续的低氧血症和酸中毒：

(1) 脐带血流中断，如脐带受压。

(2) 胎盘的气体交换中断，如胎盘早剥(placental abruption)。

(3) 胎盘灌注不足，如母亲有严重的低血压。

(4) 胎儿异常导致不能耐受正常宫缩引起的暂时而间断的低氧血症，如贫血或宫内发育迟缓(intrauterine growth restriction, IUGR)。

(5) 出生时肺的膨胀和灌注障碍,如气道阻塞、肺内液体过多或呼吸乏力。另外,可能由前述4种原因导致的出生时的酸中毒和呼吸暂停(apnea)。

(四) 新生儿窒息的诊断

目前的新生儿窒息主要根据 Apgar 评分和脐动脉血气相结合来诊断。Apgar 评分可评价窒息的严重程度和复苏的效果,但不能指导复苏,因为它不能决定何时应开始复苏,也不能对复苏过程提供决策。目前我国新生儿窒息诊断和分度标准建议:① 产前具有可能导致窒息的高危因素。② 1 min 或 5 min 的 Apgar 评分≤7 分,仍未建立有效自主呼吸。③ 脐动脉血 pH<7.15。④ 排除其他引起低 Apgar 评分的病因。以上②～④为必要条件,①为参考指标。

(五) 新生儿窒息的预后

严重的窒息或窒息后救治不及时、不恰当,可导致缺氧缺血性脑病(hypoxic-ischemic encephalopathy, HIE)。严重的 HIE 100% 会发生死亡或显著的神经系统发育障碍,中度 HIE 20%～35%,而轻度预后多数正常。有惊厥的患儿发生脑瘫的可能性比无惊厥的患儿高 17 倍。许多有中度出生时窒息的患儿并不出现脑病,而一些相同程度的胎儿窘迫可有严重脑病。

二、新生儿窒息的复苏

(一) 复苏前的准备

1. 复苏设备的准备　分娩室和手术室必须配备复苏所需的各种器械和设备,并定期复核、更换。

2. 复苏人员的准备　由于新生儿窒息的发生有时难以预料,每次分娩时都应该至少有一名受过新生儿复苏技能培训的人员在场。

3. 复苏前信息的准备　复苏主导者进入产房或者手术室前应对母亲的情况有初步了解,特殊病例最好曾经会诊并就胎儿的情况与产科医生和母亲及其家属有过谈话。需要了解的信息可以总结为4点:① 胎儿的孕龄,是否是早产。② 胎儿的数量,单胎还是多胎。③ 羊水情况,羊水是否有污染,有无宫内窘迫。④ 母婴有何高危因素等。

(二) 复苏步骤

1. 快速评估　出生后立即快速评估 4 项指标:① 是否足月。② 羊水是否清澈。③ 肌张力是否好。④ 有无哭声或呼吸。如 4 项均为"是",应快速彻底擦干,和母亲皮肤接触,进行常规护理。如 4 项中有 1 项为"否",则需复苏,进行初步复苏。

对于有活力且无禁忌证的新生儿,出生后应进行至少 30～60 s 的脐带延迟结扎。

2. 初步复苏

（1）保暖：产房温度设置为24～26℃。提前预热辐射保暖台，足月儿辐射保暖台温度设置为32～34℃；早产儿根据其中性温度设置。用预热毛巾包裹新生儿放在辐射保暖台上，注意头部擦干和保暖。

（2）体位：置新生儿头轻度仰伸位（鼻吸气位）。

（3）吸引：必要时（分泌物量多或有气道梗阻）用吸球或吸管（8F或10F）先口咽后鼻清理分泌物。过度用力吸引可导致喉痉挛，并刺激迷走神经，引起心动过缓和自主呼吸延迟出现。应限制吸管的深度和吸引时间（<10 s），吸引器负压不超过100 mmHg。

（4）羊水胎粪污染时的处理：根据我国国情和实践经验，目前做如下推荐，当羊水胎粪污染时，仍首先评估新生儿有无活力，新生儿有活力时，继续初步复苏；新生儿无活力时，应在20 s内完成气管插管及用胎粪吸引管吸引胎粪。如果不具备气管插管条件，而新生儿无活力时，应快速清理口鼻后立即开始正压通气。

（5）擦干和刺激：快速彻底擦干头部、躯干和四肢，拿掉湿毛巾。彻底擦干是对新生儿的刺激，以诱发自主呼吸。如仍无呼吸，用手轻拍或手指弹患儿足底或摩擦背部2次以诱发自主呼吸。如这些努力无效，表明新生儿处于继发性呼吸暂停，需要正压通气。

3. 正压通气 新生儿复苏成功的关键是建立充分的通气。

（1）指征：① 呼吸暂停或喘息样呼吸。② 心率<100次/min。对有以上指征者，要求在"黄金1分钟"内实施有效的正压通气。

（2）气囊面罩正压通气

1）压力：通气压力需要20～25 cmH_2O（1 cmH_2O=0.098 kPa），少数病情严重的新生儿可用2～3次30 cmH_2O压力通气。国内使用的新生儿复苏囊为自动充气式气囊（250 mL），使用前要检查减压阀。有条件最好配备压力表。

2）频率和吸气时间：正压通气的频率为40～60次/min，吸气时间≤1 s。

3）用氧：推荐县及县以上医疗单位创造条件在产房添置空氧混合仪、空气压缩器及脉搏血氧饱和度仪。无论足月儿或早产儿，正压通气均要在脉搏血氧饱和度仪的监测指导下进行。足月儿和胎龄≥35周早产儿开始用空气进行复苏，胎龄<35周早产儿开始给21%～30%浓度的氧，用空氧混合仪根据血氧饱和度调整给氧浓度，使氧饱和度达到目标值。胸外按压时给氧浓度要提高到100%。

4）判断有效通气：开始正压通气时即刻连接脉搏血氧饱和度仪，并观察胸廓是否起伏。有效的正压通气表现为胸廓起伏良好，心率迅速增加。

5）矫正通气步骤：包括检查面罩和面部之间是否密闭，再次通畅气道（可调整头位为鼻吸气位,清除分泌物,使新生儿的口张开)及增加气道压力。矫正通气后如心率<100次/min,可进行气管插管或使用喉罩气道。

6) 评估及处理:经30 s有效正压通气后,如有自主呼吸且心率≥100次/min,可逐步减少并停止正压通气,根据脉搏血氧饱和度值决定是否常压给氧;如心率在60～99次/min,再次评估通气的有效性,必要时再做矫正通气步骤,可考虑气管插管正压通气;如心率<60次/min,再次评估通气有效性,给予气管插管正压通气并开始胸外按压。

7) 其他:持续气囊面罩正压通气(>2 min)可产生胃充盈,应常规经口插入胃管,用注射器抽气并保持胃管远端处于开放状态。

(3) T-组合复苏器(T-Piece复苏器):T-组合复苏器是一种由气流控制、有压力限制的机械装置,能提供恒定的吸气峰压及呼气末正压。对早产儿的复苏更能提高效率和安全性。

1) 指征:用于足月儿和早产儿正压通气。

2) 用法:需接上压缩气源,气体由T-组合复苏器的新生儿气体出口经一个管道输送到新生儿端,与面罩或气管导管相连。预先设定吸气峰压20～25 cmH_2O、呼气末正压5 cmH_2O,最大气道压(安全压)40 cmH_2O。操作者用拇指或示指关闭或打开"T"形管的开口,控制呼吸频率及吸气时间,使气体直接进入新生儿气道。提供恒定一致的呼气末正压及吸气峰压,维持功能残气量,更适合早产儿复苏时正压通气的需要。本装置操作容易,使用灵活,压力输出稳定,操作者不易疲劳。

4. 气管插管

(1) 指征:① 需要气管内吸引清除胎粪时。② 气囊面罩正压通气无效或要延长时。③ 需胸外按压。④ 经气管注入药物。⑤ 特殊复苏情况,如先天性膈疝等。

(2) 准备:进行气管插管必需的器械和用品应放置在一起,在每个产房、手术室、新生儿室和急救室应随时备用。

(3) 方法:关键在于暴露声门,并要强调小指的3个用处。

1) 插入喉镜:左手持喉镜,使用带直镜片(早产儿用0号,足月儿用1号)的喉镜进行经口气管插管。将喉镜柄夹在拇指与前3个手指间,镜片朝前。小指靠在新生儿颏部(小手指的第1个用处)提供稳定性。喉镜镜片应沿着舌面右侧滑入,将舌推至口腔左侧,推进镜片直至其顶端达会厌软骨谷。

2) 暴露声门:采用一抬一压手法。轻轻抬起镜片,上抬时需将整个镜片平行于镜柄方向移动,使会厌软骨抬起即可暴露声门和声带。如未完全暴露,操作者用自己的小指(小手指的第2个用处)或由助手用示指向下稍用力压环状软骨使气管下移,有助于暴露声门。在暴露声门时不可上撬镜片顶端来抬起镜片。

3) 插管:插入气管导管,将管端置于声门与气管隆凸之间,接近气管中点。

4) 操作时限及技巧:整个操作要求在20~30 s内完成。如插入导管时声带关闭,可采用Heimlich手法,即助手用右手示指和中指在胸外按压的部位向脊柱方向快速按压1次促使呼气产生,声门就会张开。

(4) 胎粪吸引管的使用:施行气管内吸引胎粪时,将胎粪吸引管直接连接气管导管,以清除气管内残留的胎粪。吸引时复苏者用右手示指将气管导管固定在新生儿的上腭,左手示指按压胎粪吸引管的手控口使其产生负压,边退气管导管边吸引,3~5 s将气管导管撤出气管外,并随手快速吸引一次口腔内分泌物。

(5) 判断气管导管位置的方法:正压通气时导管管端应在气管中点,判断方法如下。

1) 测量法:鼻中隔耳屏距离(NTL)法,即插管深度为鼻中隔到耳屏的距离＋1 cm。

2) 体重法:参照表2-3。

表2-3 体重法判断气管导管位置

孕 周	到唇际的插管深度(cm)	体重(g)
23~24	5.5	500~600
25~26	6.0	700~800
27~29	6.5	900~1 000
30~32	7.0	1 100~1 400
33~34	7.5	1 500~1 800
35~37	8.0	1 900~2 400
38~40	8.5	2 500~3 100
41~43	9.0	3 200~4 200

(6) 确定插管成功的方法:① 胸廓起伏对称。② 听诊双肺呼吸音一致,尤其是腋下,且胃部无呼吸音。③ 无胃部扩张。④ 呼气时导管内有雾气。⑤ 心率、血氧饱和度和新生儿反应好转。⑥ 有条件可使用呼出气 CO_2 检测器,可快速确定气管导管位置是否正确。

5. 喉罩气道 喉罩气道是一个用于正压通气的气道装置。

(1) 适应证：① 新生儿复苏时如气囊-面罩通气无效，气管插管失败或不可行时。② 新生儿存在口、唇、舌、上腭和颈部的先天畸形。③ 多用于出生体重≥2 000 g 的新生儿。

(2) 方法：喉罩气道由一个可扩张的软椭圆形边圈（喉罩）与弯曲的气道导管连接而成。弯曲的喉罩越过舌产生比面罩更有效的双肺通气。采用"盲插"法，用示指将喉罩罩体开口向前插入新生儿口腔，并沿硬腭滑入至不能推进为止，使喉罩气囊环安放在声门上方。向喉罩边圈注入 2～4 mL 空气，使扩张的喉罩覆盖喉口（声门）。喉罩气道导管可直接连接复苏囊或呼吸器进行正压通气。

6. 胸外按压

(1) 指征：有效正压通气 30 s 后心率<60 次/min。在正压通气的同时，须进行胸外按压。

(2) 要求：此时气管插管正压通气应配合胸外按压，以使通气更有效。胸外按压时给氧浓度增加至 100%，同时进行脉搏血氧饱和度和 3-导联心电监测，并考虑脐静脉置管。

(3) 方法：胸外按压的位置为胸骨下 1/3（两乳头连线中点下方），避开剑突。按压深度约为胸廓前后径的 1/3，产生可触及脉搏的效果。按压和放松的比例为按压时间稍短于放松时间，放松时拇指或其他手指应不离开胸壁。按压的方法有拇指法和双指法。① 拇指法：双手拇指的指端按压胸骨，根据新生儿体形不同，双拇指重叠或并列，双手环抱胸廓支撑背部。② 双指法：右手示指和中指 2 个指尖放在胸骨上进行按压，左手支撑背部。

(4) 胸外按压和正压通气的配合：胸外按压时应采用气管插管进行正压通气。

7. 药物　包括肾上腺素、扩容剂及其他药物。新生儿复苏时，很少需要用药。新生儿心动过缓通常是由于肺部通气不足或严重缺氧，纠正心动过缓的最重要步骤是充分的正压通气。

(三) 早产儿复苏需关注的问题

(1) 体温管理。

(2) 正压通气时控制压力。

(3) 避免肺泡萎陷。

(4) 维持血流动力学稳定。

(5) 缺氧后器官功能监测。

(6) 减少氧损伤。

(四) 复苏后处理

复苏成功后注意准确判断婴儿情况，需要继续治疗的婴儿转运到 NICU；需要继续观察的婴儿转交给新生儿室;情况良好者随母亲回产科病房或者产科婴儿室,准备开奶。注意做好交接工作,并详细记录复苏过程。向产科医生和患者家属明确交代婴儿的情况和去向,最好有文字记录。如果婴儿情况允许,带婴儿离开前让母亲看一看婴儿的脸,并确认婴儿性别。由家属陪同转运去 NICU。

第四节 新生儿黄疸

新生儿黄疸(neonatal jaundice)是因胆红素在体内积聚引起的皮肤或其他器官黄染,新生儿血清总胆红素(total serum bilirubn,TSB)超过 85 μmol/L 即可出现肉眼可见的黄疸,大约50%的足月儿和80%的早产儿都会发生黄疸。以间接胆红素增高为主的新生儿黄疸是临床常见问题,过高的间接胆红素可透过血脑屏障产生神经毒性,引起急性胆红素脑病以及远期核黄疸(又称慢性胆红素脑病)。因此,新生儿黄疸的评估、病因诊断和早期干预治疗具有非常重要的临床意义。

一、胆红素的生理机制

1. 胆红素的生成　胆红素是由网状内皮系统中含血红素的蛋白质分解而来,正常新生儿每日会产生 6~10 mg/kg 的胆红素。

含血红素的最主要蛋白是红细胞血红蛋白,衰老红细胞在网状内皮系统中破坏后所产生的血红素约占80%胆红素的来源,1 g 血红蛋白可产生 34 mg 胆红素。红细胞中血红蛋白分解加速是引起黄疸的主要原因。另外 20%的胆红素来源于骨髓中无效红细胞生成释放的血红蛋白,以及组织中其他含血红素的蛋白质(如肌红蛋白、细胞色素和过氧化物酶等)。血红素在血红素加氧酶的作用下转变为胆绿素,再经胆绿素还原酶转变为胆红素。

2. 胆红素的代谢

(1) 转运:胆红素为脂溶性,与血清白蛋白结合后被转运到肝脏。与白蛋白结合的胆红素通常不会进入中枢神经系统,而游离的胆红素可通过血脑屏障进入中枢神经系统引起神经损害。

(2) 摄取:进入肝脏的脂溶性胆红素与白蛋白分离,透过肝细胞质膜与受体蛋白(Y 蛋白和 Z 蛋白)结合后转运至光面内质网。

(3) 结合:在尿苷二磷酸葡糖醛酸基转移酶(uridine diphosphate glucuronosyl transferase,UGT)的催化下,脂溶性的间接胆红素和葡糖醛酸结合,转化为水溶性的直接胆红素。

(4) 排泄：水溶性直接胆红素经胆道排入肠道，被细菌酶还原为粪胆原，然后从粪便中排出。部分肠道中的直接胆红素被肠黏膜中 β-葡糖醛酸酶转化为间接胆红素，通过肠壁重吸收回肝脏，称为"肠肝循环"。

二、病因和发病机制

1. **生理性黄疸** 新生儿生后早期胆红素生成多于排泄，可出现暂时性黄疸，足月儿出生后 2～3 日出现，4～5 日达高峰，7～10 日消退，最迟不超过 2 周；早产儿出生后 3～5 日出现，5～7 日达高峰，可延迟到 2～4 周消退。生理性黄疸一般 TSB 升高每日<85 μmol/L，未达到出生后小时龄或日龄对应的光疗标准。

2. **病理性黄疸** 某些疾病和病理状态下可出现血清胆红素水平异常增高和黄疸加重，常见于出生后 24 h 内出现黄疸，足月儿超过 2 周未消退，早产儿超过 4 周未消退，TSB 升高每日>85 μmol/L，达到出生后小时龄或日龄对应的光疗标准，血清直接胆红素>26 μmol/L。

病理性黄疸发病原因主要为：胆红素生成增多、胆红素代谢障碍、肠肝循环增加、混合因素。

三、临床表现

1. **黄疸** 黄疸是由于胆红素积聚而引起皮肤、皮下组织等黄染，黄疸严重者可见全身皮肤黄染，但黄疸的表现并非具有特异性，还需结合具体病史以及体检来做出初步诊断，如胎龄、是否小于胎龄儿、是否合并小头畸形、肝脾大、贫血等。

2. **神经系统** 未与白蛋白结合的间接胆红素可进入中枢神经系统，发生胆红素诱导的神经功能障碍，可出现一系列神经系统表现和远期视力、听力、运动、感觉功能损伤。

(1) 急性胆红素脑病：主要见于 TSB>342.2 μmol/L，早产儿可发生在较低的胆红素水平时。临床表现发生于出生后 7～10 日以内，分为三期：早期出现肌张力减低、嗜睡、尖叫、吸吮减弱；进展期出现伸肌张力亢进，伴有角弓反张、强直、激惹、发热、惊厥、昏迷，严重者可因中枢性呼吸衰竭或肺出血致死；进展期后约 72 h 进入恢复期，病情逐渐稳定，存活者远期可发展为核黄疸。

(2) 核黄疸：是胆红素毒性引起的慢性永久性损害，表现为手足徐动等锥体外系症状，以及感觉神经性听力损伤、眼球运动功能障碍、牙釉质发育不良等。

(3) 胆红素诱导的神经损害(BIND)：又称微小型核黄疸，临床早期无典型胆红素脑病症状，主要表现为中枢性听力异常、轻度运动功能障碍、认知功能异常等，排除其他原因而归结于高胆红素血症引起。

四、辅助检查

1. **胆红素** TSB 测定是诊断新生儿高胆红素血症的金标准。经皮胆红素测定(transcutaneous bilirubinometry, TCB)作为无创检查,可在一定程度上替代 TSB,但与 TSB 水平并非完全一致,胆红素水平较高时 TCB 数值可能低于 TSB,当 TCB 超过小时胆红素曲线 75 百分位时应以测定 TSB 为准。当胆红素水平在小时胆红素曲线 95 百分位或接近光疗阈值,黄疸持续超过生后 2 周,以及出现胆汁淤积表现时,应测定直接胆红素水平。

2. **血常规及网织红细胞** 红细胞、血红蛋白、网织红细胞、有核红细胞是新生儿黄疸必需的常规检查,有助于新生儿溶血病的筛查。

3. **血型** 包括父母及新生儿的 Rh 和 ABO 血型,特别是针对临床怀疑同族免疫性溶血,直接抗人球蛋白试验和抗体释放试验可作为确诊实验,游离抗体试验并非确诊实验,但有助于评估是否继续溶血和换血后的效果。

4. **红细胞形态** 红细胞形态检查可用于检测直接抗人球蛋白试验阴性的溶血症,如遗传性球形红细胞增多症,血细胞比容可用于检测红细胞增多症和评估出血或血肿时贫血的程度。

5. **高铁血红蛋白还原试验** 高铁血红蛋白还原试验可作为红细胞葡萄糖-6-磷酸脱氢酶(G-6-PD)缺乏症的筛选试验,红细胞 G-6-PD 活性检测是诊断 G-6-PD 缺乏症的特异性诊断方法。

6. **新生儿遗传代谢疾病筛查** 新生儿遗传代谢疾病筛查有助于诊断先天性甲状腺功能减退、半乳糖血症等代谢性疾病。UGT 基因检测有助于了解与胆红素代谢有关的 UGT 基因突变情况。

五、诊断和鉴别诊断

1. **高胆红素血症** 新生儿黄疸应根据胆红素水平,结合胎龄、日龄或者小时龄以及高危因素来综合评估。对于胎龄≥35 周的新生儿,目前国内外多参考 Bhutani 新生儿小时胆红素曲线,当 TSB 水平超过 95 百分位时为高胆红素血症,应及时干预。胎龄≥35 周新生儿可根据 TSB 水平分为:重度高胆红素血症,TSB 峰值>342 μmol/L;极重度高胆红素血症,TSB 峰值>427 μmol/L;危险性高胆红素血症,TSB 峰值>510 μmol/L。新生儿黄疸可引起脑红素脑病,除胎龄、日龄或者小时龄外,还需评估高危因素如同族免疫性溶血、G-6-PD 缺乏、窒息、体温不稳定、败血症、代谢性酸中毒、低白蛋白血症等。

2. **胆红素脑病** 主要根据患儿高胆红素血症及典型的神经系统临床表现,对于有急性胆红素脑病临床表现的患儿应进行 BIND 评分,评估神经系统功能障碍和损伤的严重程度(表 2-4)。颅脑磁共振成像和脑干听觉诱发电位可以作为胆红素脑病的辅助诊断。

表 2-4 急性胆红素脑病患儿的 BIND 评分

精神状态	肌张力	哭声	BIND 评分
正常	正常	正常	0
嗜睡但易唤醒,奶量减少	持续轻到中度肌张力减低	唤醒后尖叫	1
嗜睡、吸吮差、激惹抖动	交替出现轻到中度肌张力增高与降低,刺激后出现角弓反张	尖叫且安抚困难	2
浅昏迷、昏迷、呼吸暂停、喂养困难、惊厥	持续角弓反张、手脚抽搐或骑车样动作	不能安抚的哭吵、哭声减弱或消失	3

注:评分 7～9 分,重度胆红素脑病;4～6 分,中度胆红素脑病;1～3 分可疑/轻度胆红素脑病。

由于引起新生儿黄疸的病因很多,临床应根据病史、体检、临床表现,并结合相应辅助检查来明确诊断。

六、治疗

新生儿黄疸治疗原则是降低血清胆红素水平,目的是预防重度高胆红素血症和胆红素脑病的发生。

1. 新生儿黄疸的筛查　需根据出院日龄或出院前胆红素水平制定出院后随访计划(表 2-5)。

表 2-5 新生儿出院后黄疸随访计划

出院年龄(h)	出院时胆红素水平(百分位)	随访计划(日)
48～72	<40	出院后 2～3
	40～75	出院后 1～2
72～96	<40	出院后 3～5
	40～75	出院后 2～3
96～120	<40	出院后 3～5
	40～75	出院后 2～3

2. 光疗 光疗作为一种有效且安全的方法,最常用于治疗新生儿黄疸和预防重度高胆红素血症。

(1) 光疗指征:出生胎龄≥35周以上新生儿TSB超过Bhutani新生儿小时胆红素曲线95百分位,可给予光疗干预;也可参照2004年美国儿科学会推荐的光疗参考标准。出生体重<2 500 g的早产儿光疗标准可参考表2-6。极低出生体重儿或皮肤挤压后存在瘀斑、血肿的新生儿,可给予预防性光疗,但对于<1 000 g早产儿,应注意避免过度光疗。

表2-6 出生体重<2 500 g早产儿生后不同时间光疗和换血血清总胆红素参考标准

出生体重 (g)	<24 h		24~<48 h		48~<72 h		72~<96 h		96~<120 h		≥120 h	
	光疗	换血	光疗	换血	光疗	换血	光疗	换血	光疗	换血	光疗	换血
<1 000	4	8	5	10	6	12	7	12	8	15	8	15
1 000~1 249	5	10	6	12	7	15	9	15	10	18	10	18
1 250~1 999	6	10	7	12	9	15	12	18	12	18	12	18
2 000~2 299	7	12	8	15	10	18	12	20	13	20	14	20
2 300~2 499	9	12	12	18	14	20	16	22	17	23	18	23

注:mg/dL,1 mg/dL=17.1 mmol/L。

(2) 光疗方法:光疗设备主要有光疗箱、光疗灯、LED灯和光纤毯,光疗通常采用单面或者双面治疗,光源选择波长425~475 nm的蓝光、波长510~530 nm的绿光或波长550~660 nm的白光。

(3) 光疗不良反应:包括一过性红斑性皮疹、发热、腹泻、不显性失水增加,新生儿光疗时应注意补充液体。如患儿直接胆红素>2 mg/dL,光疗时可出现"青铜综合征",表现为皮肤、血清和尿液暂时性变成较深的灰褐色,可能原因是胆汁淤积造成胆色素光疗产物经胆汁排泄受损所致,通常在停止光疗后数周内自行缓解且无后遗症。

(4) 停止光疗指征:停止指征如下:① 应用标准光疗时,当TSB降至低于光疗阈值胆红素50 μmol/L以下时。② 应用强光疗时,当TSB降至低于换血阈值胆红素50 μmol/L以下时,改用标准光疗,然后在TSB降至低于光疗阈值胆红素50 μmol/L以下时,停止光疗。③ 应用强光疗时,当TSB降至低于光疗阈值胆红素 50 μmol/L 以下时,停止光疗。

3. 换血治疗　换血治疗可迅速降低血液中胆红素、抗体、致敏红细胞水平,减轻溶血,改善贫血,可预防胆红素脑病。

(1) 换血指征:① 出生胎龄≥35 周新生儿可参照 2004 年美国儿科学会推荐的换血参考标准,出生体重<2 500 g 的早产儿换血标准可参考表 2-6。在准备换血的同时先给予患儿强光疗 4～6 h,若 TSB 水平未下降甚至持续上升,或对于免疫性溶血患儿在光疗后 TSB 下降幅度未达到 34～50 μmol/L,应立即给予换血。② 产前诊断明确为新生儿溶血病,出生时脐血胆红素>76 μmol/L,血红蛋白<110 g/L,伴有水肿、肝脾大和心力衰竭。③ 已有急性胆红素脑病的临床表现者无论胆红素水平是否达到换血标准,或 TSB 在准备换血期间已明显下降,都应换血。④ 胆红素/白蛋白比值(B/A)也可作为换血决策的参考,如胎龄≥38 周新生儿 B/A 比值达 8.0,胎龄≥38 周伴溶血或胎龄 35～37 周新生儿 B/A 比值达 7.2,胎龄 35～38 周伴溶血新生儿 B/A 比值达 6.8,可作为考虑换血的附加依据。

(2) 换血方法:① 血源的选择:Rh 溶血病选择 Rh 血型同母亲,ABO 血型同患儿,紧急情况下也可选择 O 型血。ABO 溶血病如母亲 O 型血,子为 A 型或 B 型,首选 O 型红细胞和 AB 型血浆的混合血。紧急情况下也可选择 O 型血或同型血。② 换血量:红细胞与血浆比例为(2～3):1,新生儿换血量为 2 倍血容量(150～160 mL/kg)。③ 换血途径:选用脐动静脉或其他较粗的外周动静脉,等容量匀速同步换血。

(3) 换血应注意的问题:① 严格无菌操作,操作时间一般 90～120 min 内。② 监测生命体征,血气、血糖、电解质、血钙、血常规,并做好记录。③ 换血后应继续光疗,并每 4 h 监测 TSB,如出现反弹,超过换血前水平应再次换血。

4. 其他治疗

(1) 药物:确诊新生儿溶血病者可采用 IVIG 0.5～1.0 g/kg 于 2～4 h 静脉持续输注。必要时可 12 h 后重复使用 1 剂。TSB 接近换血阈值,且白蛋白水平<25 g/L,可补充白蛋白 1 g/kg,若白蛋白水平正常,则无须额外补充白蛋白。但如存在酸中毒,应首先予以纠正。

(2) 母乳:母乳喂养性黄疸主要是保证新生儿摄入量,如母乳不足必要时补充配方奶。

新生儿黄疸虽然是临床的常见疾病,但严重者可引起胆红素脑病,造成核黄疸等后遗症,给社会和家庭带来沉重负担,因此对于新生儿黄疸应了解病理机制、识别高危因素、规范随访监测、及时干预治疗,从而避免和降低不良预后。

(杨远,龚小慧)

第三章

风湿和免疫系统疾病

第一节 过敏性紫癜

过敏性紫癜（Henoch-Schonlein purpura,HSP）为好发于儿童的一种不伴有血小板下降，主要累及皮肤、关节、胃肠道、肾脏的全身免疫性小血管炎症。多发于2~8岁儿童，男孩多于女孩；一年四季均有发病，以春、秋两季居多。CHCC2012（2012 International Chapel Hill Consensus Conference）新的血管炎分类标准中，根据血管壁异常的 IgA 沉积的病理特点将过敏性紫癜（HSP）改名为 IgA 血管炎（IgA vasculitis,IgAV）。

一、病因和发病机制

本病的病因尚未明确，虽然感染（细菌、病毒、寄生虫）、食物（蛋类、乳类、海鲜、豆类等）、药物（阿司匹林、抗生素等）、疫苗接种、麻醉、恶性疾病等与 HSP 发病有关，但均无确切证据。

HSP 以 B 淋巴细胞多克隆活化为特征，患儿 T 淋巴细胞和单核细胞 CD40 配体（CD40L）过度表达，促进 B 淋巴细胞分泌大量 IgA 或 IgE。急性期外周血 IgA$^+$ B 淋巴细胞数、IgA 类免疫复合物或冷球蛋白均增高。IgA、补体 C_3 和纤维蛋白沉积于肾小球系膜、皮肤和肠道毛细血管，提示本病为 IgA 免疫复合物疾病。某些炎症因子如 TNF-α 和 IL-6 等亦在 HSP 发病中起到作用。

HSP 的病理变化为广泛的白细胞碎裂性小血管炎，以毛细血管炎为主，亦可波及小静脉和小动脉。血管壁可见胶原纤维肿胀和坏死，中性粒细胞浸润，周围散在核碎片。间质水肿，有浆液性渗出，同时可见渗出的红细胞。内皮细胞肿胀，可有血栓形成。病变累及皮肤、肾脏、关节及胃肠道，少数涉及心、生殖器、肺、胰腺等脏器。在皮肤和肾脏荧光显微镜下可见 IgA 为主的免疫复合物沉积。

二、临床表现

1. 皮肤紫癜　反复出现皮肤紫癜为本病特征,多见于四肢及臀部,对称分布,伸侧较多,分批出现,面部及躯干较少。初起呈紫红色斑丘疹,高出皮面,压之不褪色,数日后转为暗紫色,最终呈棕褐色而消退。少数重症患儿紫癜可融合成大疱伴出血性坏死。部分病例可伴有荨麻疹和血管神经性水肿。皮肤紫癜一般在4~6周后消退,部分患儿间隔数周、数月后又复发。

2. 胃肠道症状　由血管炎引起的肠壁水肿、出血、坏死或穿孔是产生肠道症状及严重并发症的主要原因。一般以阵发性剧烈腹痛为主,常位于脐周或下腹部。可伴呕吐,但呕血少见。部分患儿可有黑便或血便,偶见并发肠套叠、阑尾炎、肠梗阻或肠穿孔者。

3. 关节症状　患儿可出现膝、踝、肘、腕等大关节肿痛,活动受限。关节腔有浆液性积液,但一般无出血,可在数日内消失,不留后遗症。

4. 肾脏症状　HSP病程6个月内出现肾脏损害时[血尿和(或)蛋白尿,伴或不伴水肿、少尿、高血压、肾功能损害等],称为紫癜性肾炎。肾脏受累发生在紫癜病程6个月内占97%,病程3个月内占95%。少数则以肾炎作为首发症状。症状轻重不一,与肾外症状的严重度无一致性关系。

5. 其他表现　偶可发生颅内出血,导致惊厥、瘫痪、昏迷、失语。出血倾向包括鼻出血、牙龈出血、咯血、睾丸出血等。偶尔累及循环系统,可发生心肌炎和心包炎,累及呼吸系统,则可发生喉头水肿、哮喘、肺出血等。

三、辅助检查

HSP尚无特异性诊断试验,以下试验有助于了解病情和并发症。

(1) 外周血象:白细胞正常或增加,中性粒细胞和嗜酸性粒细胞可增高;除非严重出血,一般无贫血。血小板计数正常甚至升高,出血和凝血时间正常,继发性纤溶系统多亢进,部分患儿毛细血管脆性试验阳性。

(2) 尿常规可有红细胞、蛋白,重症者有肉眼血尿。

(3) 大便隐血试验阳性。

(4) 红细胞沉降率轻度增快;血清IgA可升高,IgE、IgG和IgM正常,亦可轻度升高;C_3、C_4正常,重症HSP C_3可降低;抗核抗体及类风湿因子一般为阴性;重症者血浆黏度增高。

(5) 腹部超声检查有利于早期诊断肠套叠。肾脏症状较重或迁延者可行肾穿刺,以明确病理,给予相应治疗。

四、诊断和鉴别诊断

目前国内外诊断标准较为统一,尤其对于具有典型皮肤紫癜者诊断并不困难。即可触性(高出皮面)不伴紫癜血小板减少(必须条件)并伴有下列任何一项者即可诊断:① 弥散性腹痛。② 任何部位活检示以 IgA 沉积为主。③ 急性关节炎/关节痛。④ 肾脏受累[血尿和(或)蛋白尿]。如果皮肤紫癜不典型,建议皮肤活检明确。

该病需与特发性血小板减少性紫癜、风湿性关节炎、败血症、其他肾脏疾病和外科急腹症等鉴别。

五、治疗和预后

1. 一般治疗　卧床休息,积极寻找和祛除致病因素,如控制感染,补充维生素。有荨麻疹或血管神经性水肿时,可应用抗组胺药物;腹痛时应用解痉剂;消化道出血时应禁食,可静脉推注奥美拉唑注射剂(每次 0.4~0.8 mg/kg),必要时可用胃肠镜及输血治疗。

2. 糖皮质激素和免疫抑制剂　急性期对腹痛和关节痛可予缓解,但预防肾脏损害的发生尚不确定,亦不能影响预后。泼尼松,每日 1~2 mg/kg,分次口服,或用琥珀酸氢化可的松,或甲泼尼龙,每日 4~10 mg/kg,静脉滴注,症状缓解后即可停用。严重过敏性紫癜性肾炎可加用免疫抑制剂,如吗替麦考酚酯(mycophenolate mofetil,MMF)、环磷酰胺(cyclophosphamide,CTX)、硫唑嘌呤等。

3. 抗凝治疗的药物包括　阻止血小板聚集和血栓形成的药物、肝素、尿激酶。

4. 其他　非甾体抗炎药,如吲哚美辛;中成药,如阿魏酸哌嗪片、贞芪扶正冲剂、复方丹参片、银香叶片等。

本病一般预后良好。本病的远期预后取决于肾脏是否受累及其严重程度。肾脏病变常较迁延,可持续数月或数年,少数病例发展为持续性肾脏疾病甚至肾功能不全。

附　紫癜性肾炎

一、分型

1. 临床分型　紫癜性肾炎临床分型包括孤立性血尿型、孤立性蛋白尿型、血尿和蛋白尿型、急性肾炎型、肾病综合征型、急进性肾炎型、慢性肾炎型。

2. 病理分型　紫癜性肾炎病理分型见表 3-1。

表 3-1 1975 年国际儿童肾病研究会(ISKDC)分型

分级	病理改变
Ⅰ级	肾小球轻微异常
Ⅱ级	单纯系膜增生 a. 局灶分布； b. 弥漫分布
Ⅲ级	系膜增生伴新月体/节段性病变＜50% a. 局灶系膜增生； b. 弥漫系膜增生
Ⅳ级	系膜增生伴新月体/节段性病变 50%～75% a. 局灶系膜增生； b. 弥漫系膜增生
Ⅴ级	系膜增生伴新月体/节段性病变＞75% a. 局灶系膜增生； b. 弥漫系膜增生
Ⅵ级	假性膜增生性肾炎

二、治疗

紫癜性肾炎患儿的临床表现与肾病理损伤程度并不完全一致，需结合临床和病理程度综合分析选择治疗方案。若无病理诊断时，蛋白尿的程度是选择治疗方案的依据。

1. 孤立性血尿或病理Ⅰ级

(1) 仅对过敏性紫癜进行相应治疗，定期随访。酌情应用中成药。

(2) 如在随访过程中出现病情变化(如出现蛋白尿、血尿加重、高血压等)应重新评估。

2. 孤立性蛋白尿、血尿和蛋白尿或病理Ⅱa级　血管紧张素转换酶抑制剂(angiotensin-converting-enzyme inhibitor，ACEI)或血管紧张素受体阻滞剂(angiotensin renin blockers，ARB)，随访 3 个月，若无效可两者联合使用(ACEI 及 ARB 肾功能不全时禁用，血清肌酐超过原有正常值 30% 以上慎用)，酌情加用激素等免疫抑制剂，可联合抗凝治疗。

3. 非肾病水平蛋白尿或肾脏病理Ⅱb、Ⅲa级　对该组患儿的积极治疗可能有利于对患儿的远期疗效和预后，可参照前一级治疗，也可选择激素联合免疫抑制剂(CTX、MMF、环孢霉素或他克莫司)治疗，辅以 ACEI 或 ARB 和抗凝治疗。

4. 肾病水平蛋白尿、肾病综合征或肾脏病理Ⅲb、Ⅳ级　该组临床症状和病理损伤均较重，现多倾向于激素联合免疫抑制剂治疗；若临床症状重，病理呈弥漫性改变或伴新月体形成者,可先予甲强龙冲击治疗,必要时联合 CTX 冲击治疗 3~5 个疗程后改为口服治疗：① 激素（包括口服及甲强龙冲击治疗）。② 免疫抑制剂（首选 CTX）。③ 抗凝。④ ACEI/ARB。

5. 急进性肾炎或肾脏病理Ⅳ、Ⅴ级以上　该组病情进展快,临床症状严重,先予甲强龙冲击治疗,必要时联合 CTX 冲击治疗 3~5 个疗程后,采用三或四联疗法：① 糖皮质激素。② 免疫抑制剂。③ 抗凝、抗血小板凝集。④ ACEI/ARB。

6. 慢性肾炎型　按照慢性肾功能不全的诊疗方案,针对慢性肾功能不全所导致的并发症,进行对症性治疗,必要时进行血液透析或腹膜透析。

7. 对症支持治疗　控制血压、利尿,ACEI 和（或）ARB（肾功能不全慎用）。① 饮食：低盐、低蛋白、低钾、低磷、高能量饮食。② 防治感染。③ 进入终末期肾衰竭：肾替代治疗或肾移植。

三、随访及注意事项

儿童过敏性紫癜（IgA 血管炎）肾脏损害 85% 发生在病程 4 周,91% 发生在病程 6 周内,97% 发生在病程 6 个月内,因此对尿液分析正常患儿至少随访半年,随访半年后尿液检查无异常者少见长期肾损害发生,6 个月后尿液检查异常者需继续随访 3~5 年。

紫癜性肾炎虽大多预后较好,但仍有部分患儿病程迁延,甚至进展至慢性肾功能不全,稳定治疗过程中患儿 1~2 个月随访一次,持续尿检异常者应延长随访时间,至少随访 3~5 年。

第二节　幼年特发性关节炎

幼年特发性关节炎(juvenile idiopathic arthritis, JIA)是指 16 岁以前起病,持续 6 周或 6 周以上的单关节炎或多关节炎（关节炎定义为关节肿胀/积液,或存在下列体征中的两项或两项以上：① 活动受限。② 关节触痛。③ 关节活动时疼痛。④ 关节表面皮温增高）,并除外其他疾病所致。

一、病因和发病机制

目前,JIA 病因不明,普遍认为是由于多种因素共同作用所导致：遗传因素、固有免疫及适应性免疫、性激素水平、感染和疫苗接种感染、心理因素、外伤、环境因素等。

二、临床表现

根据国际抗风湿病联盟(International League of Association for Rheumatology, ILAR)2001 年 JIA 的分类标准,JIA 临床可以分为 7 种亚型,分别是全身型 JIA (systemic juvenile idiopathic arthritis, sJIA)、少关节型 JIA、多关节型[类风湿因子(rheumatoid factors, RF)阴性]JIA、多关节型(RF 阳性)JIA、银屑病型 JIA、与附着点炎症相关型 JIA(enthesitis-related arthritis, ERA)、未分化型 JIA。JIA 是一组异质性疾病,不同亚型其临床表现、诊断和治疗原则均不完全相同(表 3-2)。随着对 JIA 认识的加深,2018 年儿童风湿病国际组织(Pediatric Rheumatology International Trials Organization, PRINTO)对 JIA 重新进行了定义和命名:指 18 岁以前起病,病程持续 6 周及以上,并除外其他疾病所致的一组炎症性疾病。该标准将 JIA 分为 6 种类型:全身型 JIA,RF 阳性 JIA,与附着点炎症、脊柱炎相关型 JIA,早发 ANA 阳性 JIA,其他类型 JIA,未分类型 JIA。它与 2001 年的分类标准的区别在于将 JIA 年龄划分从 16 岁改为 18 岁,删除了 2001 版中的少关节型 JIA、RF 阳性多关节型 JIA、RF 阴性多关节型 JIA、银屑病型关节炎,新增了 RF 阳性 JIA、早发 ANA 阳性 JIA,各型 JIA 定义较前也有一定区别(表 3-3)。

表 3-2 2001 年 ILAR 关于 JIA 的分类标准

分 类	定 义	剔除标准
全身型 JIA	1 个以上关节炎症,发热(弛张高热),至少连续 3 日,伴以下 1 项或以上的症状:① 间断出现的(非固定性的)红斑样皮疹。② 全身淋巴结肿大。③ 肝和(或)脾大。④ 浆膜炎	A. 患银屑病或者一级亲属有银屑病病史。B. 大于 6 岁,HLA-B27 阳性的男性关节炎患者。C. 患强直性脊柱炎、附着点炎症相关关节炎、伴炎症性肠病的骶髂关节炎、瑞特综合征或者急性前葡萄膜炎,或一级亲属中有上述疾病之一。D. 至少 2 次类风湿因子 IgM 阳性,两次间隔至少 3 个月
少关节型 JIA	发病最初 6 个月,1~4 个关节受累。分 2 个亚型:① 持续性少关节型:整个疾病过程中受累关节≤4 个。② 扩展性少关节型:病程 6 个月后受累关节数>4 个	A、B、C、D E.有全身型 JIA 的表现
多关节型 JIA (RF 阴性)	发病最初 6 个月,受累关节≥5 个	A、B、C、D、E
多关节型 JIA (RF 阳性)	发病最初 6 个月,受累关节≥5 个,在疾病的前 6 个月至少 2 次 RF 阳性,两次间隔至少 3 个月	A、B、C、D、E

续表

分类	定义	剔除标准
银屑病型JIA	关节炎合并银屑病,或关节炎合并以下至少2项:① 指/趾炎。② 指甲凹陷或脱离。③ 一级亲属患银屑病	B,C,D,E
与附着点炎症相关型JIA	关节炎和附着点炎症,或关节炎或附着点炎症伴以下至少2项:① 骶髂关节压痛或炎症性腰骶部疼痛或既往有上述疾病。② HLA-B27阳性。③ 6岁以后发病的男性关节炎患者。④ 急性(症状性)前葡萄膜炎。⑤ 一级亲属中有强直性脊柱炎、附着点炎症相关关节炎、伴炎症性肠病的骶髂关节炎、瑞特综合征或者急性前葡萄膜炎	A,D,E
未分化型JIA	不符合上述任何1项或者符合上述2类以上的关节炎	

表3-3 2018年PRINTO共识:JIA分类标准

分类	定义
全身型JIA	持续至少2周的不明原因发热(除外感染、肿瘤、自身免疫或单基因自身炎症性疾病),每日发作,至少连续3日,同时伴有以下2项主要指标或1项主要指标及2项次要指标: 主要指标:① 短暂、非固定红斑样皮疹。② 关节炎 次要指标:① 全身淋巴结肿大、肝脏肿大、脾脏肿大。② 浆膜炎。③ 持续2周及以上关节痛(非关节炎)。④ 白细胞增多($\geq 15\times 10^9$/L),伴中性粒细胞增多
RF阳性JIA	持续6周及以上的关节炎,同时2次至少间隔3个月RF阳性或至少1次环瓜氨酸肽(CCP)抗体阳性
与附着点炎症、脊柱炎相关型JIA	外周关节炎合并附着点炎症,或关节炎加上3个月及以上的炎症性背痛和影像学显示的骶髂关节炎,或关节炎(或附着点炎症)加上以下任意2项:① 骶髂关节压痛。② 炎症性背痛。③ HLA-B27检测阳性。④ 急性(症状性)前葡萄膜炎。⑤ 一级亲属中有脊柱关节炎病史
早发ANA阳性JIA	6岁以前起病,持续6周及以上的关节炎,同时2次至少间隔3个月免疫荧光检测抗核抗体(ANA)阳性且滴度$\geq$1:160。除外标准:排除全身型JIA、RF阳性JIA及与附着点炎症、脊柱炎相关型JIA
其他类型JIA	持续6周及以上的关节炎,不符合上述任何分类标准
未分类型JIA	持续6周及以上的关节炎,同时符合上述1种以上分类标准

三、辅助检查

JIA 是排他性诊断,缺乏特异性实验室检查以及辅助检查。

(1) 实验室检查:血常规白细胞可正常或者升高,以中性粒细胞为主,血红蛋白可降低,血小板增高,C 反应蛋白、红细胞沉降率增高,血清铁蛋白升高,凝血功能异常。尤其是 sJIA 患者,白细胞、C 反应蛋白、红细胞沉降率、血清铁蛋白升高明显。多关节型 RF 阳性 JIA 患者 RF 因子阳性,部分 ERA 患者 HLA-B27 阳性,部分患者抗 CCP 抗体阳性,还有部分患者可伴有 ANA 异常。

(2) 关节超声:可看到急性期关节腔积液、滑膜炎等各种关节改变。

(3) 关节 MRI:可发现早期关节炎的改变,有利于早期诊断。

(4) 骨髓穿刺:排除血液系统疾病,明确巨噬细胞活化综合征(macrophage activation syndrome,MAS)的诊断。

四、诊断和鉴别诊断

(1) 诊断:JIA 临床表现缺乏特异性,是一种排除性诊断,需要排除引起相关症状的其他疾病,如感染、血液系统疾病、外伤、肿瘤性疾病等。目前临床上仍然使用 ILAR 的 JIA 诊断分类标准(表 3-2)。

(2) 鉴别诊断:需与反应性关节炎、化脓性关节炎、结核性关节炎、血液系统疾病、结缔组织疾病、骨肿瘤等相鉴别。

五、治疗

JIA 需要早期诊断、早期治疗,以达标治疗为目标,定期评估病情,预防关节破坏,避免致残,改善预后。

(1) 局部治疗关节炎急性发作时,可予以局部制动,关节腔注射类固醇激素等。

(2) 全身治疗用药包括非甾体消炎药、糖皮质激素、缓解病情抗风湿药物、生物制剂、免疫抑制剂、静脉注射用丙种球蛋白等。

第三节 原发性免疫缺陷病/免疫出生错误

原发性免疫缺陷病(primary immunodeficiency,PID)是一组罕见的遗传性疾病,且大部分为单基因遗传病,其特征是免疫系统的一个或多个组成部分功能低下或缺失,临床表现为机体感染的频率和严重程度增加,易患自身免疫性疾病、自身炎症性疾病、过敏性疾病及恶性肿瘤。随着对这类疾病认识的加深，PID 不仅包含免疫功能低下或缺失所致临床以感染为主的疾病，还应纳入免疫失调、自身炎症、淋巴增殖等非免疫功能低下类疾病，因此 2017 年国际免疫学会联合会（International Union of Immunological Societies, IUIS）首次提出使用免疫出生错误（inborn error of immunity, IEI）来代替 PID，以规避对此类疾病局限性地理解为"低下或缺乏"。目前在日常及学术工作中，IEI 和 PID 仍然并行使用。"免疫出生错误：国际免疫学会联合会专家委员会 2022 年分类更新"由 IUIS 于 2022 年 6 月发布，此分类中，IEI 共增至 485 种疾病。

PID 总体发病率在 1/5 000~1/1 000。据国外报道，除了 IgA 缺乏症外，PID 发病率在活产婴儿中占 1/1 200，IgA 缺乏症是最常见的 PID，发生率在 1/500~1/300。PID 属罕见病，疾病种类繁多，但单个疾病发病率很低，在 1/30 万~1/20 万。最常见的是抗体为主的免疫缺陷病和联合免疫缺陷病（combined immunodeficiency disease, CID）。中国存活病例数约数十万例。

一、病因

PID 大多数为单基因疾病，种类繁多，其中许多疾病的发病机制和病因尚未完全阐明，随着高通量测序在临床的快速推广应用，大数据和生物信息学的快速进步，PID 检出率明显增加，近几年不断有新基因和新疾病被发现和报道。目前根据发病机制和病因，2022 年 IEI 分类中共包含 10 类疾病：CID、伴有典型症状的免疫缺陷综合征、抗体免疫缺陷病、免疫失调性疾病、吞噬细胞缺陷病、天然免疫缺陷病、自身炎症性疾病、补体缺陷病、骨髓衰竭性疾病及 IEI 的拟表型。

二、临床表现

PID 的临床表现由于病因不同具有高度的异质性，但是大多数疾病都与感染的易感性增加有关，此外还有易患肿瘤、自身免疫性疾病和自身炎症性疾病。

1. 感染　无论是原发还是继发性免疫缺陷病，最主要的症状是反复发作、迁延不愈的感染，如不积极治疗多数人最终发生持续、反复或者导致严重细菌、低毒病原菌、真菌等感染。

2. 自身免疫性疾病和自身炎症性疾病　长期存活的 PID 患者易伴发自身免疫性疾病和自身炎症性疾病，包括溶血性贫血、血小板减少性紫癜、系统性血管炎、系统性红斑狼疮、皮肌炎、免疫复合物性肾炎、1 型糖尿病、免疫性甲状腺功能减退和关节炎等。

3. 肿瘤　据世界卫生组织（WHO）报告，PID 患者中 T 细胞免疫缺陷者恶性肿瘤的发病率比同龄正常人群高 100～300 倍,以白血病和淋巴系统肿瘤等居多。

4. **严重炎症反应** 引起严重炎症反应的 PID 为家族性噬血淋巴组织增多综合征(familial hemophagocytosis syndrome,FLH)和 X 连锁淋巴增生综合征(X-linked lymph proliferative disease,XLP)。

5. **多系统受累** PID 的类型不同,症状各异,即使是同种疾病,不同患者表现也可不同,PID 患者的症状可累及呼吸系统、消化系统、造血系统、内分泌系统、骨关节系统、神经系统和皮肤黏膜等,并出现相应的功能障碍症状。

6. **其他临床表现** PID 可能作为综合征的组成部分连同其他症状一起发生,这些症状经常比免疫缺陷病本身更容易识别。此外,由于反复、持久的感染和炎症或者慢性腹泻等胃肠道症状,儿童也可表现为营养不良、发育落后。

7. **并发症** PID 的并发症是其最主要的临床表现,即感染、肿瘤和自身免疫/炎症性疾病,如不妥善治疗,会出现如脓毒症、休克、MAS 等致命性并发症。

三、辅助检查

临床上如果有怀疑免疫缺陷的可能,可参照 PID 的四步筛查法选用以下筛查实验:① T 细胞数量和功能测定,主要是流式细胞仪全血细胞计数、分类和淋巴细胞分型。② B 细胞数量和功能测定,主要是血清免疫球蛋白水平测定。③ 吞噬细胞功能测定,四唑氮蓝试验(NBT)。④ 补体水平检测。若初筛试验结果提示 PID 可能性大,再进一步行基因分析明确诊断。

四、诊断和鉴别诊断

PID 的诊断主要依据病史、体检和相应辅助检查。临床诊断是 PID 的诊断基础,临床医生必须首先怀疑免疫缺陷病的存在,才能进行后续的初筛检查、深入检查来判断特异的免疫系统异常,最后通过基因诊断明确其类型。因此,基层儿科医师应提高对临床表现特殊的感染、自身免疫、变态反应等症状体征的警觉性,如当患儿出现反复感染(通常为鼻窦炎、支气管炎、中耳炎或肺炎)、不寻常的严重感染、少见的病原体感染(例如肺囊虫属真菌或巨细胞病毒)时,或者发病年龄较小的自身免疫性疾病等,应怀疑 PID 的可能性。既往史和家族史的询问非常重要,特别是疫苗接种史以及疫苗不良反应史,家族中过敏性疾病如哮喘、湿疹、自身免疫性疾病和肿瘤病史可能为诊断提供线索。体格检查除了一些疾病的特殊体征外,可能发现患儿反复感染所致的营养不良、发育迟缓、肝脾大以及口腔和皮肤感染的症状。开始出现反复或不寻常感染的年龄对 PID 的类型判断有一定帮助,6 月龄以下患儿通常 T 细胞异常,6～12 月龄患儿可能存在涉及 B 细胞和 T 细胞的问题,

12月龄以上患儿通常B细胞和抗体产生异常。此外,感染的类型也有助于判断免疫缺陷病的类型。

由于PID种类繁多,临床表现多样,差异很大,2003年由Jeffrey Model基金会根据临床研究提出了10条PID预警症状:① 1年内发生8次以上的化脓性中耳炎。② 1年内发生2次以上的严重鼻窦感染。③ 口服抗生素治疗2个月以上无明显疗效。④ 1年内发生2次以上肺炎。⑤ 婴儿期生长发育迟滞。⑥ 反复深部组织或脏器脓肿。⑦ 1岁以后持续性鹅口疮或皮肤真菌感染。⑧ 需静脉使用抗生素治疗才能清除感染。⑨ 超过2次深部感染(包括败血症)。⑩ PID家族史。然而,上述10条预警症状主要针对的是具有抗体缺陷的儿童及青少年患者,并不能完全识别所有PID,国内赵晓东提出了适合我国国情的PID早期识别线索:① 活疫苗接种后感染。② 慢性破坏性气道感染。③ 反复皮肤软组织感染。④ 男性、早发、血小板顽固性减少。⑤ 婴儿期外周血淋巴细胞计数明显降低($<3\times10^9/L$)。⑥ 男性婴儿糖尿病伴严重水样腹泻。⑦ 男性重症EB病毒感染。⑧ 婴幼儿噬血细胞性淋巴组织细胞增生症(hemophagocytic lymphohistiocytosis,HLH)。⑨ 良性淋巴结、脾大伴自身免疫反应。⑩ 严重过敏伴高IgE现象。充分认识PID早期表现的重要线索,结合患儿具体情况进行综合分析,再通过上述辅助检查明确疾病诊断。

五、治疗与预防

PID的早期识别与正确诊断的最终目的在于早期对PID患儿进行干预治疗,以提高患儿存活率,改善生存质量,延长生存期。PID的治疗较复杂,大体上可以分为一般治疗、替代治疗和免疫重建治疗。

1. 一般治疗 包括预防和治疗感染,注重营养,加强宣教,增强父母和患儿对抗疾病的信心等。抗感染治疗的原则为早期识别特殊症状、准确定位感染部位,通过影像学检查、培养和组织化学等检测确定病原。抗感染治疗需足量、足疗程,有时需长期预防性使用抗生素或抗真菌药物。在免疫接种方面,严重抗体和细胞免疫缺陷的患者禁用减毒活疫苗,包括天花、脊髓灰质炎、麻疹、腮腺炎、风疹和卡介苗等,而灭活疫苗接种是安全的,同时建议患儿接触的家庭成员正规接种灭活疫苗。

2. 替代治疗 最主要的替代治疗是补充IgG,规律使用免疫球蛋白可以暂时缓解临床症状,提高生活质量。其他的替代治疗有特异性免疫血清、输注白细胞和细胞因子等。

3. PID的免疫重建 造血干细胞移植(hematopoietic stem cell transplantation,

HSCT)可以治愈部分 PID,包括 Wiskott–Aldrich 综合征、联合免疫缺陷病、Chediak–Higashi 综合征、高 IgM 综合征、慢性肉芽肿病(chronic granulomatous disease,CGD)等。造血干细胞组织的来源包括骨髓、脐带血和外周血。

PID 为先天/遗传性疾病,可以通过产前诊断/遗传咨询和出生筛查,阻断致病基因的遗传,早期发现患病新生儿,并早期干预,改善预后。

(钮小玲,黄文彦)

第四章

感染性疾病

第一节 流行性感冒

流行性感冒(influenza)简称"流感",是由流感病毒引起的急性呼吸道传染病。临床特点为急起高热、畏寒、头痛、乏力、全身肌肉酸痛和轻度呼吸道症状。婴幼儿和机体免疫功能低下者易并发肺炎,重者可导致死亡。我国将流行性感冒纳入法定丙类传染病。

一、病因和发病机制

1. 病因　流感病毒(influenza virus)属正黏病毒科。其包膜上有 3 种膜蛋白,即血凝素(HA)、神经氨酸酶(NA)和基质蛋白 2(M2,丙型流感病毒缺如);包膜下为基质蛋白(M1)层;其内为核壳体,由核蛋白(NP)、RNA 聚合酶复合体(PB1、PB2 和 PA)和单股负链 RNA 基因组构成。

流感病毒根据 NP 和 M1 的抗原性分为甲(A)、乙(B)、丙(C)和丁(D)四型。甲型流感病毒根据 HA 和 NA 的抗原性,又分为 18 种 HA 亚型($H_1 \sim H_{18}$)及 11 种 NA 亚型($N_1 \sim N_9$),这两种抗原的不同组合形成甲型流感病毒的不同亚型。乙型和丙型流感病毒无亚型。

流感病毒不耐热,加热至 56℃持续 30 min 可被灭活。对干燥、紫外线、乙醚、甲醇、乙醇等常用消毒剂敏感,均可使病毒灭活。

2. 发病机制　流感病毒颗粒随飞沫(直径一般<10 μm)吸入呼吸道,病毒的神经氨酸酶破坏上皮细胞膜的神经氨酸使黏蛋白水解,糖蛋白受体暴露,病毒通过 HA 结合含有唾液酸受体的上皮细胞表面,经细胞内吞作用进入细胞。病毒包膜上含有 M2 多肽的离子通道在细胞质内被激活,核衣壳蛋白被释放到胞质,然后转运到细胞核,病毒基因组 RNA 依靠聚合酶与细胞核内 RNA 结合,转录并复制病毒 RNA;病毒核蛋白在细胞质内合成后,进入细胞核与病毒 RNA 结合形成核壳

体,释放到细胞质中;病毒膜蛋白经完整加工修饰后,嵌入细胞膜内,核壳体与嵌有病毒特异性膜蛋白的细胞膜结合,以出芽方式释放子代病毒颗粒。病毒 NA 能清除病毒与细胞间以及呼吸道黏液中的唾液酸,使病毒颗粒易于达到其他上皮细胞表面,又以同样方式侵入邻近上皮细胞,使大量呼吸道纤毛上皮细胞受染,发生变性、坏死和脱落以及炎症反应。很少发生病毒血症。

二、临床表现

潜伏期一般为 1~7 日,多为 2~4 日。

1. **单纯型流感** 急性起病,畏寒、发热、头痛、乏力和全身酸痛,体温可达 39~40℃,可伴有鼻塞、流涕、咽痛和咳嗽等上呼吸道症状。通常全身症状重,而呼吸道症状相对较轻。婴幼儿流感常不典型,可出现高热惊厥,易引起中耳炎、喉炎、气管支气管炎、毛细支气管炎及肺炎等,腹泻和呕吐等胃肠道症状较常见。新生儿流感少见,可呈败血症样表现,易合并肺炎。体检可见眼结膜轻度充血,咽部充血,肺部听诊正常或闻及干啰音。发病 3~4 日后体温逐渐消退,全身症状好转。轻症者如同普通感冒,症状轻,2~3 日即可恢复。

2. **肺炎型流感** 多见于婴幼儿和老年人、慢性心肺疾病及免疫功能低下者。常以流感症状起病,发病 1~2 日后病情加重,可出现持续高热、精神萎靡、气急、发绀、阵咳及咯血等。体检可发现双肺呼吸音降低,可闻及哮鸣音和湿啰音,但无实变体征。

3. **胃肠型流感** 除发热外,以呕吐和腹泻为显著特点,多见于婴幼儿和学龄前儿童,2~3 日即可恢复。

4. **重症流感** 病情发展迅速,体温常持续在 39℃以上,呼吸困难,伴顽固性低氧血症,可快速进展为急性呼吸窘迫综合征、脓毒症、脓毒性休克、心力衰竭、肾衰竭和心脏停搏,甚至多器官功能障碍。

三、辅助检查

1. **实验室检查** 轻症患者白细胞总数正常或减少,淋巴细胞数相对增加,C 反应蛋白正常。部分患者可见白细胞总数和中性粒细胞以及 C 反应蛋白一过性增高。合并细菌感染时,白细胞总数和中性粒细胞数及 C 反应蛋白则持续明显增高。

2. **影像学检查** 肺炎型流感时胸部 X 线检查显示肺内多叶段斑片状渗出性病灶;CT 显示双侧肺内多叶段和外带的磨玻璃样改变,少数病例可见胸腔积液。

3. **病原学检查** 流感的病原学检测方法主要包括抗原检测、核酸检测和病毒分离与鉴定。标本类型包括鼻(咽)拭子、鼻咽吸取物及肺泡灌洗液等。

四、诊断和鉴别诊断

1. 诊断　流行病学资料是诊断流感的重要依据,发病正值流感流行季节时诊断较容易,根据流感接触史和集体发病史与典型症状和体征,临床可诊断为流感。散发病例难以诊断,确诊有赖于病原学检测。

流感患者出现下列1项或1项以上情况者为重症流感病例。① 呼吸困难和(或)呼吸频率增快：5岁以上,>30次/min；1～5岁,>40次/min；2～12月龄,>50次/min；新生儿～2月龄,>60次/min。② 神志改变：反应迟钝、嗜睡、烦躁及惊厥等。③ 严重呕吐和腹泻：出现脱水表现。④ 少尿：儿童尿量<0.8 mL/(kg·h)或每日尿量婴幼儿<200 mL/d,学龄前儿童<300 mL/d,学龄儿童<400 mL/d；14以上儿童<17 mL/h；或出现急性肾衰竭。⑤ 合并肺炎。⑥ 原有基础疾病明显加重。⑦ 需住院治疗的其他临床情况。

流感患者出现以下情况之一者为危重病例：① 呼吸衰竭。② 急性坏死性脑病。③ 脓毒性休克。④ 多脏器功能不全。⑤ 出现其他需进行监护治疗的严重临床情况。

2. 鉴别诊断

(1) 普通感冒：以上呼吸道卡他症状为主,全身症状较轻,主要靠病原学检测相鉴别。

(2) 下呼吸道感染：流感合并气管支气管炎或肺炎时需要与其他病原所致下呼吸道感染鉴别,包括细菌性肺炎、病毒性肺炎、支原体肺炎、衣原体肺炎及真菌性肺炎等相鉴别,主要依据临床表现和影像学特征及病原学检查帮助诊断。

五、治疗

1. 对症治疗　应卧床休息,多饮水,预防并发症和继发感染。

2. 抗病毒药物治疗　在出现流感症状后48 h内使用最为有效。凡病原学检查确认或高度怀疑流感且有并发症高危因素的儿童,无论基础疾病、流感疫苗免疫状态及流感病情严重程度,都应在发病48 h内给予抗病毒药物治疗,疗程通常为5日。对于重症住院病例即使病程超过48 h,亦应给予抗病毒药物治疗,疗程可延长至10日。选择神经氨酸酶抑制剂,对甲型和乙型流感病毒均有抑制作用。

(1) 奥司他韦(oseltamivir)：口服剂型。治疗量,体重≤15 kg,60 mg/d；体重15～23 kg,90 mg/d；体重24～40 kg,120 mg/d；体重>40 kg,150 mg/d；分2次口服,疗程5日。

(2) 扎那米韦(zanamivir)：粉雾吸入剂型。>7 岁儿童,10 mg(5 mg/粒)吸入,每日 2 次,疗程 10 日。

(3) 帕拉米韦(peramivir)：静脉注射剂。国内建议,儿童一般情况下,10 mg/kg,一次给药；也可根据病情,连续给药 1～5 日,最大剂量 600 mg。美国 FDA 建议,肾功能正常者,年龄为出生～30 日,6 mg/kg；31～90 日,8 mg/kg；91～180 日,10 mg/kg；181 日～5 岁,12 mg/kg；6～17 岁,10 mg/kg。最大剂量不超过 600 mg。每日 1 次给药,连用 5～10 日。肾功能受损者应根据肌酐清除率水平减量给药。

3. 重症病例治疗　治疗原则：积极治疗原发病,防治并发症,并进行有效的器官功能支持。对低氧血症者应及时提供氧疗,若呼吸困难继续加重或肺部病变进展迅速者,应及时评估并决定是否实施机械通气,当有创机械通气支持不能改善氧合的情况下,体外膜肺(ECMO)可作为挽救和维持生命的呼吸支持措施。出现脓毒性休克或心源性休克以及多脏器功能衰竭时应给予相应治疗。

六、预防

1. 疫情监测　做到早期发现和迅速诊断流感。疑有本病流行时应及时上报疫情,及时采集标本做病原学检测,早期诊断并就地隔离治疗,以减少传播和控制流行。WHO 有完整的全球流感监测网络系统,主要作用是监测全球流感病毒的抗原变化,指导每年流感疫苗株的制备。

2. 消毒隔离　患者按呼吸道隔离至热退后 2 日。保证室内空气流通,流行期间避免到人群聚集的场所；咳嗽和打喷嚏时应使用纸巾等遮掩口鼻,避免飞沫传播；经常彻底洗手,以避免污染的手接触口、眼和鼻部。

3. 保护易感人群

(1) 接种疫苗：接种流感疫苗是预防流感最有效的措施。

1) 灭活疫苗：经肌内注射,可产生大量的 IgG,副作用小,被批准用于≥6 个月以上儿童。

2) 减毒活疫苗：采用鼻腔喷雾法接种,局部产生 SIgA 较多,被批准用于≥2 岁以上儿童。

儿童是流感易感人群,还是社区流感的主要传播来源,2 岁以下婴幼儿是重症流感的高危人群,故为接种流感疫苗的重点优先人群。孕妇接种灭活流感疫苗不仅可有效预防流感引起的严重并发症,还对 0～6 月龄婴儿提供免疫保护。

(2) 药物预防：抗病毒药物预防不能代替疫苗接种,只能作为未接种疫苗或接种疫苗后尚未获免疫力的高并发症风险人群的应急预防措施。可采用奥司他韦和扎那米韦,预防量为治疗剂量的一半,每日 1 次。

第二节 人类疱疹病毒感染

疱疹病毒(herpes viruses)是一类有包膜、基因组为双链 DNA 的病毒,有广泛传播和终身隐性感染的特性。目前发现的能感染人的疱疹病毒有 8 种,分为 α、β、γ 三组。包括:单纯疱疹病毒 1 型(herpes simplex virus - 1,HSV - 1)、单纯疱疹病毒 2 型(herpes simplex virus - 2,HSV - 2)、水痘-带状疱疹病毒(varicella zoster virus,VZV)、EB 病毒(epstein - barr virus,EBV)、人类巨细胞病毒(human cytomegalo virus,HCMV)、人类疱疹病毒 6 型(human herpes virus - 6,HHV - 6)、人类疱疹病毒 7 型(human herpes virus - 7,HHV - 7)和卡波西肉瘤相关病毒(Kaposi's sarcoma-associated herpes virus,KSHV)。

一、HCMV 感染分类

可根据原发感染时间分类。① 先天性感染(congenital infection):于出生后 14 日内(含 14 日)证实有 HCMV 感染,为先天性感染。② 围生期感染(perinatal infection):出生后 14 日内证实无感染,而于生后第 3～12 周内有感染证据,通常经产道、母乳或输血等途径获得。③ 生后感染(postnatal infection)或获得性感染(acquired infection):在出生 12 周后经密切接触、输血制品或移植器官等水平传播途径获得。

二、儿童 HCMV 性疾病的临床特征

1. 先天性感染　常有多系统器官受损或以下 1 种或多种表现不同组合形式。以黄疸(直接胆红素升高为主)和肝脾大最为常见。可有血小板减少性瘀斑,中枢神经系统受累如小头畸形、脑室扩大伴周边钙化、视网膜脉络膜炎和视神经萎缩、感觉神经性耳聋和神经肌肉功能障碍如肌张力低下和瘫痪。外周血异型淋巴细胞增多,脑脊液蛋白增高和血清转氨酶增高。常见腹股沟斜疝等畸形。感音神经性聋发生率在症状性感染高达 25%～50%,无症状性感染可达 10%～15%,可呈晚发性或进行性加重。

2. HCMV 肝炎　多见于婴幼儿期原发感染者,可呈黄疸型或无黄疸型或亚临床型。有轻至中度肝大和质地改变,常伴脾大;黄疸型常有不同程度胆汁淤积;血清转氨酶轻至中度升高。轻症有自愈性。

3. HCMV 肺炎　多见于 6 个月以下原发感染的幼婴。多无发热,可有咳嗽、

气促、肋间凹陷,偶闻肺部啰音。影像学检查多见弥漫性肺间质病变,可有支气管周围浸润伴肺气肿和结节性浸润。可伴有肝损害。

4. 输血后综合征　见于经输血制品途径获得原发性 HCMV 感染时,多发生于围产期反复多次输注血制品的早产儿。

5. 单核细胞增多症样综合征　又称类传染性单核细胞增多症。

6. 免疫抑制儿童的症状性感染　原发感染和再发感染时都易发生。最常表现为类传染性单核细胞增多症,但异型淋巴细胞少见。部分因免疫抑制治疗有白细胞减少伴贫血和血小板减少。其次为肺炎。肝炎在肝移植受者常与急性排斥反应同时存在,以持续发热,肝酶升高,高胆红素血症和肝衰竭为特征。肾移植受者可发生免疫复合物性肾小球肾炎。胃肠炎常见于艾滋病及骨髓、肾和肝移植受者。还可发生脑膜脑炎、脊髓炎、周围神经病和多发性神经根炎等神经系统疾病。

三、诊断标准

1. 临床诊断　具备活动性感染的病毒学证据,临床上又具有 HCMV 性疾病相关表现,排除现症疾病的其他常见病因后可作出临床诊断。

2. 确定诊断　从活检病变组织或特殊体液如脑脊液、肺泡灌洗液内分离到 HCMV 病毒或检出病毒复制标志物(病毒抗原和基因转录产物)是 HCMV 疾病的确诊证据。出生 2 周后病毒学检测不再能区分先天和围生期感染。

四、治疗

1. 抗 HCMV 药物应用指征　抗病毒治疗对免疫抑制者是有益的;而免疫正常个体的无症状感染或轻症疾病无须抗病毒治疗。

2. 常用抗 HCMV 药物方案

(1) 更昔洛韦(ganciclovir,GCV):为首个获准应用的抗 HCMV 药物,目前仍然为首选。需静脉给药,诱导治疗,5 mg/kg(静滴＞1 h),每 12 h 一次,共 2～3 周;维持治疗,5 mg/kg,每日 1 次,连续 5～7 日,总疗程 3～4 周。

(2) 缬更昔洛韦(valganciclovir,VGCV):2001 年获准用于 18 岁以上 AIDS 患者 HCMV 视网膜炎的治疗。在先天感染新生儿的Ⅱ期临床研究显示,单剂 16 mg/kg 与静脉用 6 mg/kg 更昔洛韦等效。对于中重度症状性先天感染患儿,可在出生后 1 个月内开始口服 VGCV,每次 16 mg/kg,每日 2 次,疗程以改善听力和发育为目标,不超过 6 个月。

(3) 膦甲酸(foscarnet,FOS 或 PFA):国外介绍儿童参照成人方案,诱导治疗,每次 60 mg/kg(持续静滴＞1 小时),每日 3 次,间隔 8 小时用,连用 2～3 周;免疫抑制者需维持治疗,每次 90～120 mg/kg,每日 1 次。

γ疱疹病毒亚科成员包括 EBV 和 KSHV。儿童非肿瘤性 EBV 感染疾病主要包括传染性单核细胞增多症(infectious mononucleosis,IM)、慢性活动性 EBV 感染(chronic active Epstein-Ban'virus infection,CAEBV)、EBV 相关噬血细胞性淋巴组织细胞增生症(Epstein-Barr virus-related hemophagocytic lymphohistiocytosis,EBV - HLH)。

IM 由原发性 EBV 感染所致,其典型临床"三联征"为发热、咽扁桃体炎和颈部淋巴结肿大,可合并肝脾大、外周血异型淋巴细胞增高。IM 是一种良性自限性疾病,多数预后良好。少数可出现噬血综合征等严重并发症。国内儿童 IM 发病的高峰年龄为 4～6 岁。IM 的临床特点有:① 发热:90%～100%的患儿有发热,约 1 周,重者 2 周或更久,幼儿可不明显。② 咽扁桃体炎:约 50%的患儿扁桃体有灰白色渗出物,25%的患儿上腭有瘀点。③ 淋巴结肿大:任何淋巴结均可受累。80%～95%的患儿有浅表淋巴结肿大,以颈部淋巴结肿大最为常见。④ 脾大:35%～50%的患儿可伴脾大。⑤ 肝脏肿大:发生率为 45%～70%。⑥ 眼睑水肿:15%～25%的患儿可有眼睑水肿。⑦ 皮疹:发生率为 15%～20%,表现多样,可为红斑、荨麻疹、斑丘疹或丘疹等。要注意巨细胞病毒、腺病毒、弓形虫、肝炎病毒、人免疫缺陷病毒及风疹病毒引起的类 IM,以及与链球菌引起的咽峡炎相鉴别。根据病原学检查和外周血常规检测可以鉴别。

IM 多数预后良好,以对症治疗为主:① 休息。② 抗病毒治疗。③ 抗生素的使用。④ 糖皮质激素。⑤ 防治脾破裂。

KSHV 被证明是卡波西肉瘤(KS)、原发性渗透性淋巴瘤(PEL)和多中心卡曼病(MCD)的致病因子。KSHV 感染主要通过直接接触、唾液、器官移植及性交的方式进行传播。EBV 和 KSHV 在 AIDS 患者、器官移植受者或免疫抑制患者身上有极高的致淋巴瘤发生率。

第三节 手 足 口 病

手足口病(hand foot and mouth disease,HFMD)是由肠道病毒(entero virus,EV)感染引起的一种儿童常见传染病,我国各地全年均有发生,发病高峰为每年春夏季节,南方高峰早于北方。婴幼儿和儿童普遍易感,以 5 岁以下儿童为主。临床表现为口痛、厌食、低热、手、足、口腔等部位出现小疱疹或小溃疡,多数患儿 1 周左右自愈,少数患儿可引起无菌性脑膜脑炎、神经源性肺水肿、循环衰竭等并发症。少数重症病例可遗留迟缓性麻痹、脑神经相关后遗症。个别重症患儿病情发展快,导致死亡。

一、病因和发病机制

EV 属于小 RNA 病毒科肠道病毒属,引起手足口病的 EV 主要为柯萨奇病毒(Coxsackie virus,Cox)A 组 16、5、7、9 和 10 型,B 组 2 和 5 型以及 EV 71 型,其中以 CoxA16 和 EV71 最为常见。重症及死亡病例多由 EV-A71 所致。

肠道病毒感染后,主要与咽部和肠道上皮细胞表面相应的病毒受体结合,其中 EV71 和 CV-A16 的主要病毒受体为人类清道夫受体 B2(human scavenger receptor class B2,SCARB2)和 P 选择素糖蛋白配体-1(P-selectin glycoprotein ligand-1,PSGL-1)等。病毒和受体结合后经细胞内吞作用进入细胞,病毒基因组在细胞质内脱衣壳、转录、组装成病毒颗粒,主要在咽部和肠道的淋巴结大量复制后释放入血液,可进一步播散到皮肤及黏膜、神经系统、呼吸系统等,引起相应组织器官发生一系列炎症反应,导致相应的临床表现。少数病例神经系统受累导致血管舒缩功能紊乱及 IL-10、IL-13、IFN-γ 等炎性介质大量释放引起心肺衰竭。神经源性肺水肿及循环衰竭是重症手足口病患儿的主要死因,是中枢神经系统受损后神经、体液和生物活性因子等多因素综合作用的结果,病理、生理过程复杂。

二、病理

死亡病例尸检和组织病理检查发现,淋巴细胞变性坏死,以胃肠道和肠系膜淋巴结病变为主;神经组织病理变化主要表现为脑干和脊髓上段不同程度的炎性反应、噬神经现象、神经细胞凋亡坏死、单核细胞及小胶质细胞结节状增生、血管套形成、脑水肿、小脑扁桃体疝;肺部主要表现为肺水肿、肺淤血、肺出血伴少量的炎症细胞浸润;还可出现心肌水肿、坏死性肠炎、肝、肾、肾上腺严重的变性坏死等。

三、临床表现

潜伏期:多为 2~10 日,平均 3~5 日。

第 1 期(出疹期):主要表现为发热、手、足、口、臀部甚至膝肘关节周围出疹,可伴有流涎、口痛、食欲缺乏、咳嗽等症状,部分病例仅表现为皮疹或疱疹性咽峡炎,个别病例可无皮疹。典型皮疹为斑丘疹、丘疱疹,疱疹内液体较少,不痛不痒,皮疹周围有红晕,皮疹恢复时不留瘢痕。不典型皮疹通常皮疹小、少、厚硬,有时有瘀点、瘀斑。某些型别如 CA-A6 和 CV-A10 所致皮损严重,可表现为大疱样改变,伴疼痛及痒感,且不限于手足口部位。绝大多数此期痊愈。

第 2 期(神经系统受累期):表现为精神差、嗜睡、易惊、肢体抖动、肌无力、烦躁、颈项强直等。多发生在病程 1~5 日内。此期为重型,多数可痊愈。

第 3 期(心肺功能衰竭前期):多发生在病程 5 日内,表现为心率呼吸增快、四肢末梢凉、皮肤花纹、血压升高、血糖升高。及时识别、正确治疗是降低病死率的关键。

第 4 期(心肺功能衰竭期):可在第三期基础上迅速进入改期,以血压降低为标记,表现为心动过速、气促、唇绀、咳粉红色泡沫痰或血性液体、休克及抽搐、意识障碍等脑功能衰竭表现,病死率高。

第 5 期(恢复期):体温恢复正常,神经受累症状和心肺功能逐渐恢复,少数遗留神经系统后遗症,如迟缓性麻痹、偏瘫、脑神经功能障碍等。部分 CV-A6、CV-A10 感染者,病后 2~4 周可脱甲,1~2 个月后长出新甲。

四、并发症

大多数预后良好,1 周内痊愈,无后遗症。少数迅速进展累及神经系统,发展为循环衰竭、神经源性肺水肿的病死率高。极少数还可出现坏死性肠炎、肝、肾、肾上腺严重的变性坏死等并发症。

五、辅助检查

1. 血常规及 C 反应蛋白　多数正常,少数重症升高。
2. 血生化　危重者血糖、乳酸升高,部分丙氨酸氨基转移酶、门冬氨酸氨基转移酶、肌酸激酶同工酶轻度升高。
3. 脑脊液　神经系统受累者,脑脊液符合病毒性脑膜炎/脑炎改变,外观清亮、压力高、白细胞计数增多(单核淋巴细胞为主)、蛋白正常或轻度增多,糖和氯化物正常。
4. 病原学　临床咽拭、疱液、粪便、血清等肠道病毒核酸检测阳性或分离到肠道病毒。急性期病毒 IgM 抗体阳性,恢复期 IgG 抗体比急性期 4 倍以上升高。
5. 其他　合并神经源性肺水肿时,胸片呈磨玻璃样改变,局限或广泛分布的斑片状阴影,进展迅速。神经系统受累者 MRI 可出现异常。脑脊髓炎时,脊髓前角区有异常信号。脑电图弥漫性慢波,少数出现棘(尖)慢波。

六、诊断和鉴别诊断

1. 诊断　结合流行病学史、临床表现和病原学检查可做出诊断。根据流行病学和临床表现,在临床诊断病例基础上,具有下列之一者即可确诊。

(1) 肠道病毒(CV-A16、EV-A71 等)特异性核酸检查阳性。

(2) 分离出肠道病毒,并鉴定为 CV-A16、EV-A71 或其他可引起手足口病的肠道病毒。

(3) 急性期血清相关病毒 IgM 抗体阳性。

(4) 恢复期血清相关肠道病毒的中和抗体比急性期有 4 倍及以上升高。

2. 鉴别诊断 皮疹需要与其他儿童出疹性疾病鉴别；重症病例需要与其他病毒所致脑炎或脑膜炎、合并急性迟缓性麻痹与脊髓灰质炎鉴别；神经源性肺水肿与肺炎鉴别。注重重症病例早期识别。

七、治疗

目前无特效的抗病毒药物治疗，主要是对症治疗。

1. 普通病例的治疗 普通病例居家隔离，避免交叉感染；清淡饮食，做好皮肤、口腔护理。积极控制高热、止惊。

2. 重症病例的治疗

(1) 液体疗法：重症病例可出现脑水肿、肺水肿及心力衰竭，应控制液体入量，给予生理需要量 60～80 mL/(kg·d)；休克病例在应用血管活性药物同时，给予生理盐水 5～10 mL/(kg·次)进行液体复苏，15～30 min 内输入，此后酌情补液，避免短期内大量扩容。仍不能纠正者给予胶体液(如白蛋白或血浆)输注。

(2) 降颅内压：剂量为 20% 甘露醇 0.25～1.0 g/(kg·次)，每 4～8 h 一次，20～30 min 快速静脉注射；严重颅内高压或脑疝时，可增加频次至每 2～4 h 一次。

(3) 血管活性药物：第 3 期患儿血流动力学改变为高动力高阻力型，以使用扩血管药物为主。可使用米力农，负荷量 50～75 μg/kg，15 min 输注完毕，维持量从 0.25 μg/(kg·min)起始，逐步调整剂量，最大可达 1 μg/(kg·min)，一般不超过 72 h。高血压者应将血压控制在该年龄段严重高血压值以下，可用酚妥拉明 1～20 μg/(kg·min)，或硝普钠 0.5～5 μg/(kg·min)，由小剂量开始逐渐增加剂量，直至调整至合适剂量。

第 4 期血压下降时，可应用正性肌力及升压药物治疗，如多巴胺 5～20 μg/(kg·min)、去甲肾上腺素 0.05～2 μg/(kg·min)、肾上腺素 0.05～2 μg/(kg·min)或多巴酚丁胺 2.5～20 μg/(kg·min)等，从低剂量开始，以能维持接近正常血压的最小剂量为佳。

(4) 丙种球蛋白、糖皮质激素：有脑脊髓炎和持续高热等表现，以及危重病例可使用，丙种球蛋白 2.0 g/(kg·d)，分 2 日使用；甲泼尼龙 1～2 mg/(kg·d)，或地塞米松 0.2～0.5 mg/(kg·d)，疗程 3～5 日。

(5) 机械通气：出现以下表现之一者，可予气管插管机械通气。① 呼吸急促、减慢或节律改变。② 气道分泌物呈淡红色或血性。③ 短期内肺部出现湿性啰音。④ 胸部 X 线检查提示肺部明显渗出性病变。⑤ 脉搏血氧饱和度或动脉血氧分压下降。⑥ 面色苍白、发绀、皮温低、皮肤花纹、血压下降。⑦ 频繁抽搐或昏迷。机械通气模式常用压力控制通气,维持动脉血氧分压在 60～80 mmHg 以上,动脉血氧饱和度 92%～97%,控制肺水肿和肺出血。

(6) 其他:血液净化、体外生命支持。

第四节　流行性腮腺炎

流行性腮腺炎(epidemic parotitis,MUMPS)是由腮腺炎病毒引起的以腮腺肿大为主要临床特征的急性呼吸道传染病,可并发脑膜脑炎、胰腺炎和睾丸炎等。人群普遍易感,好发年龄为 5～14 岁,常在集体机构中流行。全年均可发病,冬春季为高峰季节。婴儿因为有母亲被动抗体的保护而很少发病(保护作用可维持 9 个月)。

一、病因和发病机制

1. 病原　腮腺炎病毒(mumps virus),属于副黏病毒科腮腺炎病毒属,为 RNA 病毒,只有一个血清型。

2. 传染源　患者和隐性感染者,后者占传染源人数的 30%～40%。患者在腮腺肿大前 7 日至后 9 日可从唾液中排毒。

3. 传播途径　病毒主要经呼吸道传播,接触含病毒的呼吸道飞沫或唾液所污染的物品亦可受到感染。孕妇在孕早期感染时可将病毒经胎盘传播给胎儿。

4. 发病机制　病毒侵入后先在上呼吸道黏膜上皮细胞内增殖,播散至引流淋巴结,随后发生病毒血症,将病毒传播至腺样组织或其他部位。唾液腺感染最为突出,其他部位可包括内耳、胰腺、心脏、中枢神经系统、关节、肾、肝、性腺和甲状腺等。病毒感染单核细胞,通过脉络丛侵入中枢神经系统,在脉络丛和室管膜细胞内增殖,随后感染细胞脱落进入脑脊液,引起脑膜炎或脑膜脑炎。胰腺受累时可导致大量淀粉酶反流入血。

二、病理

对于唾液腺,病毒感染小管上皮细胞,引起腺管周围间质水肿和局部炎症反应,淋巴细胞、巨噬细胞浸润和受累细胞脱落使管腔阻塞。脑炎时,脑室周围单核细胞浸润,散在噬神经细胞病灶和小神经胶质细胞增生,并见脑室周围脱髓鞘病变。睾丸炎时,病毒在细精管增殖,引起组织间质水肿和淋巴细胞浸润。胰腺受累时,胰导管上皮细胞肿胀,坏死脱落,与炎性渗出物等阻塞管腔,致胰液潴留。

三、临床表现

病毒感染至发病的潜伏期为12~25日,部分患儿无症状或仅表现出轻微不适(如上呼吸道感染症状)。典型病例临床上以腮腺炎为主要表现,病程进展可分为两个阶段。

1. 前驱期 此期可无或很短(数小时至1~2日)。可有发热、头痛、肌肉疼痛、疲劳、厌食和呕吐。患儿可诉"耳痛",咀嚼时加剧。

2. 腮腺肿胀期 腮腺逐渐肿大,以耳垂为中心,呈马鞍形,伴局部感觉过敏、胀痛和轻压痛,腮腺管口红肿。通常一侧腮腺先肿大,数日内累及对侧,4~5日后肿大腮腺逐渐缩小,整个过程6~10日。其他唾液腺如下颌下腺可同时肿大。此期仍多有中度发热,少见高热或低热,热程一般3~7日,约20%患者体温始终正常。

四、并发症

并发症可在腮腺炎出现前、同时或之后发生,也可发生在无腮腺炎时。

1. 神经系统并发症 常见脑膜炎和轻度脑膜脑炎,其次为脑炎。表现为发热、头痛、呕吐、颈项强直,少见惊厥和昏迷,有时出现脑神经损伤或小脑性共济失调等。一般无后遗症,少数遗留耳聋和阻塞性脑积水。

2. 胰腺炎 常见轻度胰腺受累。表现为突起上腹痛伴局部压痛和肌紧张,反复呕吐,腹胀、腹泻或便秘。超声有时显示胰腺肿大。血和尿淀粉酶明显增高。

3. 生殖腺并发症 已进入青春期的男性患儿可发生睾丸炎和(或)附睾炎,多为单侧,常突起发热、寒战、下腹痛、睾丸肿痛和变硬。双侧受累可致不育症。青春期后女患儿可并发卵巢炎,可有下腹疼痛和触痛,一般不影响生育。

4. 其他并发症 可见甲状腺炎、乳腺炎、泪腺炎、关节炎、肝炎、间质性肺炎、肾炎、心肌炎等并发症。

五、辅助检查

1. 实验室检查 外周血白细胞大多正常或稍增高,分类可见淋巴细胞相对增多。约90%的患者血和尿淀粉酶轻至中度增高。

2. 病原学检查

(1) 病毒检测和培养:为确诊金标准,多种临床标本可进行病毒核酸PCR检测或病毒培养。不同标本最佳送检时间:腮腺炎发病后3日内收集颊黏膜/口腔拭子(不超过8日),脑膜脑炎发生后5日内收集脑脊液,腮腺炎发病后4日内收集尿液(不超过12日),腮腺炎发作后应尽快采集血液。

(2) 特异性抗体检测：血清特异性IgM阳性提示近期感染。双份血清特异性IgG阳转或增高大于4倍可帮助诊断，但因腮腺炎病毒与副流感病毒间存在交叉抗体反应，故此法并不理想。

六、诊断和鉴别诊断

根据流行性腮腺炎接触史和典型腮腺炎表现，容易建立临床诊断，缺乏腮腺炎表现或接种过疫苗者需借助病原学诊断。临床上须与急性淋巴结炎、化脓性腮腺炎、复发性腮腺炎和其他病毒所致腮腺炎（柯萨奇病毒、流感和副流感病毒、HIV、EB病毒）鉴别。

七、治疗

本病为自限性疾病，主要为对症治疗。

1. **一般对症治疗** 急性期注意休息，补充水分和营养，给予流质和软食，避免酸性饮食；高热者给以退热剂或物理降温；腮腺肿痛严重时，可给予镇痛剂。

2. **局部治疗** 用青黛散调醋局部涂敷可减轻肿胀和疼痛；也可给予局部温敷，或透热、红外线等理疗。

3. **并发症治疗** 睾丸炎时，局部给予冷湿敷，将阴囊吊起，严重病例可短期静脉用氢化可的松。脑膜炎或脑炎时，应予相应降低颅内压、止惊等处理。胰腺炎时，应禁食，静脉补液维持能量供给和水电解质平衡，应用抗生素和维生素B、维生素C。

4. **中药治疗** 可口服单味药用板蓝根制剂。

八、预防

1. **一般预防** 应隔离患者至腮腺肿胀完全消退为止。孕早期易感孕妇应避免接触患者，以免造成胎儿感染。

2. **主动免疫** 腮腺炎减毒活疫苗接种后产生亚临床感染，诱生的抗体可维持至少20年。麻疹-腮腺炎-风疹（MMR）三联疫苗抗体阳转率可达95%以上。推荐1岁以上小儿、青春期和成年无自然感染史者普遍接种。

第五节 出疹性疾病

一、麻疹

麻疹（measles）是由麻疹病毒引起的急性出疹性呼吸道传染病。临床上以发热、上呼吸道感染、结膜炎、口腔麻疹黏膜斑(kopliks spots)、全身斑丘疹及疹退后遗留色素沉着及伴有糠麸样脱屑为特征。

(一)病因和发病机制

1. 病因 麻疹由麻疹病毒感染引起。麻疹病毒为单股负链的 RNA 病毒，属副黏病毒科麻疹病毒属；麻疹仅存在一种血清型，抗原性稳定，人是唯一的宿主。病后可产生持久的免疫力。

麻疹患者是唯一的传染源，感染早期病毒在患者呼吸道大量繁殖，含有病毒的分泌物经过咳嗽、喷嚏等排出体外并悬浮在空气中，通过空气飞沫进行传播，密切接触者也可以经过污染病毒的手传播。麻疹患儿在出疹前后 5 日均具有传染性，若有肺炎等并发症，其传染期可延长至出疹后 10 日，发病多在冬春季。

2. 发病机制 病毒经过鼻咽部进入人体，在呼吸道上皮细胞和局部淋巴组织中大量繁殖并进入血液，通过血液中的单核细胞向全身其他器官传播，如肺脏、肝脏、肾脏、脾、消化道黏膜、结膜和皮肤等，从而引起广泛的损伤而出现一系列的临床表现。

(二)病理

病变部位广泛的单核细胞浸润、增生及形成多核巨细胞是麻疹的病理特征。病变主要见于皮肤、淋巴结、呼吸道、肠道黏膜及结膜。毛细血管周围有严重的渗出，单核细胞增生，形成的多核巨细胞大小不一，内涵多个核，核内外均有病毒集落(嗜酸性包涵体)。真皮和黏膜下层毛细血管内皮细胞充血、水肿、增生、单核细胞浸润并有浆液性渗出而形成麻疹皮疹和麻疹黏膜斑。

(三)临床表现

根据临床表现可以分为典型麻疹和其他类型麻疹。

1. 典型麻疹可分为以下四期

(1) 潜伏期：一般为 10~14 日，亦有短至 1 周左右。

(2) 前驱期(也称出疹前期)：一般为 3~4 日，此期的主要表现类似上呼吸道感染的症状。① 发热，见于所有病例，多为中度以上发热。② 咳嗽、流涕、流泪、咽部充血等卡他症状，结膜炎、眼睑水肿、眼泪增多、畏光等。③ Koplik 斑，在出疹前 24~48 h 出现，为直径 0.5~1.0 mm 的灰白色小点，外周有红晕，开始仅见于下磨牙相对的颊黏膜上，并迅速增多，可累及整个颊黏膜，Koplik 斑在皮疹出现后即逐渐消失，可留有暗红色小点。④ 部分病例可有一些非特异症状，如全身不适、食欲减退、精神不振等。婴儿可有消化系统症状。

(3) 出疹期：多在发热后 3~4 日出现皮疹。体温可突然升高至 40~40.5℃，皮疹开始为稀疏不规则的红色斑丘疹，疹间皮肤正常，始见于耳后、颈部、沿着发际边缘,并迅速进展,遍及面部、躯干、上肢、下肢及足部,病情严重者皮疹常融合,皮肤水肿。疾病极期特别是高热时常有谵妄、激惹及嗜睡状态,多为一过性,热退后消失,与以后中枢神经系统合并症无关。此期肺部可以有湿啰音,X线检查可见肺纹理增多。

(4) 恢复期:出疹3~4日后皮疹开始消退,消退顺序与出疹时相同;在无合并症发生的情况下,食欲、精神等其他症状也随之好转。皮疹退后,皮肤留有糠麸状脱屑及棕色色素沉着,一般7~10日消退。

2. 其他类型麻疹

(1) 轻型麻疹:多见于在潜伏期内接受过丙种球蛋白,或<8个月的体内尚有母亲抗体的婴儿。临床上表现为低热、上呼吸道症状较轻,麻疹黏膜斑不明显,皮疹稀疏,病程约1周,无并发症。

(2) 重型麻疹:见于有基础疾病的免疫力低下者,中毒症状重,高热或者体温不升,皮疹常密集融合成片,或疹出不透,或出而骤退,或呈出血性皮疹,伴黏膜出血、消化道出血、血尿等。常有肺炎、呼吸窘迫、惊厥、昏迷等神经系统症状,心功能不全及循环不良表现。此型患儿死亡率高。

(3) 异型麻疹:主要见于接种过麻疹灭活疫苗或减毒活疫苗而再次感染野毒株者。前驱期短,常无麻疹黏膜斑,持续高热、乏力、肌痛、头痛或伴有四肢水肿,皮疹不典型,呈多形性,出疹顺序无明显规律,可从四肢远端开始,延至躯干、面部,容易并发肺部感染。本型少见,临床诊断困难,麻疹病毒血清学检查有助于诊断。

(四) 并发症

麻疹最常见的并发症是肺炎,麻疹也会并发喉、气管、支气管炎,心肌炎,麻疹脑炎等;患麻疹时,机体细胞免疫功能受到暂时性抑制,可使结核病恶化。

(五) 辅助检查

1. 血常规　白细胞总数正常或减低,而淋巴细胞相对增多。

2. 血清学检测　用酶联免疫吸附试验或免疫荧光法检测患者血清中的抗麻疹IgM,是早期特异性诊断方法。也可用血凝抑制和中和试验,测急性期和恢复期双份血清,如抗体滴度上升4倍可为回顾性诊断。

3. 病原学检测

(1) 病毒分离:早期患者鼻咽部分泌物、血液等,接种于人胚肾或其他敏感的组织细胞中,可分离出麻疹病毒。

(2) 病毒核酸检测:鼻咽部分泌物、血液等用PCR法检查病毒RNA。

(六) 诊断和鉴别诊断

1. 诊断　根据流行病学资料、麻疹接触史、急性发热、上呼吸道卡他症状、口腔麻疹黏膜斑、皮疹形态和出疹顺序及疹退后皮肤脱屑和色素沉着等特点,较易做出临床诊断。麻疹病毒血清 IgM 抗体阳性或分离到麻疹病毒可确诊。

2. 鉴别诊断　发热和出疹是儿科常见表现,应根据流行病学、临床症状、发热与皮疹的关系、皮疹特征等,结合有关病原学检查,与其他出疹性疾病相鉴别(表 4-1)。

表 4-1　出疹性疾病鉴别

疾病	致病源	症状及特征	皮疹特点	发热与皮疹关系
麻疹	麻疹病毒(冬春)	呼吸道卡他性炎症,结膜炎,Koplik 斑	红色斑丘疹,自面部-颈-躯干-四肢,疹退后有色素沉着及细小脱屑	发热 3~4 日,出疹期体温更高
风疹	风疹病毒(冬春)	全身症状轻,耳后、枕后、颈部淋巴结肿大并触痛	面部-躯干-四肢,斑丘疹,疹间皮肤正常,疹退后无色素沉着及脱屑	发热后半日至 1 日出疹
幼儿急疹	人疱疹病毒 6 型(春秋)	一般情况好,高热时可有惊厥,耳后、枕后淋巴结可肿大	红色斑丘疹,颈部及躯干部多见,1 日出齐,次日消退	高热 3~5 日,热退疹出
猩红热	乙型溶血性链球菌(冬春)	高热,中毒症状重,咽峡炎,草莓舌,口周苍白圈	皮肤弥漫性充血,上有密集针尖大小丘疹,持续 3~5 日退疹,1 周后皮肤可见大面积蜕皮	发热 1~2 日出疹,出疹时体温更高

3. 还需与以下疾病鉴别

(1) 川崎病:球结膜充血,但流涕、流泪等卡他症状不明显;有一过性颈部淋巴结肿大,≥1.5 cm;指趾端硬性水肿和脱皮;外周血白细胞总数和中性粒细胞数增高。

(2) 肠道病毒感染:夏季多见,前驱期较短,皮疹在较短时间内出齐,但不如麻疹密集。

(3) 传染性单核细胞增多症:咽扁桃体炎和颈部淋巴结肿大显著,常伴肝脾大;外周血淋巴细胞数和异型淋巴细胞明显增多。

(4) 药物疹:有相关药物使用史,皮疹多样,伴瘙痒明显。

(七) 治疗

现在无特效治疗药物,主要是对症治疗、加强护理及预防并发症。

1. 一般治疗　注意休息,注意皮肤、口腔及眼鼻清洁。鼓励多饮水,给予容易消化和营养丰富的食物。

2. 对症治疗　高热时给予退热治疗,特别是出疹期。烦躁时适当给予镇静剂,频繁剧烈咳嗽可给予镇咳剂及雾化吸入,继发感染给予抗生素。

3. 并发症的治疗　有并发症者给予相应的治疗。

(八) 预防

1. 控制传染源和切断传播途径　早发现、早隔离(至出疹后5日,并发肺炎者延至出疹后10日)、早治疗。易感者不去人群密集场所。患者逗留过的房间用紫外线消毒或通风30 min,衣物阳光下暴晒或用肥皂水清洗。

2. 主动免疫　接种麻疹减毒活疫苗。8个月儿童为初次免疫对象,复种时间为18~24月龄。

3. 被动免疫　对体弱有病和婴幼儿未接受过麻疹疫苗接种者,在接触麻疹后5日内注射人丙种球蛋白可预防患病;接触5日后注射只能减轻症状。被动免疫维持3~8周。

二、风疹

风疹(rubella)是由风疹病毒引起的急性出疹性疾病。本病以前驱期短、皮疹出现及消退快(3日)和耳后、枕后、颈部淋巴结肿大为其临床特征。一般病情较轻,病程短,预后良好。孕早期感染可致严重先天畸形。

(一) 病因及发病机制

1. 病因　风疹由风疹病毒感染引起,风疹病毒为RNA病毒,属披膜病毒科风疹病毒属,只有一个血清型,与其他披膜病毒之间无抗原交叉。

患者或隐性感染者可从鼻咽分泌物(出疹前7日和疹退后14日内)、血、粪和尿中检出病毒,先天性风疹综合征患儿出生后排病毒达数月至数年。主要通过空气飞沫传播,或经污染物-手-呼吸道或手-手-呼吸道途径传播;孕妇病毒血症期可将病毒经胎盘传给胎儿。

人群普遍易感,高发年龄在发达国家为5~9岁,发展中国家为1~5岁,可在集体机构中流行。四季均可发病。

2. 发病机制　病毒侵入上呼吸道,在黏膜和局部淋巴结内增殖,然后入血侵犯皮肤等靶器官组织,病毒直接细胞毒作用和病毒相关性免疫复合物形成参与其致病机制,如风疹病毒抗原抗体复合物引起真皮上层毛细血管炎,形成皮疹。孕妇原发感染后,无论有无症状,病毒都会在病毒血症期感染胎盘,进而侵及胎儿。先天性风疹致病机制可能是病毒:① 直接导致感染细胞坏死。② 引起血管内皮受损,导致胎儿供血不足和组织细胞代谢失调。③ 抑制细胞有丝分裂并使染色体断裂,导致器官组织分化发育障碍。④ 特异性免疫复合物和自身抗体形成,导致自身免疫性损伤。⑤ 持续性感染引起迟发性疾病。

(二) 病理

淋巴结可见水肿、滤泡细胞增生和结构特征丧失;呼吸道见轻度炎症;皮疹处真皮上层毛细血管充血和轻微炎性渗出;并发脑炎时,可见弥漫性肿胀、非特异性变性、血管周围和脑膜单核细胞性渗出;并发关节炎时,滑膜可见散在纤维蛋白性渗出、滑膜细胞增生、淋巴细胞浸润和血管增生。先天性风疹患儿可发生脑、心血管、眼、耳、肺、肾、肝、脾、骨骼等多脏器病理改变。

(三) 临床表现

1. 获得性风疹　潜伏期一般 14~21 日。典型表现如下。

(1) 前驱期:短暂或不明显,可有低热、不适和轻微上呼吸道感染表现。部分患者软腭和悬雍垂可见细小红疹,能融合成片。

(2) 出疹期:常于发热第 1~2 日开始出疹,并于 1 日内出齐。出疹顺序:面部→颈部→躯干→四肢。呈浅红色小斑丘疹,疹退后无脱屑或有细小脱屑,无色素沉着。出疹期平均 3 日(1~5 日),可伴有发热和上呼吸道感染症状,随疹退而消失。枕后、耳后或颈部淋巴结肿大为风疹另一典型表现,可在皮疹出现前发生,持续 1 周或更久。部分患者可无皮疹而仅有淋巴结肿大。可有轻度脾大,多在 3~4 周恢复正常。

2. 先天性风疹综合征(congenital rubella syndrome)　宫内感染可出现流产、胎死宫内;低出生体重、听力障碍、先天性心脏病(多见动脉导管未闭和肺动脉发育不良)、肝脾大、白内障和视网膜病、小头畸形、血小板减少性紫癜、骨发育不良等,可呈单一或多重缺陷。或出生时正常,以后出现迟发性的疾病包括听力丧失、内分泌疾病(包括糖尿病、甲状腺功能障碍和生长激素缺乏)、白内障或青光眼和进行性全脑炎;也可为隐性感染。

(四) 并发症

儿童风疹很少有并发症,继发细菌感染亦较麻疹少见,主要并发症可有关节炎、脑炎、心肌炎、血小板减少性紫癜等。

(五) 辅助检查

1. 血常规　外周血白细胞总数通常降低,淋巴细胞在病初 1~4 日内减少,其后增多。

2. 病毒分离　取出疹前 5 日至出疹后 3 日鼻咽分泌物分离病毒,阳性率较高。先天性风疹应在出生前取羊水或胎盘绒毛分离病毒及发病后数月内取鼻咽分泌物、尿、脑脊液、骨髓或病变组织等标本分离病毒。

3. 特异性抗体检测　特异性 IgM 是近期感染指标。双份血清(间隔 1~2 周采血)特异性 IgG≥4 倍升高有诊断意义。先天性风疹患儿特异性 IgM 在出生后

6个月内持续升高;胎血(孕20周后)中检出特异性IgM可证实胎儿感染。

4. 病毒抗原和基因检测　采用免疫印迹法、核酸杂交技术或PCR法检测胎盘绒毛、羊水或胎儿活检标本中风疹病毒抗原或基因。

(六) 诊断和鉴别诊断

1. 诊断　典型风疹根据接触史、前驱期短、皮疹特点及枕后和耳后淋巴结肿大等表现易做临床诊断;不典型病例常需借助病原学诊断手段。对先天性风疹,若已知母亲妊娠期有明确风疹病史时诊断并不困难;否则,亦需依赖病原学诊断。

2. 鉴别诊断　主要需与其他出疹性疾病如麻疹、猩红热、幼儿急疹、川崎病、传染性单核细胞增多症、肠道病毒感染和药物疹等进行鉴别。

(七) 治疗

1. 一般及对症处理　风疹病毒感染无特殊治疗方法,主要为对症治疗。宜卧床休息,给予富营养又易于消化的食物。可使用清热解毒类中药。

2. 先天性风疹的治疗　无症状感染者无须特别处理。但应随访观察,以期及时发现迟发性缺陷。有严重症状者应相应处理:① 有明显出血者可考虑静脉用免疫球蛋白治疗。② 肺炎并呼吸窘迫、黄疸、心脏畸形、视网膜病等处理原则同其他新生儿。③ 充血性心力衰竭和青光眼者需积极处理,白内障治疗最好延至1岁以后。④ 早期和定期进行脑干听觉诱发电位检查,以早期诊断耳聋而及时干预如戴助听器和特殊培训。

(八) 预防

1. 一般预防　预防重点是妊娠期妇女,尤其在孕早期,尽量避免与风疹患者接触,以免原发感染或再感染。

2. 主动和被动免疫　风疹减毒活疫苗有单独和麻疹-风疹-流行性腮腺炎三联疫苗两种。接种者95%产生特异性抗体,有效免疫保护期为7～10年。免疫缺陷或正在应用免疫抑制剂者禁忌接种。使用血制品者应间隔3个月后再接种。孕早期孕妇接触风疹患者,3日内注射免疫球蛋白有预防作用。

三、幼儿急疹

幼儿急疹(exanthem subitum),又称婴儿玫瑰疹(roseola infantum),是婴幼儿常见的一种以高热及皮疹为特点的疾病。临床特征为高热3～5日,热退疹出。

(一) 病因和发病机制

1. 病因　原发性感染人类疱疹病毒(human herpesvirus,HHV)6型和7型(HHV-6和HHV-7)是本病的主要病因,前者约占66%,后者约占23%,其余由其他病毒如埃可病毒16型、腺病毒和副流感病毒等引起。HHV-6和HHV-7

属于疱疹病毒科β疱疹病毒亚科玫瑰疹病毒属,是线状双股DNA病毒。大多数成人从唾液腺排出HHV-6和HHV-7,作为主要传染源经唾液将病毒传给易感儿童。HHV-6可经胎盘传给胎儿,但罕见先天性感染。95%以上幼儿急疹发生于3岁以内,6～18月龄为发病高峰年龄段。全年均可发生,春季和秋季高发,大多为散在发病。

2. 发病机制　病毒经口鼻黏膜和眼结合膜侵入,局部增殖后入血,感染外周血单个核细胞(主要是$CD4^+$细胞),使感染细胞病变和溶解,还能改变受染细胞表面与T细胞信号传递相关蛋白表达并影响其细胞因子表达,进而影响免疫系统功能,并形成高水平病毒血症,临床出现高热,其间可侵入神经系统,引起惊厥或脑炎。

(二)病理改变

皮疹可见充血和渗出改变。

(三)临床表现

幼儿急疹潜伏期一般为5～15日,平均10日。临床经过如下。

1. 前驱期　通常无症状。也可有少量流涕、轻微咽部和眼结膜充血。体检可能会发现颈部淋巴结轻度肿大和轻度眼睑水肿。

2. 发热期　常突起高热,体温可达40℃(平均39℃),持续3～5日。伴随症状(食欲减退、轻咳、不安或激惹)和体征(咽部、扁桃体轻度充血和头颈部浅表淋巴结轻度肿大)轻微,与高热不相称。高热初期可伴惊厥,发生率为5%～10%。

3. 出疹期　典型病例在发热第3～5日体温骤退,少数在24～36 h内缓退,在热退同时或稍后出现皮疹,为玫瑰色斑疹或斑丘疹(直径2～5 mm),压之褪色,很少融合,先见于躯干,迅速波及颈面部和近端肢体。皮疹持续1～2日内很快消退,无色素沉着和脱屑。

(四)辅助检查

1. 常规检查　外周血白细胞总数减少,伴淋巴细胞相对增多(70%～90%)。

2. 病毒抗原和基因检测　采用免疫酶法检测患者外周血单个核细胞、唾液或病变组织中病毒早期抗原;或用PCR技术检测血浆中病毒基因。

3. 特异性抗体测定　主要是取双份血清(间隔2～3周)检测特异性IgG抗体,若发现其由阴性转为阳性是诊断原发感染的可靠指标;若抗体滴度≥4倍增高,提示活动性感染(包括原发感染和再发感染)。由于约5%成人抗HHV-6 IgM持续阳性,一般不单靠抗HHV-6 IgM诊断原发性HHV-6感染。

(五)并发症

本病临床经过良好,偶见下列并发症。

1. 神经系统并发症　HHV-6具有嗜神经性,2岁以内的热性惊厥中,约1/3

与其原发感染有关。其中,70%~80%的患儿并不发生皮疹。此外,偶见并发脑炎或脑膜脑炎。

2. 血小板减少性紫癜　已有少数幼儿急疹并发血小板减少性紫癜的报道,其预后良好。

(六) 诊断

1. 诊断　临床上,本病在发热期诊断比较困难,一旦高热骤退同时出疹,就很容易建立诊断。非典型病例可借助病原学诊断。

2. 鉴别诊断　最常需要鉴别的疾病是风疹,其次为麻疹。

(七) 预防

尚无特异性预防措施。

四、水痘

水痘(varicella,chickenpox)是一种传染性很强的出疹性疾病,其临床特点为皮肤和黏膜相继出现和同时存在斑疹、丘疹、疱疹和结痂等各类皮疹,与带状疱疹是同一病毒所引起的两种不同表现的临床病症。

(一) 病因及发病机制

水痘是由水痘-带状疱疹病毒(varicella-zoster virus,VZV)感染所致。VZV属疱疹病毒α亚科,仅有一个血清型。人类是该病毒的唯一宿主,患者为唯一传染源,其传染性强,主要通过空气飞沫或直接接触传播,传染期从皮疹出现前1~2日到疱疹完全结痂为止。

病毒经上呼吸道或眼结合膜感染人体后,先在局部淋巴结增殖复制,而后侵入血液,形成病毒血症,并在单核巨噬细胞系统再次增殖入血,引起各器官病变。主要损害部位在皮肤和黏膜,偶尔累及内脏。皮疹出现1~4日后,产生特异性细胞免疫和抗体,病毒血症消失,症状随之缓解。

(二) 病理

水痘病变主要发生在皮肤和黏膜,皮肤真皮质毛细血管内皮细胞肿胀,表皮棘状细胞层上皮细胞水肿变性,液化后形成水疱,内含大量病毒,以后液体吸收、结痂。黏膜病变与皮疹类似,免疫功能低下的儿童可出现全身性播散性水痘,病变波及肺、肝、脾、胰、肾、肠等,受累器官可有局灶性坏死、充血水肿和出血。并发脑炎者,脑组织可有水肿、充血和点状出血。

(三) 临床表现

1. 典型水痘　潜伏期为12~21日,平均14日。年长儿出疹前1日可出现前驱症状,如低热、不适、厌食等,次日出现皮疹。婴幼儿多无明显的前驱症状。皮疹初期见于发际处,继而成批出现于躯干、头面部和四肢,呈向心性分布,初呈小红色斑疹或丘疹,6～8 h 内变成水痘疱疹,绕以红晕,24～48 h 内疱液转为云雾状,然后干燥结痂,痂盖脱落后不留瘢痕。皮疹伴瘙痒,可波及口腔、鼻、眼和生殖道黏膜处。

2. 重型水痘　易发生于免疫缺陷儿童,特别是在潜伏期接受化疗和淋巴细胞绝对计数<$0.5×10^9$/L 者。表现为进行性弥漫性水痘疹,伴持续发热。皮疹呈离心性分布,为有脐状凹陷的大疱型或出血性疱疹。新发皮疹常持续 2 周或更久,常并发水痘肺炎和血小板减少而致出血,严重出血或并发弥散性血管内凝血时危及生命。

3. 先天性水痘综合征　孕妇在妊娠 20 周前患水痘,2% 的胎儿可发生先天性水痘综合征。最突出的临床特征是锯齿状皮肤瘢痕;其他包括肢体发育不良(一个或多个肢体短小或畸形)、眼部异常(脉络膜视网膜炎、小眼畸形及白内障)、中枢神经系统损害(大脑皮质萎缩等)和低出生体重等。

4. 新生儿水痘　孕妇在分娩前后患水痘可引起新生儿水痘。若孕妇孕期患水痘至分娩间期≥1 周,新生儿可从母体获得较充足的特异性抗体得以减轻感染,多于出生后 4 日内发病,常不严重。若孕妇孕期患水痘至分娩间期<1 周,其新生儿多于出生后 5～10 日发生严重出血性水痘,伴发热并常累及肺和肝脏,病死率高达 30%。易感孕妇所生新生儿出生后也可通过水平传播感染 VZV 而发病,可并发肺炎、肝炎或脑炎,患病时年龄越大,其并发症发生率越低。

(四)辅助检查

1. 外周血白细胞计数　白细胞总数正常或稍低。

2. 疱疹刮片　刮取新鲜疱疹基底组织和疱疹液涂片,瑞士染色见多核巨细胞;HE 染色可查到细胞核内包涵体。疱疹液直接荧光抗体染色查病毒抗原简捷有效。

3. 病毒分离　取水痘疱疹液或脱皮疱疹拭子接种细胞,7～14 日可出现典型细胞病变。

4. 血清学检查　血清水痘病毒特异性 IgM 抗体检测,可帮助早期诊断。双份血清特异性 IgG 抗体滴度 4 倍以上增高也有助于诊断。

(五)并发症

最常见的是皮肤继发感染,如蜂窝织炎、脓疱疮、淋巴结炎和皮下脓肿等;水痘肺炎主要发生在免疫缺陷儿和新生儿中,其他儿童少见;水痘脑炎多发生于出疹后第 2～6 日,也可发生于出疹前或病愈后,其他神经系统并发症可有横贯性脊髓炎、小脑共济失调、面神经瘫痪、Reye 综合征等;其他少数病例可发生心肌炎、肝炎、肾炎、关节炎等。

（六）诊断及鉴别诊断

典型水痘临床诊断并不困难，对非典型病例可选用实验室检查帮助确诊。水痘的鉴别诊断包括丘疹性荨麻疹以及能引起疱疹性皮肤损害的疾病，如肠道病毒或金黄色葡萄球菌感染、药物和接触性皮炎等。

（七）治疗

1. **抗病毒治疗** 首选阿昔洛韦（acyclovir, ACV）。重症水痘、围生期感染和有并发症的新生儿水痘需要静脉用药，推荐剂量为 10 mg/(kg·次)，每 8 h 给药 1 次（静脉滴注≥1 h）。肾功能不良者减至 1/3～1/2 的量，连用 7～10 日或至不再出新皮疹 48 h 为止。最好在出疹后 2～3 日内开始用药。普通儿童的水痘可口服伐昔洛韦，儿童推荐量为 10～15 mg/(kg·d)，分 2 次口服，连用 5 日。对 ACV 耐药者，可选择静脉用膦甲酸。皮疹局部可涂擦 3% 的 ACV 霜剂或软膏。

2. **对症治疗** 患儿应隔离，加强护理，如剪短患儿指甲、戴手套以防抓伤、勤换内衣。皮肤瘙痒时可局部应用炉甘石洗剂或口服抗组胺药，发热给予退热处理，继发细菌感染，给予抗生素治疗。

（八）预防

1. **一般预防** 应隔离患者直至全部皮疹结痂干燥为止。接触者需医学观察 21 日。易感的免疫抑制儿童和孕妇应避免接触水痘患者，甚至水痘减毒活疫苗接种者。

2. **疫苗接种** 水痘减毒活疫苗接种能预防各型水痘，防止发生严重水痘，分别于 12～15 个月和 4～6 岁年龄段接种两次。免疫功能低下者应避免接种水痘疫苗。在接种疫苗前 5 周内或接种后 3 周内输血浆或免疫球蛋白可降低疫苗效力。接种疫苗后 6 周内应避免使用水杨酸类药物以避免诱发 Reye 综合征。

3. **被动免疫** VZV 免疫球蛋白可用于高危易感人群（无水痘病史的免疫抑制者、出生前 5 日内或出生后 2 日内母亲患水痘的新生儿）的接触后预防。应尽早应用，目前美国 FDA 将使用限期延长至暴露后 10 日内。保护期为 3 周，若 3 周后再次暴露，应再追加 1 剂。

4. **药物预防** 免疫正常儿童在潜伏期口服阿昔洛韦（1/2 治疗量，分 4 次口服，连用 5 日），可预防水痘发生。

五、猩红热

猩红热（scarlet fever）是 A 组链球菌（group A Streptococcus, GAS）感染引起的急性呼吸道传染病。以发热、咽峡炎、草莓舌、全身弥漫性鲜红色皮疹和疹退后明显脱屑为临床特征。

(一) 病因和发病机制

猩红热病原为 GAS,又称化脓性链球菌,是一种呈链状生长的兼性厌氧革兰氏阳性球菌,可引起多种累及呼吸道和软组织的感染。

患者和带菌者是主要的传染源。猩红热自发病前 1 日到出疹期传染性是最强的,主要是通过空气飞沫传播,也可以由被污染的食物、食具、书籍等间接传播,或经皮肤伤口或产道入侵,称为外科型或产科型猩红热。人群普遍易感,感染后可获得较持久的同型特异性抗菌免疫。由于婴儿可通过胎盘获得被动免疫,故多见于学龄前及学龄儿童,3 岁以下婴幼儿少见。

(二) 病理

化脓性链球菌侵入人体后可引起以下三种病变。

1. *炎症性病变* 致病菌有较强的侵袭力,由呼吸道侵入后借助 M 蛋白和脂磷壁酸黏附于黏膜上皮细胞,进一步侵入组织引起炎症;M 蛋白保护细菌不被吞噬,在透明质酸酶、链激酶及链球菌溶素的作用下,促使炎症通过淋巴管或组织间蔓延扩散并导致组织坏死,引起扁桃体周围脓肿、中耳炎、淋巴结炎及蜂窝织炎等;在少数患者,细菌侵入血液引起血行感染。

2. *中毒性病变* 细菌产生致热外毒素由局部吸收进入血液循环,引起发热等全身中毒症状,同时引起皮肤黏膜血管弥漫性充血、水肿、炎性细胞浸润及上皮细胞增生等,形成点状充血性皮疹,中毒症状严重者也可形成出血性皮疹;受毒素影响,肝、脾和淋巴结均可见不同程度的充血和脂肪变性,心肌细胞肿胀、变性或坏死,肾脏发生间质性炎症改变。

3. *变态反应性病变* 感染后 2~4 周,个别患儿可出现心、肾或滑膜组织等处非化脓性病变。其原因可能为链球菌某些血清型与被感染者心肌、肾小球基底膜或关节滑囊的抗原相似,当产生特异免疫后引起交叉免疫反应;也可能因抗原抗体免疫复合物沉积所致。

(三) 临床表现

1. 普通型 潜伏期 1~7 日,通常为 2~4 日。

(1) 前驱期:从发病到出疹前,一般不超过 24 h。① 全身症状:起病多急骤,有恶寒和发热,体温高低不一,轻者 38~39℃,重者高达 39~40℃。同时伴有头痛、全身不适、恶心、呕吐及食欲缺乏等中毒症状。② 咽峡炎:局部症状明显,表现为咽痛,吞咽时加剧;咽部明显充血水肿,扁桃体充血肿胀,腺窝覆有点、片状黄白色脓性渗出物,易拭去,软腭可见点状或出血性黏膜疹。颌下及颈部淋巴结肿大伴触痛。

(2) 出疹期:于发病后 1~2 日出疹。皮疹最早见于耳后、颈部及上胸部,1 日内迅速由上而下蔓延全身。① 典型皮疹：为在全身皮肤弥漫性充血发红的基础上广泛分布有均匀、密集、针尖大小的猩红色丘疹，呈鸡皮样，抚摸有细沙样感觉，可融合成片，伴有痒感。以手按压皮肤时红色可暂时消退数秒钟，出现苍白的手印，称为"贫血性皮肤划痕"，为猩红热的特征之一。皮疹多在48 h达高峰。② 粟粒疹：为带黄白色脓点且不易破溃的皮疹，在腹部和手足处可见。③ "巴氏线"：在颈部、腋窝、肘窝及腹股沟等皮肤皱褶处，皮疹密集，色深红，间或有出血点，呈横线状。④ "环口苍白圈"：面部充血潮红、无皮疹而口唇周围苍白。⑤ 舌部表现：病初舌部有白苔样覆盖物，舌乳头红肿，称为"草莓舌"；2～3日后白苔消退，舌面光滑呈绛红色，舌乳头凸起，称为"杨梅舌"。

(3) 恢复期：皮疹于3～5日后颜色转暗，逐渐消退，并按出疹先后顺序脱屑或脱皮。皮疹愈多愈密，脱屑愈明显。轻症患者呈细屑状或片状脱屑，重者手掌和足底处可呈手指、足趾趾套状脱皮。全身中毒症状及局部炎症渐消退，此期持续约1周。

2. 其他临床类型

(1) 轻型：短暂发热或无热、咽峡炎和皮疹等临床表现均较轻微且不典型，病程短，为近年临床多见类型。但仍有发生变态反应并发症的可能性。

(2) 中毒型：中毒症状明显，常有40℃以上高热，意识障碍，甚至惊厥及昏迷，皮疹可为出血性，延时较久，但咽峡炎不明显。可出现中毒性心肌炎、中毒性肝炎及感染中毒性休克等。本型近年来少见。

(3) 脓毒型：咽部严重的化脓性炎症、坏死及溃疡，常可波及邻近组织，形成化脓性中耳炎、鼻窦炎、颈淋巴结炎及软组织炎，亦可侵入血循环引起败血症及迁徙性化脓性病灶。目前已很少见。

(4) 外科型或产科型：病菌自皮肤创伤处或产道侵入致病，可有局部化脓性病变。皮疹从创口首先出现且明显，由此再波及全身，症状轻微，常无咽峡炎。

(四) 辅助检查

1. 一般检查　血常规见白细胞总数在$(10～20)×10^9/L$或更高，中性粒细胞比率多在80%以上，严重患儿可出现核左移及中毒颗粒。C反应蛋白通常升高。

2. 细菌培养　使用抗生素前取咽扁桃体或伤口等处分泌物或渗出物培养可分离到化脓链球菌。

3. 快速抗原测定　常采用胶体金法快速检测咽拭子、尿液、脑脊液和伤口分泌物等样本中的链球菌抗原，有助于感染的早期诊断。

4. 血清学检查　可检测血清中的抗链球菌抗体，如抗链球菌溶血素"O"(ASO)，多在发病后7日后才高于正常值。

(五) 诊断和鉴别诊断

1. 诊断　根据发热、咽炎、草莓舌和皮疹等特征,以及外周血白细胞总数和中性粒细胞增高,可做出临床诊断。咽拭子培养出 GAS 和感染后 1~3 周检测 ASO 有助于病原诊断。

2. 鉴别诊断　需与麻疹、风疹、金黄色葡萄球菌感染、药物疹、川崎病等相鉴别。

(六) 并发症

1. 化脓性并发症　如中耳炎、乳突炎、淋巴结炎、扁桃体周围脓肿、咽后壁脓肿及蜂窝织炎等。严重者发生血行播散引起败血症及迁徙性病灶,如脑膜炎、心包炎及骨髓炎等,病情进展迅速可引起中毒性休克综合征,死亡率可达 20%~30%。

2. 非化脓性并发症　如风湿性心肌炎、心内膜炎、心包炎及风湿性关节炎或急性肾小球肾炎等。

(七) 治疗

1. 一般治疗　休息,咽痛明显者予以流质或半流质饮食。保持口腔清洁,可用温盐水漱口。高热不退者应积极物理降温或用退热药物。

2. 病原治疗　早期治疗可迅速消灭病原菌,缩短病程,预防和治疗并发症,尤其对预防风湿热、急性肾小球肾炎的发生有重要意义。首选青霉素类药物治疗,对青霉素过敏者可选用头孢菌素。由于链球菌对大环内酯类和克林霉素的耐药性明显增加,不宜选用。

3. 对症治疗　中毒型及脓毒型猩红热,除应用大剂量青霉素外,可予肾上腺皮质激素。重症患儿需密切监护,维持水、电解质平衡,必要时可予静脉用丙种球蛋白。发生休克者,给予抗休克治疗。

4. 并发症治疗　有组织坏死及脓肿形成者需行外科切除或引流。除针对风湿热、急性肾小球肾炎和风湿性关节炎的相应治疗外,对风湿性心脏病或风湿热患者尚应予抗生素长期预防性治疗,防止呼吸道链球菌再次感染而导致风湿热的复发,疗程数年以上,直至病情稳定为止。

(葛婷,张婷)

第五章

呼吸系统疾病

第一节 急性上呼吸道感染

急性上呼吸道感染(acute upper respiratory infection,AURI)简称"上感",俗称"感冒",是小儿最常见的疾病,主要是鼻、鼻咽和咽部黏膜的炎症,导致急性鼻咽炎、急性咽炎、急性扁桃体炎等,常统称上呼吸道感染。

本病全年都可发生,冬春较多。在幼儿期发病最多,学龄儿童逐渐减少。致病病毒的传播一般通过飞沫传染及直接接触,偶尔通过肠道,可以流行或散发。传染期在轻症只限于最初几日,重症则较长,继发细菌感染后则更延长。

一、病因病理

各种病毒、细菌及支原体均可引起上感,但90%以上为病毒,主要有鼻病毒、呼吸道合胞病毒、流感病毒、副流感病毒、腺病毒、肠道病毒等,少数为细菌感染所致,常见的有溶血性链球菌,其次为肺炎链球菌、流感嗜血杆菌等,肺炎支原体亦可引起。

早期仅有上呼吸道黏膜下水肿,主要是血管扩张和单核细胞浸润,有较多量浆液性及黏液性炎性渗出,继发细菌感染后,有中性粒细胞浸润和脓性分泌物。上皮细胞受损后剥脱,到恢复期重新增生修复至痊愈。

二、临床表现

本病症状轻重不一,与病原、年龄和机体抵抗力有关,年长患儿症状较轻,而婴幼儿较重。

1. 普通感冒
(1) 局部症状:鼻塞、喷嚏、流涕、轻咳、咽部不适或咽痛等。
(2) 全身症状:发热、乏力、头痛、全身酸痛、食欲缺乏、恶心、呕吐、腹泻、腹痛、腹痛多为阵发性脐周疼痛,无压痛,与肠痉挛或肠系膜淋巴结炎有关,婴幼儿局部症状不显著而全身症状重,多骤然起病,6月龄~3岁的部分患儿可发生热性惊厥。年长患儿以局部症状为主。体检可见咽部充血,扁桃体肿大,颌下和颈部淋巴结肿大、触痛等,肺部听诊正常。肠道病毒感染可有不同形态的皮疹。一般病程3~5日,为自限性疾病。

2. 流行性感冒　流行性感冒是由流感病毒、副流感病毒所致,有明显流行病学史。全身症状重,如发热、头痛、咽痛、肌肉酸痛等。上呼吸道其他症状可不明显。

3. 两种特殊类型上感

(1) 疱疹性咽峡炎(herpangina):是柯萨奇A组病毒所致,好发于夏秋季。起病急,表现有高热、咽痛、流涎、厌食、呕吐等。体检可见咽部充血,咽腭弓、悬雍垂、软腭处有疱疹,周围有红晕,破溃后形成小溃疡。病程1周左右。

(2) 咽-结合膜热(pharyngo-conjunctival fever):由腺病毒3、7型所致,好发于春夏季,可在儿童集体机构中流行。以发热、咽炎、结膜炎为特征。多呈高热、咽痛、眼部刺痛、咽部充血。一侧或两侧滤泡性眼结膜炎,颈部、耳后淋巴结肿大。病程1~2周。

三、并发症

本病多数预后良好,但是如果处理不妥可能出现并发症,婴幼儿多见。并发症分三大类。第一类:可波及邻近器官或向下蔓延,引起中耳炎、鼻窦炎、咽后壁脓肿、颈淋巴结炎、喉炎、气管炎、支气管肺炎等。第二类:病原通过血液循环播散到全身,细菌感染并发败血症时,可导致化脓性病灶,如皮下脓肿、脓胸、脑膜炎、骨髓炎和泌尿系统感染等。第三类:由于感染和变态反应对机体的影响,可引起急性肾炎、风湿热、心肌炎、紫癜、类风湿病等。

四、辅助检查

病毒感染者外周血白细胞计数正常或偏低,鼻咽分泌物病毒分离、抗原及血清学检测可明确病原。细菌感染者外周血白细胞计数增高,咽培养可有病原菌生长。链球菌感染者ASO滴度增高。

五、诊断和鉴别诊断

根据临床表现不难诊断,但需注意与急性传染病早期、急性阑尾炎上感伴腹痛相鉴别。

六、治疗

1. **一般治疗** 休息、多饮水。呼吸道隔离,预防并发症。
2. **对症治疗** 高热可服解热镇痛药,亦可用冷敷、温湿敷或乙醇擦浴降温;热性惊厥应予镇静、止惊等处理;鼻塞明显可局部滴入减轻充血药;咽痛可含服咽喉片。
3. **病因治疗** 尚无专门针对普通感冒的特异性抗病毒药物,普通感冒者无须全身使用抗病毒药物。流感感染可在病初应用磷酸奥司他韦口服,疗程5日。若病情重,有继发细菌感染或有并发症可加用抗菌药物。

七、预防

加强体格锻炼,增强抵抗力。避免去人多拥挤的公共场所,避免交叉感染。注射疫苗,如流感季节可提前注射流感疫苗预防流感病毒感染。

第二节 支气管哮喘

支气管哮喘(bronchial asthma)简称哮喘,是儿童期最常见的慢性气道疾病。本质上是一种气道的慢性炎症,这种慢性炎症主要有4种形式:急性支气管痉挛、气道壁肿胀、慢性黏液栓形成和气道壁的重建,造成气道狭窄,从而产生气流受限、气道高反应性和相应的呼吸道症状。

一、病因和发病机制

支气管哮喘是由多种细胞,包括炎性细胞(嗜酸性粒细胞、肥大细胞、T淋巴细胞、中性粒细胞等)、气道结构细胞(气道平滑肌细胞和上皮细胞等)和细胞组分参与的气道慢性炎症性疾病。这种慢性炎症导致易感个体气道高反应性,当接触物理、化学、生物等刺激因素时,发生广泛多变的可逆性气流受限,从而引起反复发作性喘息、咳嗽、气促、胸闷等症状,常在夜间和(或)清晨发作或加剧,多数患儿可经治疗缓解或自行缓解。

哮喘的发病机制尚未完全明确,目前主要认为,免疫机制、神经调节机制和遗传机制等多种机制共同参与了气道炎症的启动、慢性炎症持续过程及气道重塑。

二、分期

根据临床表现,哮喘可分为急性发作期、慢性持续期和临床缓解期。

1. 急性发作期 是指突然发生喘息、咳嗽、气促、胸闷等症状,或原有症状急剧加重。

2. 慢性持续期 是指近3个月内不同频度和(或)不同程度地出现过喘息、咳嗽、气促、胸闷等症状。

3. 临床缓解期 是指经过治疗或未经治疗,哮喘症状、体征消失,肺功能恢复到急性发作前水平,并维持3个月以上。

三、分级

哮喘的分级包括病情严重程度分级、哮喘控制水平分级和急性发作严重度分级。

1. 病情严重程度的分级 哮喘病情严重程度应依据达到哮喘控制所需的治疗级别进行回顾性评估分级。轻度持续哮喘:第1级或第2级阶梯治疗方案能达到良好控制的哮喘。中度持续哮喘:使用第3级阶梯治疗方案能达到良好控制的哮喘。重度持续哮喘:需要第4级或第5级阶梯治疗方案治疗的哮喘。

2. 控制水平的分级 哮喘控制水平分级用于评估已规范治疗的哮喘患儿是否达到哮喘治疗目标及指导治疗方案的调整以达到并维持哮喘控制。以哮喘控制水平为主导的哮喘长期治疗方案可使患者得到更充分的治疗,使大多数哮喘患者达到临床控制。儿童哮喘症状控制水平分级参见表5-1和表5-2。

表5-1 ≥6岁儿童哮喘症状控制水平分级

评 估 项 目[a]	良好控制	部分控制	未控制
日间症状>2次/周 夜间因哮喘憋醒 应急缓解药物使用>2次/周 因哮喘而出现活动受限	无	存在1~2项	存在3~4项

注:[a] 用于评估近4周的哮喘症状。

表5-2 <6岁儿童哮喘症状控制水平分级

评 估 项 目[a]	良好控制	部分控制	未控制
持续至少数分钟的日间症状>1次/周 夜间因哮喘憋醒或咳嗽 应急缓解药物使用>1次/周 因哮喘而出现活动受限(较其他儿童跑步/玩耍减少,步行/玩耍时容易疲劳)	无	存在1~2项	存在3~4项

注:[a] 用于评估近4周的哮喘症状。

3. 哮喘急性发作严重度分级　哮喘急性发作时病情严重程度分级见表5-3、表5-4。

表5-3　≥6岁儿童哮喘急性发作严重程度分级

临床特点	轻度	中度	重度	危重度
气短	走路时	说话时	休息时	呼吸不整
体位	可平卧	喜坐位	前弓位	不定
讲话方式	能成句	成短句	说单字	难以说话
精神意识	可有焦虑、烦躁	常焦虑、烦躁	常焦虑、烦躁	嗜睡、意识模糊
辅助呼吸肌活动及三凹征	常无	可有	通常有	胸腹反常运动
哮鸣音	散在、呼气末期	响亮、弥漫	响亮、弥漫、双相	减弱乃至消失
脉率	略增加	增加	明显增加	减慢或不规则
PEF占正常预计值或本人最佳值的百分数(%)	SABA治疗后，>80	SABA治疗前，>50~80 SABA治疗后，>60~80	SABA治疗前，≤50 SABA治疗后，≤60	无法完成检查
血氧饱和度（吸空气）	0.90~0.94	0.90~0.94	0.90	<0.90

注：① 判断急性发作严重度时，只要存在某项严重程度的指标即可归入该严重度等级。② 幼龄儿童较年长儿和成人更易发生高碳酸血症(低通气)。③ PEF，最大呼气峰流量；SABA，短效β_2受体激动剂。

表5-4　<6岁儿童哮喘急性发作严重程度分级

症状	轻度	重度[c]
精神意识改变	无	焦虑、烦躁、嗜睡或意识不清
血氧饱和度（治疗前）[a]	≥0.92	≤0.92
讲话方式[b]	能成句	说单字
脉率（次/min）	<100	>200（0~3岁） >180（4~5岁）

续 表

症　状	轻　度	重　度^c
发绀	无	可能存在
哮鸣音	存在	减弱,甚至消失

注:^a 血氧饱和度是指在吸氧和支气管舒张剂治疗前的测得值。^b 需要考虑儿童的正常语言发育过程。^c 判断重度发作时,只要存在1项就可归入该等级。

四、病理

哮喘病理上可见肺呈过度充气状态,大小气道均充满了由黏液、血浆蛋白、炎性细胞和细胞碎片所组成的黏液栓,气道上皮细胞损伤脱落,基底膜增厚,血管扩张,黏膜和黏膜下水肿,支气管壁有大量的嗜酸性粒细胞、淋巴细胞和中性粒细胞浸润。支气管平滑肌增生和肥厚,黏膜下腺和杯状细胞增生,黏液分泌增加,支气管壁增厚。

五、临床表现

1. **典型症状**　反复发作的喘息、气促、胸闷或咳嗽,常在夜间和(或)清晨发作、加剧;或可追溯与某种变应原或刺激因素有关,时有突发突止的情况,常表现于并发变应性鼻炎的患者,发作前常有流清水样鼻涕、鼻痒、鼻塞、打喷嚏等过敏性鼻炎症状;或有除变应原以外的其他多种诱发因素,比如冷空气、病毒感染、运动、药物、食物添加剂、吸烟、情绪激动或其他物理化学等刺激。严重发作的患儿因气促而说话不能成句,行走和平卧均有呼吸困难,多端坐呼吸,病情危重者可以出现呼吸暂停、谵妄,甚至昏迷。

2. **不典型症状**　有相当一部分哮喘患者缺乏典型的发作性喘息症状,往往反映在体育运动或体力活动时乏力、呼吸急促或胸闷,婴幼儿则常在哭闹、玩闹或大笑后出现喘息和喘鸣音;或在食入过甜或其他刺激性食物后剧烈咳嗽;亦可仅在夜间和清晨咳嗽,予以抗感染和镇咳治疗无效,抗哮喘治疗有效,需警惕哮喘可能。

六、辅助检查

1. **肺通气功能检测**　肺通气功能检测是诊断哮喘的重要手段,也是评估哮喘病情严重程度和控制水平的重要依据。

2. **过敏状态检测**　吸入变应原致敏是儿童哮喘的主要危险因素,同时在儿童早期的食物致敏也可增加吸入变应原致敏的危险性,吸入变应原的早期致敏(≤3岁)是预测发生持续性哮喘的高危因素。

3. 气道炎性指标测定　嗜酸性粒细胞性气道炎症可通过诱导痰嗜酸性粒细胞分类计数和呼出气一氧化氮(FeNO)水平等无创检查方法进行评估。

(1) 诱导痰嗜酸性粒细胞分类计数:学龄期儿童通常能够配合完成诱导痰检查,诱导痰嗜酸细胞水平可在一定程度上反应气道炎症状态。

(2) FeNO检测:FeNO水平与过敏状态密切相关,但不能有效区分不同种类过敏性疾病患者群(如过敏性哮喘、变应性鼻炎、变应性皮炎),且哮喘与非哮喘儿童FeNO水平有一定程度重叠,因此FeNO是非特异性的哮喘诊断指标。

4. 胸部影像学检查　诊断时,不建议进行常规胸部影像学检查。仅当反复喘息或咳嗽的患儿,怀疑哮喘以外其他疾病,如气道异物、结构性异常(如血管环、先天性气道狭窄等)、慢性感染(如结核)以及其他有影像学检查指征的疾病时,选择进行胸部X线或CT检查。

5. 支气管镜检查　反复喘息或咳嗽的患儿,经规范哮喘治疗无效,怀疑其他疾病或哮喘合并其他疾病,如气道异物、气道局灶性病变(如支气管内膜结核、气道内肿物等)和先天性结构异常(如先天性气道狭窄、食管-气管瘘)等,应考虑予以支气管镜检查以进一步明确诊断。

6. 哮喘临床评估工具　临床常用的哮喘评估工具有:哮喘控制测试(asthma control test,ACT,适用于≥12岁儿童至成人)、儿童哮喘控制测试(childhood asthma control test,C-ACT,适用于4~11岁儿童)、哮喘控制问卷(asthma control questionnaire,ACQ)及儿童呼吸和哮喘控制测试(test for respiratory and asthma control in kids,TRACK,适用于≤5岁儿童)等,应根据患儿年龄和就诊条件,选用合适的评估工具定期评估。

七、诊断及鉴别诊断

1. 诊断标准　儿童处于生长发育过程,各年龄段哮喘儿童由于呼吸系统解剖、生理、免疫、病理特点不同,哮喘的临床表现不同,对药物治疗反应和协调配合程度等的不同,哮喘的诊断和治疗方法也有所不同。

(1) 反复发作喘息、咳嗽、气促、胸闷,多与接触变应原、冷空气、物理、化学性刺激、呼吸道感染及运动等有关,常在夜间和(或)清晨发作或加剧。

(2) 发作时在双肺闻及散在或弥漫性,以呼气相为主的哮鸣音,呼气相延长。

(3) 上述症状和体征经抗哮喘治疗有效或自行缓解。

(4) 除外其他疾病所引起的喘息、咳嗽、气促和胸闷。

(5) 临床表现不典型者(如无明显喘息和哮鸣音),应至少具备以下 1 项:① 证实存在可逆性气流受限:a. 支气管舒张试验阳性,吸入速效 $β_2$ 受体激动剂如沙丁胺醇(salbutamol)后 15 min 第 1 秒用力呼气量(FEV1)增加$\geqslant 12\%$;b. 抗炎治疗后肺通气功能改善:吸入糖皮质激素和(或)抗白三烯药物治疗 4~8 周后,FEV1 增加$\geqslant 12\%$。② 支气管激发试验阳性。③ 最大呼气流量(PEF)每日变异率(连续监测 2 周)$\geqslant 13\%$。

符合第(1)~(4)条或第(4)、(5)条者,可以诊断为哮喘。

2. 鉴别诊断　本病需与呼吸道感染性疾病,先天性喉、气管、支气管异常,先天性心、血管异常,异物吸入,心源性哮喘,纵隔气道周围肿物压迫,胃食管反流,喉返神经麻痹,肺部变态反应性疾病相鉴别。

八、治疗

1. 治疗的目标　① 达到并维持症状的控制。② 维持正常活动,包括运动能力。③ 使肺功能水平尽量接近正常。④ 预防哮喘急性发作。⑤ 避免因哮喘药物治疗导致的不良反应。⑥ 预防哮喘导致的死亡。

2. 防治原则　哮喘控制治疗越早越好。要坚持长期、持续、规范、个体化治疗原则。

(1) 急性发作期:快速缓解症状,如平喘、抗感染治疗。

(2) 慢性持续期和临床缓解期:防止症状加重和预防复发,如避免触发因素、抗炎、降低气道高反应性、防止气道重塑,并做好自我管理。注重药物治疗和非药物治疗相结合,不可忽视非药物治疗如哮喘防治教育、变应原回避、患儿心理问题的处理、生命质量的提高、药物经济学等诸方面在哮喘长期管理中的作用。

3. 长期治疗方案　根据年龄分为 6 岁及以上儿童哮喘的长期治疗方案和 6 岁以下儿童哮喘的长期治疗方案(图 5-1、图 5-2)。长期治疗方案分为 5 级,从第 2 级到第 5 级的治疗方案中都有不同的哮喘控制药物可供选择。对以往未经规范治疗的初诊哮喘患儿根据病情严重程度分级,选择第 2 级、第 3 级或第 4 级治疗方案。在各级治疗中,每 1~3 个月审核 1 次治疗方案,根据病情控制情况适当调整治疗方案。如哮喘控制,并维持至少 3 个月,治疗方案可考虑降级,直至确定维持哮喘控制的最小剂量。如部分控制,可考虑升级治疗以达到控制。但升级治疗之前首先要检查患儿吸药技术、遵循用药方案的情况、变应原回避和其他触发因素等情况。如未控制,升级或越级治疗直至达到控制。在儿童哮喘的长期治疗方案中,除每日规则地使用控制治疗药物外,根据病情按需使用缓解药物。吸入型速效 $β_2$ 受体激动剂是目前最有效的缓解药物,是所有年龄儿童急性哮喘的首选治疗药物,

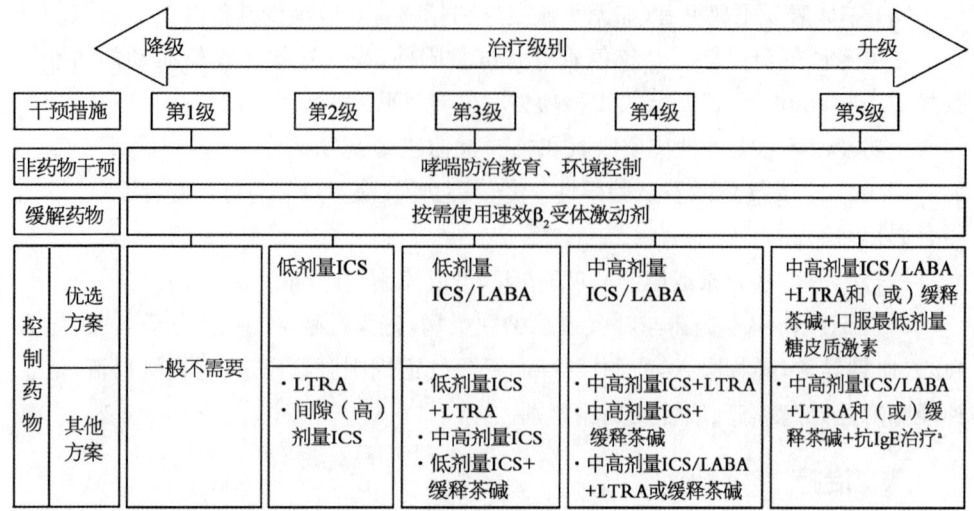

图 5-1 ≥6 岁儿童长期治疗方案

注：ICS，吸入性糖皮质激素；LTRA，白三烯受体拮抗剂；LABA，长效 β₂ 受体激动剂。ª 抗 IgE 治疗适用于≥6 岁。

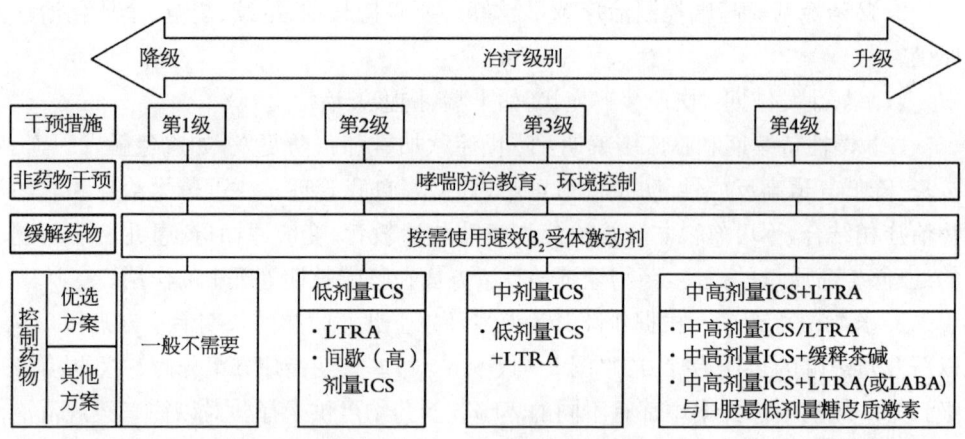

图 5-2 <6 岁儿童长期治疗方案

通常情况下 1 日内不应超过 3~4 次。亦可以选择联合吸入抗胆碱能药物作为缓解药物。6 岁及以上儿童如果使用含有福莫特罗和布地奈德单一吸入剂进行治疗时，可作为控制和缓解药物应用。目前奥马珠单抗、IL-4、IL-13、IL-5 等单抗的陆续面市，为哮喘患者开辟了一条新的治疗之路。

吸入性糖皮质激素（ICS）：ICS 是哮喘长期控制的首选药物，可有效控制哮喘症状，改善生命质量，改善肺功能，减轻气道炎症和气道高反应，减少哮喘发作，降低哮喘死亡。但目前认为 ICS 不能根治哮喘。ICS 对间歇性、病毒诱发性喘息的疗效仍有争论。ICS 通常需要长期、规范使用才能起预防作用,一般在用药 1～2 周后症状和肺功能有所改善。主要药物有丙酸倍氯米松、布地奈德和丙酸氟替卡松。

白三烯调节剂:白三烯调节剂可分为 LTRA(孟鲁司特、扎鲁司特)和白三烯合成酶(5-脂氧化酶)抑制剂。白三烯调节剂是一类新的非激素类抗炎药,能抑制气道平滑肌中的白三烯活性,并预防和抑制白三烯导致的血管通透性增加、气道嗜酸性粒细胞浸润和支气管痉挛。目前应用于儿童临床的主要为 LTRA,可以单独使用于轻度持续性哮喘的治疗,尤其适用于无法应用或不愿使用 ICS,或伴过敏性鼻炎的患儿。但单独应用的疗效不如 ICS。LTRA 可部分预防运动诱发性支气管痉挛。与 ICS 联合治疗中重度持续哮喘患儿,可以减少糖皮质激素的剂量,并提高 ICS 的疗效。此外,有证据表明 LTRA 可减少 2～5 岁间歇性哮喘患儿的病毒诱发性喘息发作。该药耐受性好,副作用少,服用方便。

4. 急性发作期治疗 主要根据急性发作的严重程度及对初始治疗措施的反应,在原基础上进行个体化治疗。

(1) 吸入速效 β_2 受体激动剂:使用氧驱动(氧气流量 6～8 L/min)或空气压缩泵雾化吸入,第 1 小时可每 20 min 一次,以后根据病情每 1～4 h 重复吸入治疗。药物剂量:雾化吸入沙丁胺醇 2.5～5 mg 或特布他林(Terbutalin),体重≤20 kg,每次 2.5 mg;体重>20 kg,每次 5 mg。如无雾化吸入器,可使用压力型定量气雾剂(pMDI)经储雾罐吸药,每次单剂喷药,连用 4～10 喷(<6 岁,3～6 喷),用药间隔与雾化吸入方法相同。如无条件使用吸入型速效 β_2 受体激动剂,可使用肾上腺素皮下注射,但应加强临床观察,预防心血管等不良反应的发生。药物剂量每次皮下注射 1:1 000 肾上腺素 0.01 mL/kg,最大剂量不超过 0.3 mL。必要时每 20 min 一次,但不可超过 3 次。经吸入速效 β_2 受体激动剂治疗无效者,可能需要静脉应用 β_2 受体激动剂。药物剂量:沙丁胺醇 15 $\mu g/(kg \cdot min)$ 缓慢静脉注射,持续 10 min 以上;病情严重需静脉维持滴注时剂量为 1～2 $\mu g/(kg \cdot min)[\leqslant 5 \mu g/(kg \cdot min)]$。静脉应用 β_2 受体激动剂时容易出现心律失常和低钾血症等严重不良反应,使用时要严格掌握指征及剂量,并做必要的心电图、血气及电解质等监护。

(2) 糖皮质激素:全身应用糖皮质激素是治疗儿童重症哮喘发作的一线药物,早期使用可以减轻疾病的严重度,给药后 3～4 h 即可显示明显的疗效。药物剂量:口服泼尼松,1～2 mg/(kg·d),疗程 3～5 日。重症患儿可静脉注射琥珀酸氢化可的松,5～10 mg/(kg·次),或甲泼尼龙,1～2 mg/(kg·次),根据病情可间隔 4～8 h 重复使用,若疗程不超过 10 日,无需减量可直接停药。早期应用大剂量 ICS 对儿童哮喘急性发作的治疗有一定帮助,选用雾化吸入布地奈德悬液每次 1 mg,每

6～8 h 用一次。但病情严重时不能以吸入治疗替代全身糖皮质激素治疗，以免延误病情。

(3) 抗胆碱药：是儿童危重哮喘联合治疗的组成部分，其临床安全性和有效性已确立，对 $β_2$ 受体激动剂治疗反应不佳的重症者应尽早联合使用。

(4) 氨茶碱：静脉注射氨茶碱可作为儿童危重哮喘附加治疗的选择。药物剂量：负荷量 4～6 mg/kg(≤250 mg)，缓慢静脉滴注 20～30 min，继之根据年龄持续滴注维持剂量 0.7～1 mg/(kg·h)，如已用口服氨茶碱者，直接使用维持剂量持续静脉滴注。亦可采用间歇给药方法，每 6～8 h 缓慢静脉滴注 4～6 mg/kg。

(5) 硫酸镁：有助于危重哮喘症状的缓解，安全性良好。药物剂量：25～40 mg/(kg·d)(≤2 g/d)，分 1～2 次，加入 10% 葡萄糖溶液 20 mL 缓慢静脉滴注 (20 min 以上)，酌情使用 1～3 日。不良反应包括一过性面色潮红、恶心等，通常在药物输注时发生。如过量可静脉注射 10% 葡萄糖酸钙拮抗。

儿童哮喘危重状态经氧疗、全身应用糖皮质激素、$β_2$ 受体激动剂等治疗后病情继续恶化者，应及时给予辅助机械通气治疗。

5. 临床缓解期的处理　为了巩固疗效，维持患儿病情长期稳定，提高其生命质量，应加强临床缓解期的处理。

(1) 鼓励患儿坚持每日定时测量 PEF、监测病情变化、记录哮喘日记。

(2) 注意有无哮喘发作先兆，如咳嗽、气促、胸闷等，一旦出现应及时使用应急药物以减轻哮喘发作症状。

(3) 病情缓解后应继续使用长期控制药物，如使用最低有效维持量的 ICS 等。

(4) 控制治疗的剂量调整和疗程。单用中高剂量 ICS 者，尝试在达到并维持哮喘控制 3 个月后剂量减少 25%～50%。单用低剂量 ICS 能达到控制时，可改用每日 1 次给药。联合使用 ICS 和 LABA 者，先减少 ICS 约 50%，直至达到低剂量 ICS 才考虑停用 LABA。如使用最低剂量 ICS 患儿的哮喘能维持控制，并且 1 年内无症状反复，可考虑停药。有相当比例的 6 岁以下患儿哮喘症状会自然缓解，因此对此年龄儿童的控制治疗方案，每年至少要进行两次评估以决定是否需要继续治疗。

(5) 根据患儿具体情况，包括了解诱因和以往发作规律，与患儿家长共同研究，提出并采取一切必要的切实可行的预防措施，如避免接触变应原、防止哮喘发作、保持病情长期控制和稳定。

(6) 并存疾病治疗：70%～80% 的哮喘儿童同时患有过敏性鼻炎，有的患儿并存鼻窦炎及胃食管反流等，这些共存疾病可影响哮喘的控制，需同时进行相应的治疗。

九、哮喘防治教育与管理

哮喘对患者、患者家庭及社会有很大的影响。虽然目前哮喘尚不能根治,但通过有效的哮喘防治教育与管理,建立医患之间的伙伴关系,可以实现哮喘临床控制。哮喘防治教育是达到哮喘良好控制目标最基本的环节。

1. 哮喘防治教育

(1) 教育内容:① 哮喘的本质、发病机制。② 避免触发、诱发哮喘发作的各种因素的方法。③ 哮喘加重的先兆、症状规律及相应家庭自我处理方法。④ 自我监测,掌握 PEF 的测定方法,记哮喘日记。应用儿童哮喘控制问卷判定哮喘控制水平,选择合适的治疗方案。常用的儿童哮喘控制问卷有"儿童哮喘控制测试(C-ACT)""哮喘控制问卷(ACQ)"等。⑤ 了解各种长期控制及快速缓解药物的作用特点、药物吸入装置使用方法(特别是吸入技术)及不良反应的预防处理对策。⑥ 哮喘发作的征象、应急措施和急诊指征。⑦ 心理因素在儿童哮喘发病中的作用。

(2) 教育方式:门诊教育、集中教育、媒体宣传、网络教育、定点教育、医生教育。

2. 哮喘管理

(1) 建立医生与患者及家属间的伙伴关系。

(2) 确定并减少与危险因素接触。

(3) 建立哮喘专科病历。

(4) 评估、治疗和监测哮喘。

第三节 毛细支气管炎

毛细支气管炎是一种婴幼儿较常见的下呼吸道感染,主要发生于 2 岁以下的婴幼儿,峰值年龄为 2~6 个月,临床表现为卡他症状,有时伴有低热,几日后出现咳嗽、阵发性喘息、气促,胸壁吸气性凹陷(三凹征),听诊肺部出现湿啰音、哮鸣音或两者并存。临床症状如肺炎,喘憋症状更显著。

一、病因和发病机制

毛细支气管炎主要由嗜支气管上皮细胞的病毒引起,呼吸道合胞病毒(RSV)为最常见的病原体,占 50% 以上,也是最易引起重症的病原体。在我国南方流行高峰主要在夏秋季,而在北方则发生在冬春季,其他病原菌有副流感病毒、腺病毒、流感病毒、鼻病毒、人偏肺病毒、博卡病毒等。除病毒外,肺炎支原体、肺炎衣原体亦可引起毛细支气管炎。该疾病多发生在2~6月龄婴儿,主要与该年龄段支气管解剖学特点有关,病变主要侵及毛细支气管,微小的管腔易由黏性分泌物、水肿及支气管痉挛而发生梗阻,并引起肺气肿或肺不张。

二、病理

病变主要侵及直径75~300 μm的毛细支气管,小气道上皮细胞的急性炎症、水肿和坏死,黏液分泌增加,致细支气管狭窄与阻塞是该病的病理基础。炎症可波及肺泡、肺泡壁及肺间质。肺不张、肺气肿较为明显。

三、临床表现

早期呈现病毒性上呼吸道感染症状,鼻部卡他症状、咳嗽、低至中等度发热(>39℃高热不常见),2~3日后咳喘症状加重,严重时出现呼吸困难、苍白、发绀。其他临床症状还包括呕吐、烦躁、易激惹、喂养量下降。呼吸暂停多见于小婴儿、早产儿或低出生体重儿。本病具有自限性,一般病程5~15日。体征除可出现低至中等度发热,还可出现气促,肺部听诊可闻及细湿啰音及哮鸣音,呼气相延长,严重时可出现发绀、心动过速、脱水、三凹征及鼻翼扇动等表现。

四、辅助检查

1. 经皮血氧饱和度监测 呼吸急促、病情较重或有重症毛细支气管炎危险因素的患儿可进行血氧饱和度监测。

2. 鼻咽拭子或抽吸物病原学检测 常见呼吸道病毒病原检查方法包括抗原检测[免疫荧光法、酶联免疫吸附测定(ELISA)和金标法]、PCR、RT-PCR等方法。

3. 血常规 白细胞总数多正常或偏低,约半数病例在$10×10^9$/L以下,很少达$20×10^9$/L。分类中性粒细胞比例不增高。

4. 胸部X线检查 急性期X线表现为肺门阴影扩大,肺纹理增粗、模糊,病变多为两侧性。一般肺部过度充气征明显,可出现斑片状浸润影、支气管周围炎,少数有局部肺不张。

5. 其他检查 出现以下情况,需要做进一步检查:① 有脱水征象时需要检测血清电解质。② 当体温>38.5℃或有感染中毒症状时,需做血培养。③ 重症,尤其是具有机械通气指征时,需及时进行动脉血气分析。

五、诊断和鉴别诊断

根据病史、临床表现和体格检查基本可得出临床诊断,需进一步评估其严重程度,见表5-5。

表 5-5 病情严重程度分级

项目	轻度	中度	重度
喂养量	正常	下降至正常的一半	下降至正常的一半以上或拒食
呼吸频率	正常或稍增快	>60次/min	>70次/min
胸壁吸气性三凹征	轻度(无)	中度(肋间隙凹陷较明显)	重度(肋间隙凹陷极明显)
鼻翼扇动或呻吟	无	无	有
血氧饱和度	>92%	88%~92%	<88%
精神状况	正常	轻微或间断烦躁、易激惹	极度烦躁不安、嗜睡、昏迷

注:中-重度毛细支气管炎判断标准为存在其中任何一项即可判定。

该疾病患儿年龄偏小,根据明显的喘憋特征,体检及 X 线检查出现肺气肿,该病与其他急性肺炎较易区别。有时需与以下疾病鉴别:粟粒性肺结核、哮喘、百日咳、吸入性肺炎、肺发育畸形、先天性心脏病及心血管发育畸形等。

六、治疗

毛细支气管炎的基本处理原则包括监测病情变化,保持呼吸道通畅(体位、吸痰等),必要时予供氧,对症支持治疗。对于病情严重度评估轻度者,可予居家雾化治疗。对于中度或重度患儿需入院治疗,入院后进行以下处理。

(1) 评估病情变化。

(2) 保证呼吸道通畅,保证足够的供氧。

(3) 避免误吸,补液支持。

(4) 药物治疗:① 雾化吸入治疗。② 全身糖皮质激素,不推荐常规使用。③ 抗菌药物,不推荐常规使用,除非有合并细菌感染的证据。④ 抗病毒药物,不推荐常规使用。

(5) 经鼻高流量湿化氧疗为一种用于呼吸窘迫的无创呼吸支持方法。近年来,作为治疗毛细支气管炎引起的急性呼吸窘迫的新型替代方法,已被证明比标准治疗更有效,并在中重度毛细支气管炎的治疗中降低了插管/有创通气的概率。

(6) CPAP 或机械通气等指征:① 进行性加重的三凹征、鼻翼扇动、呻吟及呼吸急促,鼻导管或面罩吸氧下仍不能维持正常的血氧饱和度。② 呼吸暂停,特别是频繁的呼吸暂停。

七、预防

(1) 加强宣教，提高家长对该疾病的认识，提倡母乳喂养。

(2) 合并慢性肺疾病、早产儿（<32周）或先天性心脏病等高危儿可给予帕利珠单抗预防。

(3) 婴幼儿应避免暴露于拥挤的人群或被动吸烟的环境中。

(4) 洗手是预防RSV院内传播的最重要的措施。

第四节 肺 炎

一、肺炎

肺炎(pneumonia)是指不同病原体或其他因素（如吸入羊水、油类或过敏反应等）所引起的肺部炎症。主要临床表现为发热、咳嗽、气促、呼吸困难和肺部固定性中、细湿啰音等。

小儿肺炎是婴幼儿时期的常见病，我国北方地区以冬春季多见，是我国住院小儿死亡的第一位原因，严重威胁小儿健康，曾被卫生部列为小儿四病防治之一，故加强对本病的防治十分重要。

(一) 分类

1. 病理分类　大叶性肺炎、小叶性肺炎、间质性肺炎。

2. 病因分类

(1) 细菌性肺炎：由肺炎链球菌、流感嗜血杆菌、葡萄球菌、铜绿假单胞菌所致。

(2) 病毒性肺炎：由腺病毒、流感病毒、呼吸道合胞病毒、麻疹病毒所致。

(3) 支原体肺炎：由肺炎支原体所致。

(4) 衣原体肺炎：由沙眼衣原体(CT)、肺炎衣原体(CP)和鹦鹉热衣原体引起，以CT和CP多见。

(5) 真菌性肺炎：由白念珠菌、曲霉菌、卡氏肺囊虫等所致。

3. 病程分类

(1) 急性肺炎：病程<1个月。

(2) 迁延性肺炎：病程1~3个月。

(3) 慢性肺炎：病程>3个月。

4. 病情分类

(1) 轻型肺炎：呼吸系统症状为主，无全身中毒症状。

(2) 重型肺炎：除呼吸系统，其他系统（循环、消化、神经等）亦受累，全身中毒症状明显。

5. 临床表现典型与否分类

(1) 典型肺炎：肺炎链球菌、金黄色葡萄球菌、肺炎克雷伯菌、流感嗜血杆菌、大肠埃希菌等引起的肺炎。

(2) 非典型肺炎：肺炎支原体、衣原体、嗜肺军团菌、某些病毒（如汉坦病毒）等引起的肺炎。

6. 肺炎发生的地点分类

(1) 社区获得性肺炎（community acquired pneumonia, CAP），指原本健康的儿童在医院外获得的感染性肺炎。

(2) 医院获得性肺炎（hospital acquired pneumonia, HAP），又称医院内肺炎（nosocomial pneumonia, NP），指患儿入院时不存在，也不处于潜伏期而在入院≥48 h发生的感染性肺炎，包括在医院感染而于出院48 h内发生的肺炎。

(二) 病因和发病机制

最常见为细菌和病毒感染，也可由病毒、细菌"混合感染"。发达国家儿童肺炎病原体以病毒为主，主要有呼吸道合胞病毒、腺病毒、流感病毒、副流感病毒及鼻病毒等。发展中国家则以细菌为主，细菌感染仍以肺炎链球菌多见，近年来支原体、衣原体和流感嗜血杆菌感染有增加趋势。病原体常由呼吸道入侵，少数经血行入肺。

(1) 肺泡炎症为主，见肺泡毛细血管扩张充血，肺泡壁水肿，肺泡腔内有大量中性粒细胞、红细胞、纤维素性渗出。

(2) 支气管壁与肺泡间质炎性病变较轻。

(3) 融合成片，肺气肿、肺不张。

(4) 细菌性肺炎以肺实质受累为主；而病毒性肺炎则以间质受累为主，亦可累及肺泡。

(三) 病理

主要变化是由于支气管、肺泡炎症引起通气和换气障碍，导致缺氧和二氧化碳潴留，从而产生一系列病理、生理改变。

1. 呼吸功能不全　呼吸加深加快，发绀、鼻扇、三凹征等，甚至出现呼吸衰竭（$PaO_2 < 50$ mmHg，$PaCO_2 \geq 50$ mmHg）。

2. 酸碱平衡失调及电解质紊乱　严重缺氧导致氧代谢障碍，从而使无氧酵解增多，产生酸性代谢产物增加，引起代谢性酸中毒；同时二氧化碳潴留引起呼吸性酸中毒;因此,严重者存在不同程度的混合性酸中毒。缺氧和 CO_2 潴留也会导致肾小动脉痉挛,引起水钠潴留,使抗利尿激素(ADH)水平升高,从而导致稀释性低钠血症。

3. 心血管系统　病原体和毒素可致中毒性心肌炎;缺氧导致肺小动脉收缩,从而引起肺动脉高压,使右心负荷增加;诱发心力衰竭,甚至微循环障碍、休克和弥散性血管内凝血(DIC)。

4. 神经系统　缺氧和 CO_2 潴留使脑血管舒缩功能失调、脑血管扩张、血管通透性增加,引起血管源性脑水肿;同时脑血流缓慢,脑组织缺血缺氧和毒素使 Na^+-K^+-ATP 酶活性下降,导致细胞中毒性脑水肿,因此引起弥漫性脑水肿。

5. 胃肠道功能紊乱　缺氧和毒血症导致胃肠功能紊乱,从而引起厌食、呕吐、腹泻、便血,甚至中毒性肠麻痹导致腹胀。

(四)临床表现

1. 一般症状　有发热、拒食、烦躁、喘憋等症状,早期体温为 38～39℃,亦可高达 40℃。除呼吸道症状外,患儿可伴有精神萎靡、烦躁不安、食欲缺乏、腹泻等全身症状。小婴儿常见拒食、呛奶、呕吐及呼吸困难。

2. 呼吸系统症状

(1) 咳嗽开始为频繁的刺激性干咳,随后咽喉部出现痰鸣音,咳嗽剧烈时可伴有呕吐、呛奶。

(2) 呼吸表浅增快,鼻翼扇动,部分患儿口周、指甲可有轻度发绀。肺部体征早期可不明显,以后可闻及中小水泡音。合并胸腔积液时可有叩诊实音和(或)呼吸音消失。

3. 重症肺炎的表现　重症肺炎由于严重的缺氧及毒血症,除有呼吸衰竭外,可发生心血管、神经和消化等系统严重功能障碍。

(1) 心血管系统:婴儿肺炎时常伴有心功能不全。如患儿心率增至 160～200 次/min,肝脏短时间内增大或明显增大、面色苍白、口周发绀、四肢水肿、尿少,应考虑充血性心力衰竭

(2) 神经系统:出现下列症状与体征,可考虑为缺氧中毒性脑病。① 烦躁、嗜睡、眼球上窜、凝视。② 球结膜水肿,前囟隆起。③ 昏睡、昏迷、惊厥。④ 瞳孔改变,对光反射迟钝或消失。⑤ 呼吸节律不整,呼吸心跳解离(有心跳,无呼吸)。⑥ 有脑膜刺激征,脑脊液检查除压力增高外,其他均正常。在肺炎的基础上,除外热性惊厥、低血糖、低血钙及中枢神经系统感染(脑炎、脑膜炎),如有①、②项则提示脑水肿,伴其他 1 项以上者可确诊。

(3) 消化系统:严重者发生缺氧中毒性肠麻痹时,表现为频繁呕吐、严重腹胀、

呼吸困难加重,听诊肠鸣音消失。重症患儿还可呕吐咖啡样物,大便潜血阳性或柏油样便。

（4）DIC：可表现为血压下降、四肢凉、脉速而弱,皮肤、黏膜及胃肠道出血。

（五）并发症

并发症可见脓胸、脓气胸、肺大疱。

（六）辅助检查

1. 外周血检查

（1）白细胞检查：细菌性肺炎白细胞计数升高,中性粒细胞增多。病毒性肺炎时白细胞计数大多正常或偏低,亦有少数升高者,时有淋巴细胞增高或出现异型淋巴细胞。

（2）C反应蛋白(CRP)：细菌感染时血清CRP值多上升,非细菌感染时则上升不明显。

（3）前降钙素(PCT)：细菌感染时可升高,抗菌药物治疗有效时可迅速下降。

2. 病原学检查　病原学的检测包括直接涂片镜检及细菌分离鉴定。标本可为痰、咽拭子、胸腔积液、肺泡灌洗液等。病原的分离为最可靠的方法。亦可做细菌或是病毒抗原的检测、核酸的检测以及抗体的检测。

3. 胸部X线检查　早期可见肺纹理增强,以后可见到双肺中下野有大小不等的点片状浸润,或融合成片状阴影,常并发肺气肿、肺不张。胸部X线未能显示肺炎征象而临床又高度怀疑肺炎,难以明确炎症部位,需同时了解有无纵隔内病变等,可行胸部CT检查。

（七）诊断和鉴别诊断

根据临床表现及影像学检查可做出诊断,但仍需要依靠病原学检测以明确病因,指导治疗与估计预后。

本病需与急性支气管炎、支气管异物、支气管哮喘、肺结核相鉴别。

（八）治疗

采用综合治疗,原则为改善通气、控制炎症、对症治疗、防止和治疗并发症。

1. 一般治疗及护理　室内空气要流通,以温度18～20℃、湿度60%为宜。给予营养丰富的饮食,重症患儿进食困难,可给予肠道外营养。经常变换体位,以减少肺部淤血,促进炎症吸收。

注意隔离,以防交叉感染。注意水、电解质的补充,纠正酸中毒和电解质紊乱,适当的液体补充还有助于气道的湿化。但要注意输液速度,过快可加重心脏负担。

2. 抗感染治疗

（1）抗菌药物治疗：明确为细菌感染或病毒感染继发细菌感染者应使用抗菌

药物。

1) 原则：① 有效和安全是选择抗菌药物的首要原则。② 根据病原菌选用敏感药物。③ 选用的药物在肺组织中应有较高的浓度。④ 轻症患者口服抗菌药物有效且安全，对重症肺炎或因呕吐等致口服难以吸收者，可考虑胃肠道外抗菌药物治疗。⑤ 适宜剂量、合适疗程。⑥ 重症患儿宜静脉联合用药。

2) 根据不同病原选择抗菌药物：① 肺炎链球菌：青霉素敏感者首选青霉素或阿莫西林；青霉素过敏者选用大环内酯类抗生素。② 金黄色葡萄球菌：甲氧西林敏感者首选苯唑西林钠或氯唑西林，耐药者选用万古霉素或联用利福平。③ 流感嗜血杆菌：首选阿莫西林/克拉维酸、氨苄西林/舒巴坦。④ 大肠埃希菌和肺炎克雷伯菌：不产超广谱β内酰胺酶(ESBLs)菌首选头孢他啶、头孢哌酮，产 ESBLs 菌首选亚胺培南、美罗培南。⑤ 铜绿假单胞菌首选替卡西林/克拉维酸。⑥ 卡他莫拉菌首选阿莫西林/克拉维酸。⑦ 肺炎支原体和衣原体首选大环内酯类抗生素，如阿奇霉素、红霉素及罗红霉素。

3) 用药时间：一般应持续至体温正常后 5~7 日，症状、体征消失后 3 日停药。支原体肺炎至少使用抗菌药物 2~3 周。葡萄球菌肺炎在体温正常后 2~3 周可停药，一般总疗程≥6 周。

(2) 抗病毒治疗：① 利巴韦林，可口服或静脉滴注，肌内注射和静脉滴注的剂量为 10~15 mg/(kg·d)，可抑制多种 RNA 和 DNA 病毒。② α-干扰素 (interferon-α，IFN-α)：5~7 日为 1 个疗程，亦可雾化吸入。若为流感病毒感染，可用磷酸奥司他韦口服。部分中药制剂有一定抗病毒疗效。

3. 对症治疗　包括氧疗、气道管理、腹胀的治疗。高热患儿可用物理降温，如温热擦身和(或)减少衣物、冷敷(冰袋置于腋窝、腹股沟或头部)；口服对乙酰氨基酚或布洛芬等。

4. 糖皮质激素　糖皮质激素可减少炎症渗出，解除支气管痉挛，改善血管通透性和微循环，降低颅内压。主要应用于休克、喘憋、中毒症状严重的患者，甲泼尼龙 1~2 mg/(kg·d)、琥珀酸氢化可的松 5~10 mg/(kg·d)，或用地塞米松 0.1~0.3 mg/(kg·d)加入瓶中静脉滴注，疗程 3~5 日。

5. 并发症及并存症的治疗

(1) 肺炎合并心力衰竭的治疗：吸氧、镇静、利尿、强心、应用血管活性药物。

(2) 肺炎合并缺氧中毒性脑病的治疗：脱水疗法、改善通气、扩血管、止痉、应用糖皮质激素、促进脑细胞恢复。

(3) 脓胸和脓气胸者应及时进行穿刺引流，若脓液黏稠，经反复穿刺抽脓不畅或发生张力性气胸时，宜行胸腔闭式引流。

二、几种不同病原体所致肺炎的特点

(一) 呼吸道合胞病毒肺炎 (respiratory syncytial virus pneumonia)

1. 最常见的病毒性肺炎　本病多见于婴幼儿,尤多见于1岁以内儿童。
2. 临床特点　轻症患者发热、呼吸困难等症状不重;中、重症者有较明显的呼吸困难、喘憋、口唇发绀、鼻翼扇动及三凹征,发热可为低、中度热和高热。肺部听诊多有中、细湿啰音。
3. X线检查　表现为两肺可见小点片状、斑片状阴影,部分患儿有不同程度的肺气肿。
4. 外周血　白细胞总数大多正常。

(二) 腺病毒肺炎 (adenovirus pneumonia)

1. 病原　腺病毒(ADV)感染所致。本病多见于6月龄～2岁儿童,冬春季节多发。
2. 临床特点　起病急骤,高热持续时间长,中毒症状重,啰音出现较晚,X线改变较肺部体征出现早,易合并心肌炎和多器官功能障碍。
3. X线检查　肺部X线改变较肺部啰音出现早,故强调早期摄片;大小不等的片状阴影或融合成大病灶,甚至一个大叶;病灶吸收较慢,需数周或数月。
4. 外周血　白细胞多轻度增高。

(三) 金黄色葡萄球菌肺炎 (staphylococcal aureus pneumonia)

1. 病原　为金黄色葡萄球菌,多发生于婴幼儿时期。
2. 临床特点　起病急,病情严重,进展快,全身中毒症状明显,重症者可发生休克。肺部体征出现较早,两肺有散在中、细湿啰音,发生脓胸、脓气胸和皮下气肿时则有相应体征。
3. X线检查　可有小片状影,病变发展迅速,甚至数小时内可出现小脓肿、肺大疱或胸腔积液,因此在短期内应重复摄片。
4. 外周血　白细胞多明显增高,中性粒细胞增高伴核左移,并有中毒颗粒。

(四) 肺炎支原体肺炎 (mycoplasma pneumoniae pneumonia)

1. 病原　学龄儿童及青年常见的一种肺炎,婴幼儿亦不少见。本病全年均可发生。
2. 临床特点　咳嗽为本病突出的症状,一般于病后2～3日开始,初为干咳,后转为顽固性剧咳,常有黏稠痰液,偶带血丝,少数病例可有类似百日咳样阵咳,可持续1～4周。肺部体征多不明显,甚至全无。少数可闻及干、湿啰音,但多很快消失,故体征与剧咳及发热等临床症状不一致,为本病特点之一。

3. X线检查　本病的重要诊断依据为肺部X线改变。特点为影像多样、游走性浸润。体征轻而X线改变明显是肺炎支原体肺炎的又一特点。

4. 外周血　无异常改变。

第五节　慢性咳嗽

咳嗽是儿童最常见的呼吸道症状之一,也是人体最基本的防御反射之一。根据病程的长短,儿童咳嗽分为急性咳嗽(病程在2周以内)、迁延性咳嗽(病程在2~4周)和慢性咳嗽(病程超过4周)。所以儿童慢性咳嗽定义为:咳嗽为主要或唯一的临床表现,病程>4周、胸部X线片未见明显异常者。另外,慢性咳嗽按照咳嗽有无咳痰,又可分为干性咳嗽和湿性咳嗽两种。

本病大致可分为特异性咳嗽(specific cough)和非特异性咳嗽(non-specific cough)。特异性咳嗽指伴有能够提示咳嗽特异性病因的其他症状或体征,即咳嗽是这些诊断明确的疾病症状之一。非特异性咳嗽指咳嗽是主要或唯一表现,胸部X线片未见明显异常的慢性咳嗽。

一、病因

常见病因有咳嗽变异性哮喘、上气道咳嗽综合征、呼吸道感染后咳嗽、胃食管反流性咳嗽、心因性咳嗽,以及其他原因引起的慢性咳嗽,如非哮喘性嗜酸性粒细胞性支气管炎、过敏性(变应性)咳嗽、药物诱发性咳嗽、耳源性咳嗽和多病因的慢性咳嗽。

儿童有别于成人,需考虑年龄因素,不同年龄存在不同的常见病因。婴幼儿期、学龄前期(0~6周岁)需考虑呼吸道感染和感染后咳嗽、咳嗽变异性哮喘、上气道咳嗽综合征、迁延性细菌性支气管炎、胃食管反流等;学龄期(>6周岁至青春期)则多见咳嗽变异性哮喘、上气道咳嗽综合征、心因性咳嗽等。

需要鉴别诊断的特异性咳嗽病因,包括先天性呼吸道疾病、异物吸入、特定病原体引起的呼吸道感染、迁延性细菌性支气管炎。

二、诊断

(一) 诊断方法

1. 询问病史　详细询问病史,包括患儿年龄、咳嗽持续时间、咳嗽性质(如犬吠样、雁鸣样、断续性或阵发性、干咳或有痰咳嗽、夜间咳嗽或运动后加重等)、有无打鼾、有无异物或可疑异物吸入史和服用药物史,尤其是较长时间服用血管紧张素转换酶抑制剂、既往有无喘息史、有无过敏性疾病或过敏性疾病阳性家族史等,要注意患儿暴露的环境因素(如被动吸烟、环境污染、大气污染等)。

2. 体格检查　注意评估患儿生长发育情况、呼吸频率、胸廓有无畸形、腭扁桃体和(或)增殖体有无肥大/肿大、咽后壁有无滤泡增生、有无分泌物黏附、有无发绀、有无杵状指等,尤其要注意检查肺部及心脏。

3. 辅助检查

(1) 影像学检查:慢性咳嗽患儿应作胸部X线检查乃至胸部CT,依据胸部影像学检查有无异常,决定下一步的诊断性治疗或检查。对怀疑增殖体肥大/肿大的患儿,可以摄头颈部侧位片,了解增殖体增大的情况。鼻窦部CT片若显示鼻窦黏膜增厚4 mm以上,或窦腔内有气液平面,或模糊不透明,则是鼻窦炎的特征性改变。考虑到放射线对儿童可能的损害,鼻窦部CT不宜列为常规检查,而对其结果的解释尤其在1岁以下小儿也需慎重,因为儿童鼻窦发育尚不完善(上颌窦、筛窦出生时虽存在但很小,额窦、蝶窦5～6岁才出现)、骨结构不清晰,单凭影像学易造成"鼻窦炎"的过多诊断。

(2) 肺功能:5岁以上患儿应常规行肺通气功能检查,并可根据第1秒用力呼气量情况进一步做支气管舒张试验或支气管激发试验,以助咳嗽变异性哮喘(CVA)、非哮喘性嗜酸粒细胞性支气管炎(NAEB)和过敏性(变异性)哮喘(AC)的诊断与鉴别诊断。

(3) 鼻咽喉镜检查:对怀疑有鼻炎、鼻窦炎、鼻息肉、增殖体肥大/肿大的患儿,可以做鼻咽喉内镜检查明确诊断。

(4) 支气管镜检查:对怀疑气道发育畸形、气道异物(包括气道内生异物、痰栓)等引起的慢性咳嗽,可以做支气管镜检查及经支气管镜肺泡灌洗。

(5) 诱导痰或支气管肺泡灌洗液细胞学检查和病原微生物分离培养:可以明确或提示呼吸道感染病原,也可根据嗜酸性粒细胞百分率明确NAEB的诊断。

(6) 血清总IgE、特异性IgE和皮肤点刺试验:对怀疑与过敏相关的慢性咳嗽、了解患儿有无特应性体质等有一定参考价值。

(7) 24 h食管下端pH监测及咽喉部pH监测:是确诊GERC的金标准。对怀疑GERC患儿,应进行此项检查。

(8) 呼出气NO(eNO)测定:eNO的升高与嗜酸性粒细胞相关性气道炎症有关,测定eNO可作为辅助诊断CVA、EB的非侵入性检查方法。

(9) 咳嗽感受器敏感性检测:怀疑AC时可行此项检测,在儿童期该技术尚需在开展中积累经验。

（二）诊断和鉴别诊断

慢性咳嗽只是一个症状，要尽可能明确引起慢性咳嗽的病因。诊断程序应从简单到复杂，从常见病到少见病。应重视年龄对慢性咳嗽可能病因的提示，应注意各病因引起咳嗽在24 h内的好发时相。诊断性治疗有助于儿童慢性咳嗽诊断，其原则是在无明确病因提示时，按CVA、UACS和PIC顺序进行诊断性治疗。

三、治疗

儿童慢性咳嗽的处理原则是明确病因，针对病因进行治疗。病因不明者，可进行经验性对症治疗；如果治疗后咳嗽症状没有缓解，应重新评估，患儿父母的期望应该得到关注与重视，强调治疗后随访和再评估的重要性，即观察（watch）、等待（wait）和随访（review）。对慢性咳嗽患儿要注意祛除或避免接触过敏原、烟雾等环境诱发和加重咳嗽的因素。

儿童慢性咳嗽常见病因的治疗原则如下。

1. 咳嗽变异性哮喘（CVA）治疗　可予以口服 β_2 受体激动剂（如丙卡特罗、特布他林、沙丁胺醇等）作诊断性治疗1~2周，也有使用透皮吸收型 β_2 受体激动剂（妥洛特罗），咳嗽症状缓解者则有助诊断。一旦明确诊断CVA，则按哮喘长期规范治疗，选择吸入糖皮质激素或口服白三烯受体拮抗剂或两者联合治疗，疗程至少8周。

2. 上气道咳嗽综合征（UACS）治疗　根据引起患儿慢性咳嗽的上气道不同疾病，采取不同的治疗方案。

（1）过敏性（变应性）鼻炎：予以抗组胺药物、鼻喷糖皮质激素治疗，或联合鼻黏膜减充血剂、白三烯受体拮抗剂治疗。

（2）鼻窦炎：予以抗菌药物治疗，可选择阿莫西林或阿莫西林＋克拉维酸钾或阿奇霉素等口服，疗程至少2周，辅以鼻腔灌洗，选用鼻腔局部减充血剂或祛痰药物治疗。

（3）增殖体肥大：根据增殖体肥大程度，轻、中度者可鼻喷糖皮质激素联用白三烯受体拮抗剂，治疗1~3个月并观察等待，无效可采取手术治疗。

3. （呼吸道）感染后咳嗽（PIC）治疗　PIC通常具有自限性，症状严重者可考虑使用口服白三烯受体拮抗剂或吸入糖皮质激素等治疗。

4. 胃食管返流性咳嗽（GERC）治疗　主张使用 H_2 受体拮抗剂西咪替丁和促胃动力药多潘立酮，年长儿也可以使用质子泵抑制剂。改变体位取半卧位或俯卧前倾30°，改变食物性状，少量多餐等对GERC有效。

5. 非哮喘性嗜酸粒细胞性支气管炎（NAEB）治疗　支气管舒张剂治疗无效，

吸入或口服糖皮质激素治疗有效。

6. 过敏性(变异性)哮喘(AC)治疗　主张使用抗组胺药物、糖皮质激素治疗。

7. 药物诱发的咳嗽　最好的治疗方法是停药观察。

8. 心因性咳嗽　可给予心理疗法。

9. PBB治疗　予以抗菌药物口服,可优先选择阿莫西林-克拉维酸制剂或第2代以上头孢菌素或阿奇霉素等口服,通常疗程需2～4周。

(蒋鲲,王超,董晓艳)

第六章

循环系统疾病

第一节 先天性心脏病

先天性心脏病(congenital heart disease,CHD)是胚胎期心脏及大血管发育异常所致的先天性畸形,是儿童最常见的心脏病,发病率在活产新生儿中为6‰~10‰。

一、病因和发病机制

1. **遗传** 遗传因素既有单基因的遗传缺陷,也有多基因的遗传缺陷。
2. **母体** 母体因素主要为母体的感染、接触有害物质和疾病;其他如母亲接触放射线、有机化学物质、服用药物(抗癌药、抗癫痫药等)、缺乏叶酸、宫内缺氧等,均可能与发病有关。
3. **环境因素** 目前认为,85%以上可能是胎儿遗传因素与周围环境因素相互作用的结果。

二、分类

先天性心脏病的种类很多,临床上根据心脏左、右两侧及大血管之间有无血液分流分为三大类。

1. **左向右分流型(潜伏青紫型)** 房间隔缺损、室间隔缺损和动脉导管未闭等,由于体循环压力高于肺循环,故血液从左向右分流而不出现青紫。当剧哭、屏气或任何病理情况下致使右侧压力增高并超过左侧时,则可使血液自右向左分流而出现暂时性青紫。但当病情发展到梗阻性肺动脉高压时,则可发生艾森门格(Eisenmenger)综合征,此时右向左分流导致的青紫持续存在,是疾病晚期的表现。
2. **右向左分流型(青紫型)** 某些原因(如右心室流出道狭窄)致使右心室压力增高并超过左心,使血流经常从右向左分流。或者因大动脉起源异常使大量静脉血流入体循环,均可出现持续性发绀。常见者有法洛氏四联症和大动脉错位等。

3. 无分流型 即心脏左、右两侧或动、静脉之间无异常通路和分流，如肺动脉瓣狭窄和主动脉缩窄等。

三、常见先天性心脏病

（一）房间隔缺损

房间隔缺损（atrial septal defect，ASD）由原始心房间隔发育异常所致，占先天性心脏病总数的5%～10%。是成人最常见的先天性心脏病之一。根据解剖病变部位的不同，可分为第一孔型（原发孔型，约占15%）、第二孔型（继发孔型，约占75%）、静脉窦型（约占5%，分上腔型和下腔型）和冠状静脉窦型（约占2%）。房间隔缺损可单独存在，也可合并其他畸形。

1. 临床表现

（1）症状：缺损小的可无症状。缺损较大时分流量也大，导致肺充血，由于肺循环血流增多而易反复发生呼吸道感染，严重者早期发生心力衰竭；另外，体循环血流量不足，表现为体形瘦长、面色苍白、乏力、多汗、活动后气促和生长发育迟缓。

（2）体征：多数患儿在婴幼儿期无明显体征，以后心脏增大，前胸饱满，搏动活跃，少数大缺损分流量大者可触及震颤。听诊有以下4个特点：① 第一心音亢进，肺动脉第二心音增强。② 由于右心室容量增加，收缩时喷射血流时间延长，肺动脉瓣关闭落后于主动脉瓣，且不受呼吸影响，因而第二心音呈固定分裂。③ 由于右心室增大，大量的血流通过正常肺动脉瓣时形成相对狭窄，故在左第2肋间近胸骨旁可闻及2～3级喷射性收缩期杂音。④ 当肺循环血流量超过体循环达1倍以上时，则在三尖瓣听诊区可出现三尖瓣相对狭窄的短促与低频的舒张早中期杂音。随着肺动脉高压的进展，左向右分流可逐渐减少，第二心音增强，固定性分裂消失，收缩期杂音缩短，舒张期杂音消失，但可出现肺动脉瓣及三尖瓣关闭不全的杂音。

2. 辅助检查

（1）X线检查：心脏外形轻至中度增大，以右心房及右心室为主，心胸比大于0.5。肺动脉段突出，肺野充血明显，主动脉影缩小。

（2）心电图：一般为窦性心律，年龄较大者可出现交界性心律或室上性心律失常。大多数有右心室增大伴不完全性右束支传导阻滞的图形。

（3）超声心动图：M型超声心动图可以显示右心房、右心室增大及室间隔的矛盾运动。二维超声可以显示房间隔缺损的位置及大小，结合彩色多普勒超声可以提高诊断的可靠性并能判断分流的方向，应用多普勒超声可以估测分流量的大小，估测右心室收缩压及肺动脉压力。

（4）心导管检查：一般不需要做心导管检查，当合并肺动脉高压、肺动脉瓣狭窄或肺静脉异位引流时可行右心导管检查。

3. 预后和并发症　继发孔型房间隔缺损在儿童时都能较好地被耐受,通常到 20 岁左右才有症状。肺动脉高压、房性心律失常、三尖瓣或二尖瓣的关闭不全及心力衰竭是晚期的表现。

4. 治疗　小型继发孔型房间隔缺损有 15% 的自然闭合率,大多发生在 4 岁之前,特别是 1 岁以内。鉴于较大的缺损在成年后发生心力衰竭和肺动脉高压的潜在风险,宜在儿童时期进行修补。外科手术修补疗效确切,但创伤较大,恢复时间较长。在排除其他合并畸形、严格掌握指征的情况下,房间隔缺损可通过导管介入封堵。年龄大于 2 岁,缺损边缘至上腔静脉、下腔静脉、冠状静脉窦、右上肺静脉之间距离≥5 mm,至房室瓣距离≥7 mm,可以选择介入治疗。

(二) 室间隔缺损

室间隔缺损(ventricular septal defect,VSD)由胚胎期室间隔发育不全所致,是最常见的先天性心脏病,约占我国先天性心脏病的 50%。约 40% 合并其他先天性心血管畸形。分为膜周型(占 60%～70%)、肌部型(占 10%～20%)及双动脉下型(较少见,东方人发病多于西方人)。

1. 临床表现

(1) 症状:临床表现取决于缺损的大小、肺动脉血流量和肺动脉压力。中型及大型室间隔缺损在新生儿后期及婴儿期即可出现症状。如喂养困难、吮乳时气急、苍白、多汗、体重不增、反复呼吸道感染,出生后半年内常发生充血性心力衰竭。

(2) 体征:心脏搏动活跃,胸骨左缘第 3、4 肋间可闻及Ⅲ～Ⅳ级粗糙的全收缩期杂音,向四周广泛传导,可触及收缩期震颤。

2. 辅助检查

(1) X 线检查:小型缺损心肺 X 线检查无明显改变,或肺动脉段延长或轻微突出,肺野轻度充血。中型缺损心影轻度到中度增大,左、右心室增大,以左心室增大为主,主动脉弓影较小,肺动脉段扩张,肺野充血。大型缺损心影中度以上增大,左、右心室增大,多以右心室增大为主,肺动脉段明显突出,肺野明显充血。

(2) 心电图:小型缺损心电图可正常或表现为轻度左心室肥大;中型缺损主要为左心室舒张期负荷增加表现,V_5、V_6 导联 R 波升高伴深 Q 波,T 波直立高尖对称,以左心室肥大为主;大型缺损为双心室肥大或右心室肥厚,可伴有心肌劳损。

(3) 超声心动图:二维超声可从多个切面显示缺损的部位、数目与大小等。

(4) 心导管检查:心导管检查和造影大多在需要获取更多信息对病情进行全面评估时才采用,可进一步证实诊断及进行血流动力学检查,准确评价肺动脉高压的程度、计算肺血管阻力及分流量等,造影还可示心腔形态、大小及心室水平分流束情况,除外其他并发畸形等。

3. 预后和并发症　室间隔缺损于出生后第一年可能逐渐变小或自然愈合,25%～40%左右的小型室间隔缺损、膜周部缺损、肌部缺损可能在3岁左右自行关闭。自然愈合主要由于三尖瓣隔瓣的粘连、间隔肌的增厚或纤维组织增生所致,有的会形成膜部瘤。心内膜炎、充血性心力衰竭和继发性肺动脉漏斗部狭窄是常见的并发症。

4. 治疗　婴儿期间发生的心力衰竭,应用洋地黄、利尿剂、扩血管药物等内科治疗。任何年龄的大型缺损内科治疗无效,婴儿期已出现肺动脉高压,且肺、体循环比例大于2:1以及嵴上型室间隔缺损等均有外科手术指征。小型室间隔缺损因有感染性心内膜炎的危险因素,也应在学龄前手术修补。如出现艾森门格综合征,则无手术指征。

(三) 动脉导管未闭

动脉导管未闭(patent ductus arteriosus,PDA)为小儿先天性心脏病常见类型之一,占先天性心脏病发病总数的10%。胎儿期动脉导管开放是血液循环的重要通道,出生后,大约15h即发生功能性关闭,80%在生后3个月解剖性关闭。到出生后1年,在解剖学上完全关闭。若持续开放,即称动脉导管未闭。动脉导管未闭大都单独存在,但有10%的病例合并其他心脏畸形,如主动脉缩窄、室间隔缺损、肺动脉狭窄。

1. 病理解剖　未闭的动脉导管的大小、长短和形态不一,一般分为三型。① 管型:导管连接主动脉和肺动脉两端,粗细一致。② 漏斗型:近主动脉端粗大,向肺动脉端逐渐变窄,临床多见。③ 窗型:导管很短,但直径往往较大。

2. 临床表现

(1) 症状:动脉导管细小者临床上可无症状。导管粗大者可有咳嗽、气急、喂养困难及生长发育落后等。

(2) 体征:胸骨左缘上方有一连续性"机器"样杂音,占整个收缩期与舒张期,于收缩末期最响,杂音向左锁骨下、颈部和背部传导,当肺血管阻力增高时,杂音的舒张期成分可能减弱或消失。分流量大者因相对性二尖瓣狭窄,而在心尖部可闻及较短的舒张期杂音。肺动脉瓣区第二音增强,婴幼儿期因肺动脉压力较高,主、肺动脉压力差在舒张期不显著,因而往往仅听到收缩期杂音,当合并肺动脉高压或心力衰竭时,多仅有收缩期杂音。由于舒张压降低,脉压增宽,可出现周围血管体征,如水冲脉、指甲床毛细血管搏动等。

3. 辅助检查

(1) X线检查:动脉导管细者心影可正常。大分流量者心胸比例增大,左心室增大,心尖向下延伸,左心房亦轻度增大。肺血增多,肺动脉段突出,肺门血管影增粗。当婴儿有心力衰竭时,可见肺淤血表现,透视下左心室和主动脉搏动增强。肺动脉高压时,肺门处肺动脉总干及其分支扩大,而远端肺野肺小动脉狭小,左心室有扩大肥厚征象。主动脉结正常或突出。

(2) 心电图:分流量大者可有不同程度的左心室肥大,电轴左偏,偶有左心房肥大,肺动脉压力显著增高者,左、右心室肥厚,后期甚至仅见右心室肥厚。

(3) 超声心动图:二维超声心动图可以直接探查到未闭合的动脉导管。脉冲多普勒在动脉导管开口处可探测到典型的收缩期与舒张期连续性湍流频谱。叠加彩色多普勒可见红色血流信号出自降主动脉,通过未闭导管沿肺动脉外侧壁流动。在重度肺动脉高压时,当肺动脉压超过主动脉压时,可见蓝色血流信号自肺动脉经未闭导管进入降主动脉。

(4) 心导管检查:合并其他畸形或有肺动脉高压时有必要施行心导管检查,可发现肺动脉血氧含量较右心室为高。

4. 治疗 为防止心内膜炎,有效治疗和控制心功能不全和肺动脉高压,不同年龄、不同大小的动脉导管均应手术或经介入方法予以关闭。早产儿动脉导管未闭的处理视分流大小、呼吸窘迫综合征情况而定。症状明显者,需抗心力衰竭治疗,生后1周内使用吲哚美辛治疗,仍有10%的患者需手术治疗。采用介入疗法选择弹簧、蘑菇伞、蚌壳型堵塞装置和双伞堵塞等关闭动脉导管。

(四) 肺动脉瓣狭窄

肺动脉瓣狭窄(pulmonary stenosis,PS)是一种常见的先天性心脏病,单纯性肺动脉瓣狭窄约占先天性心脏病的10%,约有20%的先天性心脏病合并肺动脉瓣狭窄。

1. 病理解剖 正常肺动脉瓣叶为3个半月瓣,瓣叶交界处完全分离,瓣环与右室漏斗部肌肉相连。肺动脉瓣狭窄根据病变累及的部位不同,分为三种类型:单纯肺动脉瓣狭窄、漏斗部狭窄和肺动脉瓣狭窄伴漏斗部肌肉肥厚狭窄,其中单纯肺动脉瓣狭窄可分为典型肺动脉狭窄和发育不良型肺动脉瓣狭窄。

2. 临床表现

(1) 症状:轻度狭窄可完全无症状;中度狭窄在2~3岁内无症状,但年长后劳力时即感易疲乏及气促;严重狭窄者于中度体力劳动时亦可出现呼吸困难和乏力,可有昏厥甚至猝死。

(2) 体征:心前区可较饱满、搏动弥散,左侧胸骨旁可触及右心室抬举搏动,胸骨左缘第2、3肋间可闻及Ⅳ/Ⅵ级以上喷射性收缩期杂音,向左上胸、心前区、颈部、腋下及背面传导。第一心音正常,轻中度狭窄者可听到收缩早期喀喇音,狭窄越重,喀喇音出现越早,甚至与第一心音相重,使第一心音呈金属样。喀喇音是由于增厚但仍具弹性的瓣膜在开始收缩时突然绷紧所致。第二心音分裂,分裂程度与狭窄严重程度成比例。

3. 辅助检查

(1) X 线检查:轻中度狭窄时心脏大小正常;重度狭窄时如心功能尚可,心脏仅轻度增大;如有心力衰竭,心脏则明显增大,主要为右心室和右心房扩大。狭窄后的肺动脉扩张为本病特征性的改变,有时扩张延伸到左肺动脉,但在婴儿期扩张多不明显。

(2) 心电图:显示电轴右偏、右心房扩大、P 波高耸、右心室肥大。右胸前导联显示 R 波高耸,狭窄严重时出现 T 波倒置、ST 段压低。

(3) 超声心动图:二维超声心动图可显示肺动脉瓣的数目、厚度、收缩时开启情况及狭窄后的扩张。

(4) 心导管检:体循环压力相等,而肺动脉压力明显降低,心导管从肺动脉向右心室退出时的连续曲线显示明显无过渡区的压力阶差。右心室造影可见明显的"射流征",同时可显示肺动脉瓣叶增厚和(或)发育不良及肺动脉总干的狭窄后扩张。心导管术通常用于介入治疗时。

4. 治疗 一般认为,右心室收缩压超过 50 mmHg 时,可导致心肌损害,因此需要行狭窄解除手术,球囊瓣膜成形术是大多数患儿的首选治疗方式。严重肺动脉瓣狭窄(右心室收缩压超过体循环压力)治疗也首选球囊瓣膜成形术,如无该术适应证,则应接受外科瓣膜切开术。严重肺动脉瓣狭窄可伴有漏斗部狭窄,但大多数患儿一旦肺动脉瓣狭窄解除,漏斗部肥厚将自行消退。

(五) 法洛四联症

法洛四联症(tetralogy of Fallot,TOF)是婴儿期最常见的青紫型先天性心脏病,约占所有先天性心脏病的 12%。1888 年法国医师 Etienne Fallot 详细描述了该病的病理改变及临床表现,故而得名。25% 为右位主动脉弓,还可合并其他心血管畸形如左上腔静脉残留、冠状动脉异常、房间隔缺损、动脉导管未闭、肺动脉瓣缺如等。

1. 临床表现

(1) 青紫:为其主要表现,其程度和出现的早晚与肺动脉狭窄程度及动脉导管是否关闭有关。多见于毛细血管丰富的浅表部位,如唇、指/趾甲床、球结膜等。因血氧含量下降,活动耐力差,稍一活动,如啼哭、情绪激动、体力劳动、寒冷等,即可出现气急及青紫加重。

(2) 蹲踞症状:患儿多有蹲踞症状,每于行走、游戏时,常主动下蹲片刻。

(3) 杵状指/趾:发绀持续 6 个月以上,出现杵状指/趾,是因为长期缺氧使指/

趾端毛细血管扩张增生，局部软组织和骨组织也增生肥大，表现为指/趾端膨大如鼓槌状。

(4) 阵发性缺氧发作：多见于婴儿，发生的诱因为吃奶、哭闹、情绪激动、贫血、感染等。表现为阵发性呼吸困难，严重者可引起突然昏厥、抽搐，甚至死亡。其原因是在肺动脉漏斗部狭窄的基础上突然发生该处肌部痉挛，引起一时性肺动脉梗阻，使脑缺氧加重。年长儿则常诉头痛、头晕。

生长发育一般均较迟缓，智能发育亦可能稍落后于正常同龄儿。心前区略隆起，胸骨左缘第2～4肋间可闻及Ⅱ～Ⅲ级粗糙喷射性收缩期杂音，此为肺动脉狭窄所致，一般无收缩期震颤。肺动脉第二心音减弱。部分患儿可听到单一、亢进的第二心音，乃由右跨的主动脉传来。狭窄极严重者或在阵发性呼吸困难发作时可听不到杂音。有时可听到侧支循环的连续性杂音。

常见的并发症为脑血栓、脑脓肿及感染性心内膜炎。

2. 辅助检查

(1) 血液检查：周围血红细胞计数和血红蛋白浓度明显增高，红细胞可达$(5.0～8.0)×10^{12}/L$，血红蛋白170～200 g/L，血细胞比容也增高，为$53vol\%～80vol\%$。血小板降低，凝血酶原时间延长。

(2) X线检查：心脏大小一般正常或稍增大，典型者前后位心影呈"靴状"，即心尖圆钝上翘，肺动脉段凹陷，上纵隔较宽，肺门血管影缩小，两侧肺纹理减少，透亮度增加，年长儿可因侧支循环形成，肺野呈网状纹理，25%的患儿可见到右位主动脉弓。

(3) 心电图：电轴右偏，右心室肥大，狭窄严重者往往出现心肌劳损，可见右心房肥大。

(4) 超声心动图：二维超声可见到主动脉内径增宽，骑跨于室间隔之上，室间隔中断，并可判断主动脉骑跨的程度、右心室流出道及肺动脉狭窄。此外，右心室、右心房内径增大，左心室内径缩小。彩色多普勒血流显像可见右心室直接将血液注入骑跨的主动脉内。

(5) 心导管检查：对外周肺动脉分支发育不良及体肺侧支存在的患者应做心导管检查和造影，选择性左心室及主动脉造影可进一步了解左心室发育的情况及冠状动脉的走向。

3. 治疗

(1) 内科治疗：① 一般护理。平时应经常饮水，预防感染，及时补液，防治脱水和并发症。婴幼儿则需特别注意护理，以免引起阵发性缺氧发作。② 缺氧发作的治疗。发作轻者使其取胸膝位即可缓解，重者应立即吸氧，给予去氧肾上腺素每次 0.05 mg/kg 静脉注射,或普萘洛尔每次 0.1 mg/kg。必要时也可皮下注射吗啡每次 0.1~0.2 mg/kg。纠正酸中毒,给予 5% 碳酸氢钠 1.5~5.0 mL/kg 静脉注射。以往有缺氧发作者,可口服普萘洛尔 1~3 mg/(kg·d)。平时应祛除引起缺氧发作的诱因,如贫血、感染,尽量保持患儿安静,经上述处理后仍不能有效控制发作者,应考虑急症外科手术修补。

(2) 外科治疗:轻症患者可考虑于学龄前行一期根治手术,但临床症状明显者应在出生后 6 个月内行根治术。对重症患儿也可先行姑息手术,待一般情况改善,肺血管发育好转后,再行根治术。目前常用的姑息手术有锁骨下动脉-肺动脉分流术(改良 Blalock-Taussig 手术)。

(六) 完全型大动脉转位

完全型大动脉转位(complete transposition of the great arteries, cTGA)是新生儿期最常见的青紫型先天性心脏病,占先天性心脏病总数的 5%~7%,男女患病比例为 4:1~2:1。主要畸形为主动脉出自解剖右心室,肺动脉出自解剖左心室,主动脉与二尖瓣间的纤维连续中断。完全型大动脉转位时主动脉位于肺动脉的右前方,故又称右型大动脉换位。

1. 临床表现

(1) 青紫:出现早,半数出生时即存在,绝大多数始于 1 个月内。随着年龄增长及活动量增加,青紫逐渐加重。青紫为全身性,若同时合并动脉导管未闭,则出现差异性发绀,上肢青紫较下肢重。

(2) 充血性心力衰竭:生后 3~4 周婴儿出现喂养困难、多汗、气促、肝大和肺部细湿啰音等进行性充血性心力衰竭等症状。

(3) 体格检查:患儿常发育不良。生后心脏可无明显杂音,但有单一、响亮的第二心音,是出自靠近胸壁的主动脉瓣关闭音。若伴有大的室间隔缺损、大的动脉导管或肺动脉狭窄等,则可听到相应畸形所产生的杂音。如合并动脉导管未闭,可在胸骨左缘第 2 肋间听到连续性杂音。合并室间隔缺损,可在胸骨左缘第 3、4 肋间听到全收缩期杂音。合并肺动脉狭窄,可在胸骨左缘上方听到收缩期喷射性杂音。杂音较响时,常伴有震颤。一般伴有大型室间隔缺损者早期出现心力衰竭伴肺动脉高压;但伴有肺动脉狭窄者则发绀明显,而心力衰竭少见。

2. 辅助检查

(1) X 线检查:① 由于主、肺动脉干常呈前后位排列,因此正位片见大动脉阴影狭小,肺动脉略凹陷,心蒂小而心影呈"蛋形"。② 心影进行性增大。③ 大多数患者肺纹理增多,若合并肺动脉狭窄者肺纹理减少。

(2) 心电图:新生儿期可无特殊改变。婴儿期示电轴右偏,右心室肥大,有时尚有右心房肥大。肺血流量明显增加时则可出现电轴正常或左偏,左、右心室肥大等。

(3) 超声心动图:二维超声显示房室连接正常,心室大动脉连接不一致,主动脉常位于右前,发自右心室;肺动脉位于左后,发自左心室。彩色及频谱多普勒超声检查有助于心内分流方向、大小的判定及合并畸形的检出。

(4) 心导管检查:导管可从右心室直接插入主动脉,右心室压力与主动脉相等。也有可能通过卵圆孔或房间隔缺损到左心腔再入肺动脉,肺动脉血氧饱和度高于主动脉。选择性右心室造影时可见主动脉发自右心室,左心室造影可见肺动脉发自左心室。选择性升主动脉造影可显示大动脉的位置关系,判断是否合并冠状动脉畸形。

3. 治疗 完全型大动脉转位若不治疗,约 90% 的患者在 1 岁内死亡。诊断明确后首先纠正低氧血症和代谢性酸中毒等,如无适当大小的房间隔缺损,可保持动脉导管开放直到手术。

第二节 心 肌 炎

心肌炎(myocarditis)是因感染或其他原因引起的弥漫性或局灶性心肌间质的炎性细胞浸润和邻近的心肌纤维坏死或退行性变,导致不同程度的心功能障碍和其他系统损害的疾病。心肌炎的临床表现差异很大(从无明显症状或有轻微临床症状到休克、心力衰竭,甚至猝死),而其病理诊断(心内膜心肌活检)在临床中应用并不广泛,心肌炎的诊断始终为临床难题。

一、病因和发病机制

心肌炎常由普通病毒感染或病毒感染后的免疫反应导致,病因包括感染性与非感染性两大类。感染性因素包括病毒、细菌、螺旋体、原虫等。非感染性因素包括过敏或变态反应、内分泌和代谢紊乱、理化因素、结缔组织病等。其中,病毒性心肌炎最为常见,病原体包括肠道病毒(特别是柯萨奇病毒 B 组)、腺病毒、流感病毒、EB 病毒、巨细胞病毒及细小病毒 B19 等。

本病的发病机制尚不完全清楚。随着分子病毒学、分子免疫学的发展,揭示病毒性心肌炎发病机制主要包括 4 个方面:病毒的直接作用、宿主的遗传背景、免疫反应、氧化反应。

二、病理

1. 急性期 镜下可见灶性或弥漫性单核的细胞浸润,包括淋巴细胞、浆细胞和嗜伊红细胞;中性多核白细胞很少见,除非为细菌所致。电镜中很少能看到病毒颗粒。重型病例有心肌的弥漫性坏死,心肌纤维横纹消失,有时可见到血管周围的淋巴细胞和浆细胞集聚。

2. 慢性期　镜下可见心肌细胞肥大,形态不整,核染色不均,间质可见淋巴细胞浸润和纤维素渗出,局部瘢痕形成,新旧病灶同存,心内膜可见少量单核细胞浸润。

三、临床表现

心肌炎轻重病例临床表现差异显著,轻者无症状而不易察觉,少数重症为暴发性心源性休克,死亡率极高。多数在出现心脏症状前1~3周内有上呼吸道感染或其他病毒感染史。

婴幼儿的心肌炎较新生儿为轻。患儿大多先有上呼吸道感染、低热、烦躁、苍白等,后有心脏呼吸方面的表现,年长而可诉腹痛。体格检查时患儿可能有骚动,或嗜睡失神,面色苍白或有轻度青紫,皮肤厥冷或有花斑,呼吸急促,甚至有呻吟声;血压正常或下降,心尖搏动微弱,心率快,心音较轻,或有奔马律。第一音的轻柔并不一定反应心肌炎的存在,因任何感染所致的P-R间期延长,心室因有更多的时间充盈,收缩前房室瓣已漂浮近闭,所以第一音可较轻。偶可有轻度收缩期杂音。有时可存在期前收缩,但绝大多数原因不明,不可只将期前收缩作为诊断心肌炎的依据。肝脏多增大,但周围水肿很少。

四、辅助检查

1. **心电图**　可作为诊断心肌炎的旁证。急性期在安静时可有与体温不相称的窦性心动过速。低电压、ST段及T波改变为心肌炎常见图形。重症病例可出现心肌梗死样S-T段抬高。此外,有些心肌炎病例即使在急性期,心电图也可无异常表现。

2. **生化标志物**　肌酸激酶(creatine kinase,CK)在电泳上有3种同工酶(MM、BB及MB),MM主要在骨骼肌,BB在脑及肾提取物,而MB及MM在心肌内较多,CK-MB升高主要见于心肌梗死,但约有15%的假阳性,心脏手术后以及小儿先天性心脏病中如大动脉转位、肺动脉或主动脉狭窄及全肺静脉异位引流等,CK-MB亦可稍高。

肌钙蛋白(troponin cTn)系原肌球蛋白复合物的组成部分,调节心肌及骨骼肌中肌动蛋白及肌球蛋白的钙调控。肌钙蛋白I(cTnI)及T(cTnT)存在于骨骼肌及心肌,对心肌炎诊断特异性较高,但敏感性仅34%。cTnI在诊断心肌炎方面远较CK-MB为敏感,在原因不明的心力衰竭中,cTnI增高可提示有心肌细胞的破损,心肌炎仍在进行。

3. 超声心动图　心腔扩大，以左室扩大为主。射血分数和缩短分数降低，心排血量降低均提示有心功能减退的表现。如超声查不到心脏结构异常而有心脏增大和心功能减退，结合病史可提示诊断心肌炎。轻症心肌炎患者心脏彩超可正常。

4. 胸部X线　急性期可见心脏搏动减弱、心尖向下延伸，心肌张力减弱可呈烧瓶状，失去正常弓形。慢性期患者心影可明显增大，以左室为主。严重的心功能不全可见淤血或水肿，少数可伴有心包积液。

5. 心内膜心肌活检　近年来心肌活检的推广，对诊断很有帮助。

6. 分子诊断技术　应用原位聚合酶链式反应（PCR）技术在心肌组织可以检测到病毒基因组，敏感性及特异性较高。

7. 放射性核素检查　用^{99m}锝、^{201}铊、^{111}铟、^{67}镓等标记的化合物静脉注射，通过扫描仪和γ相机可发现心肌坏死区，也可通过计算机程序计算了解心脏泵功能、心肌血流灌注、心肌代谢和心室壁的运动情况，从而发现心肌炎局部和潜在性的心肌损害。

8. 磁共振（MRI）　心脏MRI可显示心肌水肿等心肌炎症及损伤等征象，尚可提供有用的心脏结构及功能方面的信息。

五、诊断标准

为了进一步提高儿童心肌炎的诊断水平，中华医学会儿科学分会心血管学组、中华医学会儿科学分会心血管学组心肌炎协作组、《中华儿科杂志》编辑委员会及中国医师协会心血管医师分会儿童心血管专业委员会组织全国相关专家根据国内外新近的研究结果，对以往的儿童心肌炎诊断标准进行了修改，提出了《儿童心肌炎诊断建议（2018年版）》。

（一）心肌炎的临床诊断

1. 主要临床诊断依据

（1）心功能不全、心源性休克或心脑综合征。

（2）心脏扩大。

（3）血清心肌肌钙蛋白T或I（cardiac troponin T or I，cTnI或cTnT），或血清肌酸激酶同工酶（creatinekinase - MB，CK - MB）升高，伴动态变化。

（4）显著心电图改变（心电图或24小时动态心电图）。

（5）心脏磁共振成像（cardiac magnetic resonance，CMR）呈现典型心肌炎症表现。

在上述心肌炎主要临床诊断依据"（4）"中，"显著心电图改变"包括：以R波为主的2个或2个以上主要导联（Ⅰ、Ⅱ、aVF、V$_5$）的ST-T改变持续4日以上伴动态变化，新近发现的窦房、房室传导阻滞，完全性右或左束支传导阻滞，窦性停搏，成联律、成对、多形性或多源性期前收缩,非房室结及房室折返引起的异位性心动过速,心房扑动、心房颤动、心室扑动、心室颤动、QRS 低电压(新生儿除外)、异常 Q 波等。

在上述心肌炎主要临床诊断依据"(5)"中,"CMR 呈现典型心肌炎症表现"指具备以下 3 项中至少 2 项:① 提示心肌水肿,T_2 加权像显示局限性或弥漫性高信号。② 提示心肌充血及毛细血管渗漏,T_1 加权像显示早期钆增强。③ 提示心肌坏死和纤维化,T_1 加权像显示至少 1 处非缺血区域分布的局限性晚期延迟钆增强。

2. 次要临床诊断依据

(1) 前驱感染史,如发病前 1~3 周内有上呼吸道或胃肠道病毒感染史。

(2) 有胸闷、胸痛、心悸、乏力、头晕、面色苍白、面色发灰、腹痛等症状(至少 2 项),小婴儿可有拒乳、发绀、四肢凉等。

(3) 血清乳酸脱氢酶(lactate dehydrogenase,LDH)、α-羟丁酸脱氢酶(α-hydroxybutyric dehydrogenase,α-HBDH)或天冬氨酸转氨酶(aspartate transferase,AST)升高。

(4) 心电图轻度异常。

(5) 抗心肌抗体阳性。

在上述心肌炎次要临床诊断依据"(3)"中,若在血清 LDH、α-HBDH 或 AST 升高的同时,亦有 cTnI、cTnT 或 CK-MB 升高,则只计为主要指标,该项次要指标不重复计算。

在上述心肌炎次要临床诊断依据"(4)"中,"心电图轻度异常"指未达到心肌炎主要临床诊断依据中"显著心电图改变"标准的 ST-T 改变。

3. 心肌炎临床诊断标准

(1) 心肌炎:符合心肌炎主要临床诊断依据≥3 条,或主要临床诊断依据 2 条加次要临床诊断依据≥3 条,并除外其他疾病,可以临床诊断心肌炎。

(2) 疑似心肌炎:符合心肌炎主要临床诊断依据 2 条,或主要临床诊断依据 1 条加次要临床诊断依据 2 条,或次要临床诊断依据≥3 条,并除外其他疾病,可以临床诊断疑似心肌炎。凡未达到诊断标准者,应给予必要的治疗或随诊,根据病情变化,确诊或除外心肌炎。在诊断标准中,应除外的其他疾病包括冠状动脉疾病、先天性心脏病、高原性心脏病以及代谢性疾病(如甲状腺功能亢进症及其他遗传代谢病等)、心肌病、先天性房室传导阻滞、先天性完全性右或左束支传导阻滞、离子通道病、直立不耐受、β 受体功能亢进及药物引起的心电图改变等。

(二)病毒性心肌炎的诊断

1. 病毒性心肌炎病原学诊断依据

(1) 病原学确诊指标:自心内膜、心肌、心包(活体组织检查、病理)或心包穿刺液检查发现以下之一者可确诊。① 分离到病毒。② 用病毒核酸探针查到病毒核酸。

(2) 病原学参考指标：有以下之一者结合临床表现可考虑心肌炎由病毒引起。① 自粪便、咽拭子或血液中分离到病毒，且恢复期血清同型抗体滴度较第 1 份血清升高或降低 4 倍以上。② 病程早期血清中特异性 IgM 抗体阳性。③ 用病毒核酸探针从患儿血液中查到病毒核酸。

2. 病毒性心肌炎诊断标准　在符合心肌炎诊断的基础上：① 具备病原学确诊指标之一，可确诊为病毒性心肌炎。② 具备病原学参考指标之一，可临床诊断为病毒性心肌炎。

3. 心肌炎病理学诊断标准　心肌炎病理诊断主要依据心内膜心肌活检结果：活检标本取样位置至少 3 处，病理及免疫组织化学结果 $\geqslant 14$ 个白细胞/mm^2，包含 4 个单核细胞/mm^2 且 $CD3^+$ T 淋巴细胞 $\geqslant 7$ 个细胞/mm^2。心内膜心肌活检阳性结果可以诊断，但阴性结果不能否定诊断。

4. 心肌炎分期

(1) 急性期：新发病，症状、体征和辅助检查异常、多变，病程多在 6 个月以内。

(2) 迁延期：症状反复出现、迁延不愈，辅助检查未恢复正常，病程多在 6 个月以上。

(3) 慢性期：病情反复或加重，心脏进行性扩大或反复心功能不全，病程多在 1 年以上。

六、鉴别诊断

本病需与风湿性心肌炎、β 受体功能亢进症、先天性房室传导阻滞、自身免疫性疾病、川崎病相鉴别。

七、治疗

1. 休息　卧床休息可减轻心脏负担，预防心肌内病毒复制加速。急性期至少卧床 8 周，恢复期至少半日卧床 6 个月；有严重心功能不全者，需严格卧床至心功能恢复，心脏检查好转，方可轻微活动。

2. 药物及对症治疗　目前尚无直接针对心肌炎症的药物治疗，主要为支持治疗，维持足够心排血量。

(1) 病原学治疗：由于早期且特异性地诊断病毒性心肌炎的水平不断提高，应用抗病毒方法治疗病毒性心肌炎的可能性也不断增加。① 利巴韦林，一般剂量为 $10\sim15$ mg/(kg·d)，分 2 次肌内注射或静脉缓滴注。② 干扰素，能够阻止病毒复制和调节免疫功能，每支 $1.5\sim2$ U，每日 1 支，肌内注射。$7\sim10$ 日为 1 个疗程。

(2) 改善心肌营养及抗氧化治疗：1,6-二磷酸果糖改善心肌能量代谢，促进受损细胞的修复，常用剂量100～250 mg/kg，静脉滴注，疗程10～14日。维生素C 100～200 mg/kg，分次应用，疗程2周～1个月。同时可选用辅酶Q10、肌苷、维生素E、复合维生素B、卡维地洛尔、卡托普利、中药生脉饮和黄芪等。

(3) 免疫调节：大剂量丙种球蛋白可以通过免疫调节减轻心肌细胞损害，剂量2 g/kg，2～3日内静脉滴注。

(4) 糖皮质激素：通常不用，对重症合并心源性休克及严重心律失常（Ⅲ度房室传导阻滞、室性心动过速）患儿，应早期、足量应用。

(5) 抗心力衰竭治疗：心力衰竭时基本药物为洋地黄及利尿剂，但患者对洋地黄的敏感性增高，易发生洋地黄中毒（常表现为心律失常），故心肌炎患者只用常规剂量的2/3。补液、纠正酸中毒。血压仍不升高或升高不满意者，应使用升压药维持血压。使用洋地黄类改善泵功能。

(6) 心律失常：针对缓慢性心律失常，严重窦性心动过缓和高度房室传导阻滞者应及时给予大剂量糖皮质激素，静脉滴注异丙肾上腺素、阿托品或山莨菪碱、大剂量维生素C，多数患者在4周内恢复窦性心律和正常传导。必要时安装临时或永久心脏起搏器。针对快速性心律失常，β阻滞剂和胺碘酮是首选的治疗药物。控制心房颤动心室率可选用β阻滞剂、洋地黄、地尔硫䓬或维拉帕米。若治疗室上性或室性心动过速，可使用胺碘酮。必要时行电复律治疗。严重危及生命的快速性心律失常，可给予糖皮质激素治疗。必要时置入体内自动除颤器。

八、暴发性心肌炎

暴发性心肌炎（fulminant，FM）是一种伴急性心力衰竭、心源性休克或严重心律失常的疑似心肌炎的临床综合征。

国际公认的FM诊断标准由Lieberman等于1991年提出，其包括：① 发热<2周，有前驱病毒感染史。② 感染后发生急性或严重的心力衰竭。③ 有心肌损害的直接证据：肌钙蛋白Ⅰ改变或心脏超声提示存在心功能障碍（左心室射血分数<25%）。④ 既往无心肌病病史及家族史。

1. 临床表现　FM的首发症状多不典型，患者常以呕吐、腹痛等消化系统症状或者抽搐、晕厥等神经系统表现就诊。

2. 辅助检查　cTnI/hs-cTnI、CK-MB及BNP升高是暴发性心肌炎重要的实验室检查特点之一；心电图以Ⅲ度房室传导阻滞（AVB）及室性心律失常为主；超声心动图以心脏扩大、LVEF及LVFS明显降低为主要表现；胸片可提示心影增大。

3. 治疗　在起病24～48 h内可出现急性心功能不全、阿-斯综合征或严重心律失常,因此治疗需争分夺秒,目前主要采取抗心律失常药物和保护心肌为主的综合疗法,并合理使用肾上腺皮质激素。对于出现充血性心力衰竭、肺水肿、呼吸窘迫、低氧血症患儿应及时进行机械通气。心律失常属室上性者可用地高辛控制;室性者应用利多卡因,初始计量 1 mg/kg 静脉注射,以后减量维持血浓度在 1～5 mg/mL,或胺碘酮,2.5～5 mg/kg 静脉注射,维持量 10～15 mg/(kg·d),至复律后改口服,如有明显血流动力学障碍者应首选电复律。

如药物治疗无效,需及时安装临时心脏起搏器,维持心搏出量,保障有效血液循环。

对于心肌受损严重的患儿,应用左心室辅助装置以维持心脏的泵功能,如体外膜氧合器(extracorporeal membrane oxygenation,ECMO)、主动脉内球囊反搏术(intra-aortic balloon pump,IABP)、心室辅助装置(left ventricular assist device,LVAD)或双心室辅助装置(biventricular assist device,Bi-VAD)等,可改善心泵功能,但仍有部分患者不能维持稳定有效的血供,需联合应用进行循环支持,提高生存率。

4. 预后　暴发性心肌炎的预后和发病年龄、心肌受损的严重程度密切相关。心电图的表现也有一定提示意义:呈广泛 ST-T 改变、室速、室颤者死亡率较高。因此,对于此类患者要遵循早期诊断、及时救治的原则,尤其是在出现Ⅲ度 AVB 时,应及时安装临时心脏起搏器,对改善患儿的预后非常重要。

第三节　心律失常

正常心脏激动起源于窦房结,通过心脏传导系统(结间束、房室结、房室束、左右束支及蒲肯野氏纤维)按一定的频率、顺序及速度播散,使心脏进行收缩和舒张活动。如果窦房结激动异常或激动产生于窦房结以外,激动的传导缓慢、阻滞或经异常通道传导等均可形成心律失常。严重心律失常可导致心力衰竭、心源性休克、阿-斯综合征发作,甚至猝死。小儿心律失常发生的病因、临床表现、转归等各方面都与成人存在较大差异。

一、小儿心律失常的特点

(一) 病因

病因包括先天性心脏病、后天性心脏病、其他因素。此外,新生儿及婴儿早期心律失常,可能与母亲妊娠期疾病、用药及分娩合并症有关。

(二)发病机制

按其发生原因主要可分为三大类。

1. **激动起源失常** 主要为窦性心律失常、室上性和室性逸搏或逸搏心律、室上性和室性期前收缩、室上性和室性心动过速等。

2. **激动传导失常** 包括传导阻滞和传导途径异常失常,前者主要为窦房传导阻滞、心房内传导阻滞、房室传导阻滞和束支传导阻滞,后者主要为心室预激。

3. **激动起源失常伴传导失常** 主要为并行心律、反复心律等。

(三)临床表现

临床表现差异大,主要与心律失常对血流动力学影响程度、患者是否合并基础心脏病及心功能状态有关。常见的症状有心悸、乏力、头昏,严重的可发生晕厥、休克、心力衰竭;而婴儿可突然出现面色苍白、拒食、呕吐、嗜睡等;阵发性心动过速的患儿常有反复发作的临床特点。

(四)转归

心脏结构功能正常且对血流动力学无影响的小儿心律失常患者预后良好;但对明显影响血流动力学的快速性或缓慢性心律失常,尤其合并心脏结构功能异常的患者,如不予以积极治疗可出现心力衰竭、心源性休克、阿-斯综合征发作,甚至猝死。

二、小儿心律失常的治疗

由于小儿心律失常的发生、转归存在很大差异,临床需要进行详细病史询问、体格检查、超声心动图检查和心电图检查,一般还需要进行动态心电图检查,同时结合患者不同临床表现及心律失常特点必要时进行运动心电图、食管心房调搏术、心内电生理检查、心律失常相关基因检测等进行综合评价以制定个性化治疗。

(一)药物治疗

1. **用药原则** 宜先用一种药物,如无效再换用另一种药,也可联合用两种药。
2. **小儿常用抗心律失常药物** 表6-1。

表6-1 小儿常用抗心律失常药物

药物分类	药物机制	代表药物
Ⅰ类	钠通道阻滞剂	
Ⅰa	抑制钠内流,也抑制钾外流	奎尼丁、普鲁卡因胺
Ⅰb	轻度减慢除极,缩短动作电位时间	利多卡因、美西律

续　表

药物分类	药物机制	代表药物
Ⅰc	明显抑制钠内流,对钾无影响	普罗帕酮
Ⅱ类	β受体阻滞剂	普萘洛尔、美托洛尔
Ⅲ类	钾通道阻滞剂	胺碘酮、索他洛尔
Ⅳ类	钙通道阻滞剂	维拉帕米、地尔硫䓬

此外,三磷酸腺苷及地高辛等药物,在儿童心律失常方面也运用较多。

(二)非药物治疗

1. 射频消融治疗　是利用射频电流的热效应使组织发生凝固性坏死而达到消融目的。目前射频消融已成为治疗儿童心律失常的主要方法之一。

2. 起搏治疗　又称人工心脏起搏,是用起搏器发放脉冲电流刺激心脏,带动心脏搏动。可为临时起搏或永久起搏。

3. 心律失常的电复律治疗　利用短暂高能量使心脏所有起搏点同时除极,从而消除异位起搏点并中断各折返途径,可有效地终止各种快速心律失常,使窦房结重新控制心律。一般为体外电复律、埋藏式心脏电复律除颤器(ICD)治疗。

三、小儿常见心律失常

影响血流动力学的心律失常是小儿心律失常诊治的重点,主要包括快律性心律失常和慢律性心律失常两大类。

(一)快律性心律失常

1. 快律性室上性心律失常

(1)阵发性室上性心动过速:简称"室上速",是指异位激动起源于希氏束分叉以上的心动过速。心电图特点:① 3个或3个以上连续的室上性(房性或交界性)期前收缩,频率多为160~300次/min,R-R间距规则。② QRS波形态与窦性QRS波基本相同。③ 可出现继发性ST-T波改变。

临床意义:① 多数无器质性心脏病,少数见于感染、器质性心脏病、窒息、缺氧、酸中毒、电解质紊乱、药物作用(如洋地黄、交感神经兴奋剂、麻醉剂等)、甲状腺功能亢进症;新生儿、小婴儿心脏传导系统发育不成熟易发生室上速。② 房室旁路折返、房室结双径路折返是室上速发作的主要机制。③ 心动过速骤发骤止,临床表现与心动过速发作频率及持续时间有关。年龄愈小,心率愈快,发作时间愈长，越易发生心力衰竭。④ 需要与窦性心动过速、房性心动过速、心房扑动等窄 QRS 心动过速鉴别；当阵发性室上性心动过速合并心室内差异传导呈宽 QRS 心动过速时，需要与阵发性室性心动过速鉴别（表 6-2）。

表 6-2 室上速伴心室内差异传导与阵发性室性心动过速鉴别

鉴别点	室上速伴室内差异性传导	阵发性室性心动过速
心室率	较快	相对较慢
QRS 波增宽	略宽	明显增宽
R-R 间期	多匀齐	多不匀齐
QRS 波电轴	多正常或右偏，呈右束支阻滞图形，伴左前分支阻滞	明显左偏或右偏，伴左束支阻滞图形
V_1 导联 R/S	多>1	多<1
房室脱节	少见	多见
刺激迷走神经	终止或无效	无效

治疗：① 刺激迷走神经，如深吸气后屏住呼吸、压舌板刺激咽部、潜水反射等。② 药物治疗，普罗帕酮一般为首选用药，但明显心功能不全者忌用；三磷酸腺苷对房室结依赖的室上速有效，但往往引起一过性窦性停搏或完全性房室传导阻滞，用药过程须要密切监护；维拉帕米能终止部分室上速，但小于 1 岁婴儿慎用；胺碘酮由于起效慢，一般作为后备用药；如发作时间较长，有心力衰竭，可选地高辛，但对合并心室预激旁道前传的室上速忌用。③ 经食管心房起搏，运用超速抑制可终止部分室上速。④ 电击复律，对血流动力学不稳定的室上速首选同步电击复律。⑤ 对反复发作室上速或心动过速药物控制不佳合并心功能不全者，可行射频消融进行根治。

（2）紊乱性房性心动过速：又称多源性房性心动过速或紊乱性房性心律，多发生于新生儿、婴儿期。心电图特点为：① 不规则房性心律，房率一般为 140~250 次/min。② 同一导联有 3 种或 3 种以上不同形态的异位 P 波，不同于窦性 P 波。③ P-P 波间有等电位线。④ P-P、P-R、R-R 间隔不等。⑤ 常伴心房扑动、心房颤动。

临床意义：① 多数心脏结构正常，少数见于先天性心脏病、心肌病、心肌炎、低血钙等。② 发病机制不是很明确，可能与正在发育中心肌细胞的动作电位及自律性变异有关,形成心房内微折返。③ 心动过速呈持久发作,常持续数年至数月,常可自行缓解。临床症状的轻重往往与心动过速的频率有关,心室率较慢者一般无症状,部分心室率持久过快可导致快速心律失常性心肌病,出现心脏扩大,心力衰竭。④ 需要与心房扑动、心房颤动鉴别。

治疗:① 一般主要治疗伴随疾病及原有心脏病。② 无症状患者多不用抗心律失常药物;对心动过速致心动过速心肌病和(或)心力衰竭者,需要应用抗心律失常药物,但抗心律失常药物复律困难,抗心律失常目的是控制心室率,一般需要联合用药,常以地高辛为基础用药,联合使用胺碘酮、或普罗帕酮、或普萘洛尔。

(3) 心房扑动:简称"房扑"。心电图特点:① P波消失,代之以连续、快速、规则、大小相同的锯齿状的扑动波(F波),各波间无等电位线,频率多为260～400次/min。② QRS波形态与窦性 QRS 波相同或增宽(伴有室内差异性传导)。③ 心室律规则(房室传导比例固定,多为2∶1,或3∶1、4∶1、5∶1,或呈完全性房室传导阻滞),亦可不规则(房室传导比例不固定)。

临床意义:① 多见于器质性心脏病,新生儿、小婴儿由于多副束的预激发生房扑。② 大多数房扑是由于房内折返引起。③ 临床症状的轻重与基础心脏病和心室率有关。轻者无症状,重者可发生心力衰竭和心源性休克。心率快、持续时间长、反复发作的房扑易引起心动过速心肌病。④ 需要与窦性心动过速、心房颤动、阵发性房速等鉴别。

治疗:① 需要对基础心脏病进行治疗,并予以适当的抗凝治疗。② 地高辛为阵发性房扑首选用药,但对合并心室预激动者禁用;普罗帕酮、胺碘酮等抗心律失常药物具有一定疗效。③ 电击复律,同步直流电击复律效果好,用于新生儿、小婴儿无明显心脏病者效果更佳。④ 经食管心房起搏,以超速抑制法或者短阵快速刺激终止房扑发作。⑤ 射频消融治疗,对典型心房扑动及心脏外科手术后瘢痕折返性房扑都具有较好的疗效。

2. 快律性室性心律失常

(1) 阵发性室性心动过速:简称"室速",指异位激动起源于希氏束分叉以下的心动过速。心电图特点:① 3个或3个以上连续的室性期前收缩,频率多为140～200次/min。② QRS波增宽,时间>0.10 s(婴儿>0.08 s)。③ 可有心室夺获或室性融合波。

临床意义:① 多数见于器质性心脏病、窒息、缺氧、酸中毒、电解质紊乱、药物作用(如洋地黄、交感神经兴奋剂、麻醉剂等)等。② 自律性增高、触发激动和折返是室速发生的主要电生理机制。③ 临床症状差异大,重者可发生晕厥、心源性休克,甚至猝死。④ 需要与室上速合并心室内差异传导、心室预激合并心房颤动鉴别。

治疗：血流动力学不稳定的室速是临床重症,需要积极予以治疗。需要尽快终止室速发作、祛除室速诱因、积极治疗原发病。抗心律失常的治疗有以下几种方法：① 电击复律,血流动力学障碍者首选体外同步电复律。② 药物治疗,利多卡因为首选用药,普罗帕酮、胺碘酮有一定疗效,但明显心功能不全者普罗帕酮忌用。③ 起搏治疗,对于临床猝死风险者,可以考虑植入 ICD。④ 射频消融对部分室速具有一定疗效。

(2) 特发性室性心动过速：心动过速起源点多位于希氏束分叉下左束支后分支或前分支、右束支高位,所以也称分支性室性心动过速。心电图特点：① 单形性室性心动过速,心室率 140~230 次/min。② 心动过速多呈右束支传导阻滞图形,少数呈左束支传导阻滞图形,QRS 时限 0.09~0.12 s。③ 可见室性融合波和心室夺获。

临床意义：① 多见于无器质性心脏病儿童。② 折返或延迟后除极触发活动是心动过速发生的主要机制。③ 大多症状轻,极少部分发作频率快、持续时间长,导致心功能不全、心源性休克。④ 应与室上速、儿茶酚胺敏感性室性心动过速等鉴别。

治疗：① 药物治疗,维拉帕米为首选药物,对终止发作和预防复发具有良好效果；普罗帕酮具有一定疗效；利多卡因一般无效。② 射频消融,对于反复发作者,射频消融具有较好疗效。

(3) 尖端扭转型室性心动过速：简称"尖端扭转型室速",多见于 Q-T 间期延长,是临床极危急心律失常。心电图特点：① 室速伴 QRS 波形态连续变化,节律不规则,QRS 波尖端以基线为轴时而上时而下,即为尖端扭转型室速。② 心室率常>200 次/min,常持续 10 个心动波以上,易发展为室颤。③ 发作前可见频发室性期前收缩,且室速的第一个期前收缩可有 R-on-T 现象。④ 先天性 Q-T 延长者,发作间歇期心动过缓并 Q-T 间期延长(Q-T>0.44 s)；获得性 Q-T 延长者,发作前 Q-T 间期延长,T 或 U 波增宽。

临床意义：① 多发生于 Q-T 间期延长患者,Q-T 间期延长包括先天性和后天性原因,前者往往与遗传有关,后者往往与低钾、低镁、低钙等电解质紊乱、器质性心脏病、中枢神经疾病有关。② 发病机制尚不明确,可能与心室复极时间延长、复极不均一性导致的不规则折返、触发活动和早期后除极有关。③ 反复发作晕厥、抽搐,甚至猝死是主要的临床表现。④ 需要与癫痫、儿茶酚胺敏感型室性心动过速鉴别。

治疗：尖端扭转型室速是心律失常急症,需要在治疗原发病基础上积极复律。由于先天性和后天性两种心律失常所致的尖端扭转型室速发病机制存在差异,所以治疗存在一定区别。

(4) 儿茶酚胺敏感型多形性室性心动过速：又名儿茶酚胺敏感型室速，是一种原发性心电疾病，以运动或情绪激动易诱发双向型和（或）多形性室性心动过速为主要临床特征。心电图特点：① 静息期体表心电图基本正常，Q-Tc 正常。② 典型发作心电图为双向性室性心动过速。③ 运动心电图被认为是诊断儿茶酚胺敏感性室速的重要诊断方法，并具有高度可重复性。运动试验中出现室性心律失常的心率阈值一般为 120~130 次/min，随着运动负荷量的增加，室性心律失常发生的频数逐渐增加，且由单发室性期前收缩逐渐发展为成对室性期前收缩、非持续性室速，如果继续运动最终可变成持续性室速直至室颤。

临床意义：① 心脏结构及心功能常正常，目前认为与编码心肌细胞肌质网钙通道的 $RyR2$ 基因突变和编码肌质网内肌集钙蛋白的 $CASQ2$ 基因突变有关，是遗传性心律失常。② 在交感兴奋的条件下，心肌细胞内的钙稳态发生异常，继而出现膜电位的剧烈震荡和延迟后除极是儿茶酚胺敏感性室速发生的电生理机制。③ 反复发作晕厥、猝死是主要临床表现。④ 需要与癫痫、尖端扭转型室速、特发性室速鉴别。

治疗：① 避免情绪激动及剧烈活动。② β 受体阻滞剂为首选用药，且应长期足量使用；氟卡尼、维拉帕米、普罗帕酮具有一定疗效。③ 儿童中在足量 β 受体阻滞剂治疗仍不能控制心动过速发作者考虑 ICD 治疗；即使植入 ICD 后仍需辅以 β 受体阻滞剂治疗。

（二）慢律性心律失常

1. 窦性停搏　又称窦性静止，指窦房结在较长时间内不发出激动，窦性停搏长，间歇超过 2 s，儿童中较少见。心电图特点：① 在窦性心律中出现一个较长间歇，其间无 P-QRS-T 波。② 长 P-P 间距与正常 P-P 间距不成倍数关系。③ 在窦性静止期间，可出现交界性或室性逸搏、逸搏心律等。

临床意义：① 缺血、炎症、创伤是导致窦房结器质性病变的主要病因，多发生于严重窒息、心肌炎和心脏外科手术后；迷走神经张力增高、洋地黄中毒、电解质紊乱等因素是导致窦房结功能改变的结外因素；此外可能与遗传有关。② 临床症状往往与病因、逸搏心律的频率有关。轻者无症状，重者可出现晕厥，甚至猝死。③ 阿托品试验、运动心电图、经食管心房调搏术等是评价窦房结功能的主要方法。④ 常需与房性期前收缩未下传鉴别。

治疗：① 首先病因治疗。② 急性窦房结功能不良者可用阿托品和异丙肾上腺素提高心率。③ 永久心脏起搏是治疗有症状窦性静止患者唯一有效的治疗方法。

2. 完全性房室传导阻滞　心电图特点：① P 波与 QRS 波无关，P-P 间距和 R-R 间距各有其固定规律。② 心房率＞心室率，心房节律多为窦性心律，亦可为心房扑动或心房颤动，心室节律为交界性逸搏心律或室性逸搏心律。③ QRS 波形态,阻滞部位在希氏束以上者,QRS 波与窦性 QRS 波相同;阻滞部位在希氏束以下者,QRS 波增宽,时间>0.10 s(婴儿>0.08 s);异位起搏点可来自左右束支,QRS 波可呈左、右束支阻滞型。

临床意义:① 完全性房室传导阻滞分为先天性和后天性房室传导阻滞。先天性房室传导阻滞多见于胚胎期房室结发育异常、患结缔组织疾病母亲导致胎儿的单纯完全性房室传导阻滞;获得性完全性传导阻滞多发生于急性感染、心脏外科手术后、系统性红斑狼疮(SLE)等结缔组织疾病。② 完全性房室传导阻滞临床表现差异大,先天性者一般耐受好,后天原因完全性房室传导阻滞者一般耐受差,往往有阿-斯综合征发作。③ 完全性房室传导阻滞愈后取决于阻滞部位,远端阻滞一般愈后差。

治疗:① 病因治疗。② 急性期治疗,心脏临时起搏治疗和(或)异丙肾上腺药物治疗。③ 永久心脏起搏是治疗完全性房室传导最为有效的方法。

第四节 皮肤黏膜淋巴结综合征

皮肤黏膜淋巴结综合征,也称川崎病(Kawasaki disease,KD),自1976年日本川崎富作报道全球首例以来,目前在亚洲、中东、美洲、非洲和欧洲范围内超过60个国家报道过 KD,KD 已经成为发达国家儿童获得性心脏病的主要病因。KD 是一种以持续发热、弥漫性黏膜炎症、四肢硬化性水肿、多形性皮疹及非化脓性颈部淋巴结肿大为主要临床表现的皮肤黏膜淋巴结综合征,主要发生于5岁以下儿童,影响中、小动脉,特别是冠状动脉,引起冠状动脉损害(CAL),包括冠状动脉扩张或冠状动脉瘤(CAA),最终导致冠状动脉狭窄、心肌梗死,甚至猝死等。经静脉免疫球蛋白(intravenous immunoglobulin,IVIG)治疗,目前 KD 并发 CAA 的发生率已从 25%降至 4%左右,KD 的远期预后取决于冠状动脉受累情况。

日本 KD 发病率总体呈上升趋势,其历史上曾发生过3次大流行,分别是1979年、1982年和1986年,是世界唯一出现过此现象的国家。韩国一项2007—2014年回顾性 KD 流行病学调查研究显示,发病率从每100 000名<5岁儿童168.3(2007年)上升至217.2(2014年);男性发病率高于女性,每100 000名<5岁儿童分别是195.5和139.1(2007年),244.5和188.4(2014年)。

一、发病机制

KD 的具体发病机制至今尚未明确,其最可能机制是基因性易受感染机体的一种免疫反应,相关因素为感染因素、免疫系统调节异常和遗传因素。

二、诊断

（一）KD 的诊断

KD 根据临床表现进行诊断,而无特异性诊断试验。2017 年美国心脏病学会（AHA）公布的《川崎病诊断、治疗和长期管理指南》指出：依据发热 5 日以上,以及合并有非化脓性结膜炎、口唇改变、多形性红斑、四肢改变和非化脓性颈部淋巴结肿大的主要临床特征中≥4 项者确诊 KD；而对于≥4 项主要临床特征,尤其是出现手足潮红硬肿时,热程 4 日即可以诊断；对于症状典型者,有丰富临床经验的医生甚至可以在热程 3 日做出诊断。

几乎所有 KD 患者均有发热,体温多为 39～40℃ 以上高热,且抗感染治疗无效,若未进行积极有效治疗,发热可持续 1～3 周,部分 KD 患儿可长达 1 个月；需特别指出的是极少部分患儿发热 7 日后自愈者不能除外 KD 诊断。

（二）主要临床特征

1. 眼睛的改变　临床上约 90% 的 KD 患儿可在急性期出现双侧非化脓性结膜炎,好发于球结膜,常分布在角膜缘周,长 1～2 mm,经治疗后可很快消退,但少部分 KD 患儿的轻微充血可能会持续 1～2 周。

2. 唇和口腔的改变　主要表现为唇干红、皲裂、出血、口腔弥漫性红斑和杨梅舌,急性期发生率为 90% 左右。

3. 皮疹　75%～98% 的 KD 患儿急性期伴发皮疹,呈多形性改变,以弥散性非特异性斑疹性红斑最为常见,好发于躯干及四肢。

4. 肢端改变　77%～97% 的 KD 患儿在急性期可观察到手掌、足掌发红,伴手背、脚背肿胀,这是 KD 的一个特征性表现,常在病程第 2 周完全消失；在亚急性期 KD 患儿可出现手指尖、足趾尖沿甲周脱皮,通常在病程的 10 日后出现。

5. 颈部淋巴结肿大　KD 患儿的颈部淋巴结肿大为非化脓性,常为单侧颈前淋巴结无痛性肿大,偶有压痛,直径≥1.5 cm,触之硬、无波动感,相较于其他主要临床表现,颈部淋巴结肿大的发生率最低,40%～70% 的 KD 患儿会有此表现。

（三）不完全 KD 的诊断

儿童发热≥5 日,具备上述 4 项主要临床特征中 2 或 3 项,除外渗出性结膜炎、渗出性咽炎、溃疡性口腔炎、大疱性或水疱性皮疹、全身淋巴结肿大或脾大；婴儿发热≥7 日且无其他原因可以解释者,需要考虑不完全 KD 可能。如果相关实验室检查及经胸超声心动图（TTE）达到标准,则可确诊不完全 KD。2017 年 AHA 指南提出,下列情况需要考虑到 KD：① <6 月龄婴儿长时间发热、易激惹。② 婴儿长

时间发热伴不明原因的无菌性脑膜炎。③ 婴儿或儿童长时间发热及不明原因或培养阴性的休克。④ 婴儿或儿童长时间发热及颈部淋巴结炎抗生素治疗无效。⑤ 婴儿或儿童长时间发热及咽后壁和咽旁蜂窝织炎抗生素治疗无效。

(四) KD 的心血管并发症

KD 最重要的心血管并发症是 CAL，80% 以上 CAL 变始于病程 10 日内。经胸超声心动图(TTE)是诊断川崎病 CAL 首选检查手段，所有 KD 患儿均需在急性期、恢复期和随访过程中定期进行 TTE 检查。第 8 版《儿科学》中关于 KD 冠状动脉病变诊断如下：① 正常，指冠状动脉壁光滑、回声细薄，无任何部位扩张，冠状动脉内径为 3 岁<2.5 mm，3~9 岁<3.0 mm，9~14 岁<3.5 mm。② 冠状动脉扩张，指冠状动脉内径超过上述标准但<4.0 mm，冠状动脉内径/主动脉根部内径(CA/AO)<0.3。③ 冠状动脉瘤，指 4.0 mm<冠状动脉内径<7.0 mm，CA/AO>0.3，或冠状动脉呈瘤状扩张。④ 巨大冠状动脉瘤：冠状动脉内径≥8.0 mm，CA/AO≥0.6。

依据 Z 值对冠状动脉异常的分类：① 无受累，Z 值<2。② 仅扩张，Z 值 2~<2.5，或初始 Z 值<2，但随访中 Z 值下降幅度≥1。③ 小型冠状动脉瘤，Z 值≥2.5~<5。④ 中型冠状动脉瘤，Z 值≥5~<10，且内径绝对值<8 mm。⑤ 巨大冠状动脉瘤，Z 值≥10，或内径绝对值≥8 mm。远端冠状动脉及其他非冠状动脉血管≥相邻内径的 1.5 倍也定义为异常。患儿在病程 1~2 周内及治疗后 4~6 周均应行 TTE 检查；若急性期合并严重进展性冠状动脉异常者(Z 值>2.5)，至少每周 2 次 TTE 检查以评估血栓风险及是否存在血栓，直至管腔内径不再扩展。

急性期 KD 还可合并心血管衰竭、心肌炎、心包炎及瓣膜反流等，心电图检查可以有 P-R、Q-T 间期延长以及非特异性 ST-T 改变等，胸部 X 线片和 TTE 可有心脏扩大，周围血管超声偶有发现体动脉瘤。KD 伴休克患儿易发生 IVIG 治疗无反应、冠状动脉并发症、二尖瓣反流及迁延性心肌功能不全等临床表现。

(五) 其他临床表现

KD 患儿其他临床表现包括神经系统、消化系统、泌尿系统、呼吸系统及骨骼肌肉等各器官系统受累的相应改变。KD 并发巨噬细胞活化综合征的发生率低，但该病凶险，严重威胁患儿生命安全，需引起警惕。

(六) 辅助检查

实验室检查包括血常规中白细胞总数、血小板、C 反应蛋白升高，红细胞沉降率增快，血生化中转氨酶升高，低白蛋白血症，低钠血症，纤维蛋白降解产物(FDP)、D-二聚体升高，无菌性脓尿、脑脊液单核细胞增多，心肌酶以及 N-末端 B 型脑钠肽升高，提示心脏受累等。除 TTE 外，其他评价冠状动脉病变的影像学检查，包括 CT、MRI、心导管检查和冠状动脉造影等。

三、鉴别诊断

需与 KD 临床特征相似的疾病如麻疹、EB 病毒、腺病毒及肠道病毒等病毒感染引起的发热出疹性疾病鉴别，与猩红热、葡萄球菌烫伤样皮肤综合征等细菌感染性疾病鉴别，以及与幼年型类风湿关节炎全身型、渗出性多形性红斑等结缔组织病加以鉴别。

四、急性期治疗

川崎病急性期治疗目标是尽快减轻系统和组织炎症，一旦诊断，尽快治疗，标准方案为输注 IVIG 联合阿司匹林口服。

1. IVIG　2017 年 AHA 最新指南指出，在病程前 10 日一经诊断及时使用 IVIG 治疗。在病程 10 日以后诊断 KD 的患者，红细胞沉降率增快或 C 反应蛋白 > 30 mg/L 伴发热或冠状动脉瘤（Z 值 ≥ 2.5）者，需应用 IVIG；无发热、炎性指标正常、冠状动脉正常者不用 IVIG。静脉输注 IVIG 的方法主要有 3 种：① IVIG 2.0 g/kg，于 10～12 h 内静脉输注。② IVIG 400 mg/(kg·d)，于 2～3 h 内静脉输注，连用 5 日。③ IVIG 1.0 g/kg，于 4～6 h 内静脉输注，用 2 日。以上 3 种治疗方法均可预防 CAL 发生。2006 年中华医学会儿科分会提出我国 KD 急性期 IVIG 2.0 g/kg 一次性给药，是目前公认的 KD 标准初始治疗方案。

2. 阿司匹林　急性期大剂量阿司匹林 30～50 mg/(kg·d) 口服，当发热消退达 48～72 h 或病程 14 日时，阿司匹林降至小剂量 3～5 mg/(kg·d) 口服治疗。小剂量阿司匹林治疗至少持续 8 周，8 周内均为 CAL 发生的高危时期；如患儿伴有 CAL 时，应延长用药时间直至冠状动脉恢复正常，对于合并巨大冠状动脉瘤则需要更强烈的抗凝治疗。

3. IVIG 无反应 KD 治疗　临床上仍有 10%～20% 的 KD 患儿对大剂量 IVIG 结合口服阿司匹林这一标准治疗无反应。IVIG 无反应 KD 定义为：患儿在发病 10 日内接受 IVIG 2 g/kg 及阿司匹林口服，IVIG 无论一次或分次输注后 48 h 患儿体温仍高于 38℃，或给药 2～7 日甚至 2 周内再次发热，并符合至少一项 KD 诊断标准。

2017 年 AHA 指南对 IVIG 无反应患者的辅助治疗建议：① 应用第二剂 IVIG（2 g/kg）。② 大剂量甲泼尼松龙冲击治疗。③ 较长时间（2～3 周）泼尼松龙或泼尼松联合 IVIG（2 g/kg）及阿司匹林。④ 英夫利西单抗，为 TNF-单克隆抗体，可替代第二剂 IVIG 或激素。⑤ 环孢霉素，主要抑制钙神经素-NFAT 通路，可用于第二剂 IVIG、英夫利西单抗、激素治疗无效的难治性 KD。⑥ 免疫调节单克隆抗体(除 TNF-拮抗剂)、细胞毒性药物、血浆置换可考虑用于第二剂 IVIG、长时间激素治疗、英夫利西单抗无效的难治性患者。当各种药物治疗无效时,血浆置换用于阻止 IVIG 无反应 KD 患儿冠状动脉扩张获得了良好效果。

4. **急性期 CAL 管理**　大部分 KD 患儿冠状动脉病变的血栓形成和心肌梗死发生在病初 3 个月内,KD 急性期 CAL 管理:① 对冠状动脉扩张患者(Z 值>2)应 1 周内重复 2 次 TTE 检查,直至冠脉内径稳定。② 巨大 CAA 患儿即使冠状动脉内径已经稳定,在病初 3 个月内亦应反复进行 TTE 检查以监测血栓形成。③ 6 个月以下患儿即使及时治疗也极具形成 CAA 危险,需要每隔几日重复 TTE 检查,直至冠状动脉内径稳定。④ 巨大 CAA(Z 值≥10)患儿在病初 3 个月内是血栓形成的最危险时期,一方面,给予全身抗凝及抗血小板治疗直至 CAA 改善;另一方面,在婴儿甚至任何年龄患儿,急性期或者高敏 C 反应蛋白正常前,低分子量肝素都比华法林容易调整用量。

五、远期管理

KD 远期管理始于急性期末,所有具有 CAL 病史的 KD 患者均需要终生监测,目标是预防血栓形成、治疗心肌缺血及相关并发症,保持理想的心血管健康。KD 冠状动脉病变的治疗主要包括药物治疗和非药物治疗。

1. **药物治疗**　主要药物包括抗血小板药、抗凝药和溶栓药。抗血小板药物是冠状动脉瘤患者的标准治疗,对于小型 CAA,阿司匹林可达到预防血栓形成的效果;对于中型 CAA,有研究提出阿司匹林可与噻吩吡啶类(如氯吡格雷)联合;对于巨大 CAA 形成、有急性心肌梗死发作病史或冠状动脉急剧扩张并血栓样回声患者应给予抗血小板联合抗凝治疗。应用华法林抗凝总体调整国际标准化比值(INR)在 1.5~2.5 范围,根据 CAA 大小和病变严重程度决定 INR 靠近下限或上限。

2. **非药物治疗**　包括经皮冠状动脉介入术及冠状动脉移植术。

3. **随访建议**　关于 KD 的随访管理,2014 年日本循环学会提出的建议:

(1) 冠状动脉无扩张或一过性扩张者随访 5 年,分别于发病后 1 个月、2 个月、6 个月、1 年及 5 年进行心电图和 TTE 的检查。

(2) 中小 CAA 在发病 1 个月后甚至 1~2 年内病变恢复者,需每年进行心电图及 TTE 的评估至 6~7 岁,9 岁、12 岁及 15 岁时间点各评估 1 次,且必要时予抗血小板药物如阿司匹林口服。

(3) 巨大 CAA 不能恢复者可能发生心肌缺血,必须密切随访,选择性使用 TTE、磁共振成像、冠状动脉造影、心肌灌注显像等影像学检查,2~5 年专科评估 1 次,持续口服小剂量阿司匹林,必要时加用华法林等抗凝药,如发生心肌缺血情况但无冠状动脉狭窄可以考虑行冠状动脉旁路移植术。

（4）冠状动脉狭窄伴或不伴心肌缺血终生随访，每3～6个月专科评估1次，持续口服小剂量阿司匹林，加用钙通道阻滞剂、血管紧张素转化酶抑制剂或β受体阻滞剂等预防心肌缺血及心力衰竭，必要时行冠状动脉旁路移植术或经皮冠状动脉介入治疗术。

2017年AHA指南基于KD危险分层的远期评估、血栓预防及药物治疗方法更加细化。

六、疫苗接种

KD存在机制不明的免疫异常，但不是免疫缺陷病，其预防接种不存在安全性问题，仅存在免疫效果问题，目前没有支持疫苗接种与KD有因果关系的报道，因此KD患儿可以接种疫苗。对于没有并发症的KD病例，需考虑疫苗接种与IVIG的使用间隔，IVIG会干扰抗体的产生，建议在经IVIG治疗后9～11个月内不宜进行麻疹、风疹、流行性腮腺炎、水痘、活性日本脑炎疫苗等疫苗的接种，其他疫苗则不需延后接种。合并冠状动脉病变、心脏扩大、心肌缺血、肝功能异常等病变的患儿，临床治疗时间较长，需要待临床停止用药后，方可安排疫苗接种，按照先灭活疫苗、后减毒活疫苗的顺序进行接种。

第五节　小儿晕厥

晕厥（syncope）是指大脑一过性供血不足所致的短暂意识丧失，常伴有肌张力丧失而不能维持自主体位，是儿童和青少年期的常见病症，可由多种原因引起。流行病学资料显示女孩发病率较高，发病高峰年龄为11～19岁，18岁以前儿童及青少年约15%有过至少一次的晕厥经历，占所有儿科急诊患儿的1‰～2%。

一、病因与分类

晕厥是一个症状，不是一个疾病，根据导致晕厥的病因可将晕厥分为自主神经介导的反射性晕厥，神经性、代谢性、精神性及心源性晕厥。其中神经介导（反射性）晕厥是最常见的类型，而血管迷走性晕厥（vasovagal syncope，VVS）是反射性晕厥中最常见的类型。

1. 自主神经介导的反射性晕厥　见于VVS、体位性心动过速综合征、反射性晕厥（境遇性晕厥，包括咳嗽性晕厥、排尿性晕厥、吞咽性晕厥、屏气发作及排便性晕厥等）、直立性低血压、颈动脉窦过敏综合征、自主神经功能障碍（包括外周神经炎、家族性自主神经功能障碍、中枢性自主神经衰竭、脊髓病变等）。

2. **心源性晕厥** 见于心律失常、结构性心脏病（心肌缺血/梗死、肥厚型心肌病、心脏肿瘤、心包疾病、先天性瓣膜疾病、先天性冠脉异常等）、心肺大血管疾病（肺栓塞、急性主动脉夹层、肺动脉高压）。

3. **非晕厥性一过性意识丧失** 见于神经系统疾病、代谢性疾病、精神性假性晕厥（包括癔症、重度抑郁假性、惊厥发作及焦虑症等）。

二、诊断程序及方法

2016年中华医学会儿科学分会心血管学组和《中华儿科杂志》编辑委员会颁布了《儿童晕厥诊断指南（2016修订版）》。

首先确定患儿是否是晕厥，晕厥发作前往往存在诱因、特殊情景下出现的意识丧失，以及意识丧失前存在先兆如头晕、恶心、多汗等提示患儿为晕厥发作。

根据欧洲心脏病学会的建议，对于晕厥患儿最初的评价：详细的病史询问、体格检查、卧立位血压测量和心电图检查，将患儿分为可明确诊断、可提示诊断及不明原因晕厥3种情况。

不明原因晕厥的患儿体格检查生长发育、心率、心律异常、心脏杂音及不正常的心电图，决定患儿需要进一步检查心脏彩超、24小时心电图监测、运动平板试验及心脏电生理检查等。

在心脏结构和心电图正常的患儿，VVS是最常见的原因，如果发作次数较多，直立倾斜试验是诊断的最重要方法。直立倾斜试验可诊断VVS、直立性低血压和体位性心动过速综合征导致的晕厥，如果晕厥的发作仅1次，可建议门诊随访观察，暂不行直立倾斜试验，必要时再给予进一步的评价。

经上述系统性临床评价和诊断方法的应用，一般可以对晕厥患儿建立诊断。如仍不能明确诊断，建议重新评估进行诊断。直立倾斜试验是诊断VVS、直立性低血压和体位性心动过速综合征的方法。

1. **试验方法** 试验要求应在安静的房间内，光线暗淡，温度适宜，实验前应让患儿平卧20 min。要准备好急救药品和心肺复苏的设备。患儿要求至少禁食3 h，停用血管活性药物至少5个半衰期以上，要具有同步监测心率和血压的设备。让患儿站立在具有一定倾斜角度（多为60～70°）的倾斜床上，每隔1～2 min记录患儿的血压和心率变化，同时询问患儿症状，直至出现阳性反应或完成45 min全过程。

2. **试验结果**
（1）血管迷走性晕厥：阳性标准为患儿出现以下情况之一。① 晕厥。② 晕先兆伴血压下降和(或)心率减慢。③ 晕厥先兆伴窦性停搏、交界性逸搏心率、一过性二度或二度以上房室传导阻滞及长达 3 s 的窦性停搏。

临床亚型：可分为 3 种类型。① 心脏抑制型：以心率下降为特征，呈现心动过缓，收缩压升高或轻度下降。② 血管抑制型：血压下降明显，伴心率增快或轻度减慢。③ 混合型：血压和心率均明显下降。

血压下降标准：为收缩压≤80 mmHg(收缩压下降＞20 mmHg)或舒张压≤50 mmHg 或平均血压下降≥25%。如患儿未达到以上标准，但已出现晕厥或晕厥先兆者仍为阳性。

心率减慢标准：指心动过缓，7～8 岁，心率＜65 次/min；8～15 岁，心率＜60 次/min；≥16 岁，心率＜50 次/min。

(2) 体位性心动过速综合征：在直立倾斜试验时，10 min 内患者的心率比卧位时增加 30 次/min 或心率增快大于 120 次/min。

(3) 直立性低血压：在直立倾斜试验的 3 min 内，血压持续下降超过收缩压 20 mmHg，或舒张压 10 mmHg。

三、诊断及鉴别诊断

晕厥的诊断及鉴别诊断主要基于各型晕厥的临床特点。

1. 自主神经介导的晕厥

(1) VVS：最常见的病因，约占所有晕厥患儿的 80%。好发于 11～19 岁的女孩，表现为持久站立时、看到流血、剧烈疼痛、闷热环境、洗热水浴、运动和紧张等诱发的晕厥。起病前可有短暂的头晕、注意力不集中、面色苍白、视听觉下降、恶心、呕吐、大汗、站立不稳等先兆症状。直立倾斜试验是诊断和鉴别诊断该病公认的方法。

(2) 体位性心动过速综合征：慢性直立不耐受的表现之一，严重时也可导致晕厥发生，多为学龄期儿童，女性多见，多在起立后的头晕或眩晕、胸闷、头痛、心悸、面色改变、视物模糊、倦怠、晨起不适、严重时出现晕厥等症状，平卧后症状可减轻或消失，直立倾斜试验是其诊断的方法，但需除外如贫血、心律失常、高血压、内分泌疾病及其他导致晕厥的心源性或神经源性疾病。

(3) 直立性低血压：药物所致是最常见的原因，常见药物有血管扩张剂、利尿剂、抗抑郁药，其次是血容量不足所致，常见消化道出血、急性胃肠炎(呕吐、腹泻等)，直立倾斜试验是其诊断的方法，该病的发生机制目前不详，认为与机体自主神经反应障碍有关。

(4) 境遇性晕厥：吞咽性晕厥、咳嗽性晕厥、排尿性晕厥、排便晕厥、梳头性晕厥和颈动脉窦过敏等。

2. 心源性晕厥　心源性晕厥儿童发病率并不高,但常可导致猝死等恶性心脏事件的发生,故而备受临床关注。其临床表现为:发生于坐位或仰卧位、前驱症状短(心悸)或没有任何征兆的晕厥;部分患者存在已知的有缺血性心脏病或结构性心脏病史,既往有心律失常或心功能的降低;有难以解释的早发性(<50岁)猝死的家族史、遗传性心律失常及先天性心脏病史;心脏检查结果异常,如心电图心律失常等。

对于体表心电图正常的患儿,如病史体格检查亦不支持心源性晕厥的患者,可排除心源性晕厥,但如果体表心电图正常,但病史体格检查不能排除心源性晕厥的可能,需进一步行相关检查如心脏彩超、24 h心电图或长程心脏记录仪、运动平板试验、心脏磁共振、心血管造影和心内电生理检查等进一步明确病因。

3. 神经系统疾病导致的一过性意识丧失　此类疾病主要区分惊厥发作与晕厥发作,发作后有无定向力障碍、发作前有无恶心及呕吐、发作后平卧位时的意识恢复状况、发作后平卧有无四肢的强直或阵挛动作、脑电图有无异常。其他需要鉴别的有偏头痛、发作性睡病、屏气发作等。

4. 病史评分鉴别惊厥和晕厥　鉴别惊厥和晕厥的病史评分见表6-3。

表6-3　鉴别惊厥和晕厥的病史评分

病　史　标　准	评　分
发作时存在舌咬伤	2
发作前存在幻觉	1
在情感刺激后出现意识丧失	1
发作后出现定向障碍	1
在丧失意识前出现头向一侧歪斜	1
发作时出现肢体抽动,发作后不能回忆	1
发作前出现多汗等前兆	-2
经常具有头晕等症状发作	-2
发作与长时间的站立或坐位有关	-2

注:如果评分≥1,支持患者为惊厥发作;如果评分<1,支持患者为晕厥发作。

5. 精神性假性晕厥　过度通气有时可导致晕厥发作,癔症性晕厥类似于有意识的丧失,多见于女性青少年,一般在精神紧张时出现。这些患儿在发作时没有心率、血压和皮肤颜色的改变,并且发作往往持续的时间较长,而且该病患儿在发作时往往是慢慢地倒下,没有身体伤害。

6. 代谢性疾病导致的一过性意识丧失　代谢性疾病,如低血糖导致的晕厥,在发生晕厥前往往有虚弱、饥饿、出虚汗、头昏,最后出现意识丧失,与体位无关,无心率和血压的变化,偶可伴有心动过缓。其他代谢紊乱如电解质紊乱导致的晕厥发作往往与代谢异常导致的心律失常有关。

四、治疗

主要是针对病因进行治疗,尤其对心源性晕厥的患儿,针对病因进行有效的治疗,是预防患儿发生心血管疾病不良事件的关键。

最常见的导致小儿晕厥的病因是VVS,根据2018年中华医学会儿科学分会心血管学组发表的儿童血管迷走性晕厥及体位性心动过速综合征治疗专家共识,其治疗包括对患儿进行教育、物理疗法、增加盐及液体摄入疗法、药物治疗和起搏治疗。药物治疗包括β受体阻滞剂、α-受体激动剂、氟氢可的松、5-HT前摄抑制剂。对于某些晕厥反复发作、药物控制效果欠佳的,可考虑起搏治疗,但目前在儿童中应用起搏治疗VVS的报道非常少。

(刘威,周翠臻,肖婷婷)

第七章

泌尿系统疾病

第一节 泌尿系统感染

泌尿系统感染（urinary tract infection，UTI）是由病原体侵犯尿路黏膜或组织引起的尿路炎症，可累及上、下泌尿道。UTI 是儿童常见的感染性疾病。婴幼儿 UTI 常合并膀胱输尿管反流（vesicoureteral reflux，VUR）等先天性尿路畸形，VUR 和反复 UTI 可导致持续性的肾脏损害和瘢痕化，最终影响肾功能，因此，早期诊治 UTI 至关重要。

一、病因和发病机制

1. **致病菌** 80%～90%小儿首次 UTI 是由大肠埃希菌引起，其次有克雷伯菌、变形杆菌及腐生葡萄球菌。病原体的毒力因子是决定能否引起UTI的主要因素。

2. **感染途径** 91%～96%的 UTI 是由于尿道周围细菌上行至膀胱、输尿管、肾盂引起，血源感染多发生在新生儿及小婴儿，少数由于淋巴感染、直接蔓延或尿路器械检查引起。

3. **易感因素** 包括儿童生理特点、宿主防御机制、先天或获得性尿路畸形或功能异常、尿道周围有寄生细菌、母体对婴儿的影响以及儿童存在的既往疾病。

4. **基因背景** 现已发现致使患儿 UTI 复发和肾瘢痕形成的基因包括血管紧张素转换酶基因的插入或缺失、白介素-8 受体 *CXCR1* 和 *CXCR2* 基因、热休克蛋白 72 基因、Toll 样受体通路基因等。

二、临床表现

患儿临床症状及体征因年龄而异。新生儿及婴幼儿的症状和体征呈现非特异性，多以全身症状为主，大于 3 岁的儿童发生上尿路感染时全身症状明显，下尿路感染时多以尿路刺激症状为主（表 7-1）。

表 7-1 小儿尿路感染症状/体征

年　龄	常见临床表现	症状/体征	少见临床表现
新生儿	发热 呕吐 嗜睡 黄疸 易激惹	喂养困难 生长发育迟缓	腹痛 血尿
婴幼儿（≤3 岁）	发热	腹痛或腹部腰部触痛 呕吐 厌食 黄疸 易激惹 嗜睡	血尿 生长发育迟缓
儿童（>3 岁）	尿频 尿急 尿痛	排尿异常（如尿失禁等） 腹痛或腹部、腰部触痛	发热 全身不适 呕吐 血尿 尿异味 尿液浑浊

三、辅助检查

1. 尿液分析

（1）尿常规检查：清洁中段尿离心沉渣中白细胞≥5 个/高倍视野，即可怀疑为 UTI。血尿也很常见，急性肾盂肾炎患儿还可出现中等蛋白尿、白细胞管型尿及晨尿的比重和渗透压减低。

（2）尿液硝酸盐试验和尿白细胞酯酶检测：亚硝酸盐试验阳性，对诊断 UTI 的特异性高（75.6%～100.0%），而敏感性较低（16.2%～88.1%）。尿白细胞酯酶检测对诊断 UTI 的特异性和敏感性分别为 69.3%～97.8%和 37.5%～100.0%。两者联合检测对诊断 UTI 的特异性和敏感性分别为 89.2%～100.0%和 30.0%～89.2%。

2. 尿标本收集方法及尿培养

尿培养是诊断 UTI 的金标准，需要在抗生素使用前留取尿标本。

（1）清洁中段尿培养是目前最常用的留取方法，诊断标准是>10^5菌落数/mL。

（2）对于婴儿，可以通过无菌集尿袋来收集标本，优点是无创且方便，缺点是标本易污染,尤其是女孩,假阳性率为30%~75%,当菌落计数<10^4时,可除外UTI。

(3) 耻骨上膀胱穿刺是诊断UTI的金标准,但有凝血功能障碍或腹壁缺损的患儿是禁忌的,在超声引导下穿刺可以提高成功率,只要有细菌生长即可确诊。

(4) 导尿术也是留取标本的一种方法,但是不常规推荐,可造成患儿排尿困难、血尿等创伤,且增加膀胱感染的风险,诊断标准是>1 000菌落数/mL,敏感性95%,特异性99%。

3. 影像学检查

(1) 泌尿系超声:具有无创、安全、无辐射、易操作等优点,最适用于检查解剖异常和肾脏大小,但是敏感性较低。首次UTI患儿需行泌尿系超声检查,以减少潜在的泌尿系畸形的漏诊。

(2) 静态同位素(DMSA):是诊断急性肾盂肾炎的金标准。此外,急性感染6个月后,该检查可用于评估肾瘢痕。

(3) 排泄性膀胱尿路造影(MCU):MCU不应作为首次发热性泌尿道感染的常规检查项目,MCU应在超声提示肾积水或输尿管扩张除外梗阻性疾病,或DMSA提示肾瘢痕,或泌尿道感染复发,及其他非典型或复杂的临床情况时完善。

(4) 磁共振泌尿系水成像(MRU):可明确解剖结构、输尿管融合及输尿管开口位置,具有无辐射、无造影剂过敏等优点,但价格昂贵,在一定程度上限制了其应用。

四、诊断和鉴别诊断

1. 儿童泌尿道感染的诊断

(1) 临床表现:膀胱或尿路刺激表现(尿频、尿痛、尿急)伴腰痛腰酸或全身症状(发热、呕吐等),年龄越小全身症状越重,表现不典型。

(2) 尿液检查:① 清洁新鲜离心尿沉渣,白细胞≥5个/HP。② 清洁中段尿培养菌落计数≥10^5/mL。

上述临床表现+尿液检查1项;或具备尿液检查2条可确诊,或2次尿培养细菌均>10^5菌落数/mL,且2次细菌相同者同样可确诊。

典型病例根据临床症状和实验室检查诊断多不难,新生儿具有表7-1任何1项症状/体征、婴幼儿出现表7-1中症状/体征2项或以上者、儿童具有表4-1中常见症状/体征之一或者不常见症状/体征2项或以上者需怀疑UTI,应进行尿液检查。

2. 上下尿路感染鉴别 上泌尿道感染又称肾盂肾炎,主要指菌尿并有发热(≥38℃),伴有腰酸、易激惹等不适。下泌尿道感染包括膀胱炎或尿道炎,通常患儿无全身症状和体征。儿童泌尿道感染定位有时较为困难,C反应蛋白在临床上并无鉴别作用,DMSA是诊断急性肾盂肾炎的金标准。

3. 复发性尿路感染的诊断　复发性尿路感染的诊断须满足以下 3 项中的任意 1 项：① UTI 发作 2 次及以上且均为急性肾盂肾炎。② 1 次急性肾盂肾炎且伴有 1 次及以上的下泌尿道感染。③ 3 次及以上的下泌尿道感染。与 UTI 复发相关的因素包括小年龄（小于 2.5 岁）、排尿障碍如夜尿症、摄入减少、大便失禁、特发性高钙尿症、DMSA 显示肾实质缺损、VUR 特别是双侧或Ⅲ级及以上反流等。

4. 鉴别诊断　本病需与急性肾小球肾炎、肾结核、肾结石相鉴别。

五、治疗

1. 急性期治疗

(1) 一般治疗：多饮水、多排尿，注意外阴清洁，避免便秘、憋尿等。

(2) 抗感染治疗

1) 选用抗生素原则：① 经验治疗选用对充分覆盖革兰氏阴性杆菌的强效杀菌药物，最好是广谱抗生素。② 上尿路感染应选择血浓度高的药物，下尿路感染选择尿浓度高的药物。③ 选择无肾毒性或肾毒性小的药物。④ 根据尿培养和药敏试验结果选用敏感抗生素。⑤ 如 24~48 h 症状和尿检无改善需重新评估，调整方案，必要时可联合使用抗生素。⑥ 可选择的抗生素包括：头孢菌素类（如头孢克洛、头孢克肟、头孢地尼、头孢泊肟、头孢呋辛、头孢曲松等）、青霉素类（如阿莫西林/克拉维酸钾、氨苄西林/舒巴坦等）、磺胺类[如复方新诺明，剂量 50 mg/(kg·d)，分 2 次口服，适用于年长儿，注意多饮水防止结晶形成，肾功能不全时慎用]、呋喃妥因[剂量 5~7 mg/(kg·d)，分 3 次口服，易引起呕吐等胃肠道反应，饭后服用]、β 内酰胺类（如美罗培南，剂量每次 20 mg/kg，每 8 h 一次）、其他（如喹诺酮类、氨基糖苷类等药物酌情使用）。

2) 抗生素治疗疗程：① 上尿路感染。年长儿及一般情况良好者口服抗生素 10~14 日或 3~5 日静脉给药，然后改口服，总疗程 10~14 日；婴幼儿或年长儿一般情况不佳者先静脉给药，然后改口服，总疗程 2~3 周。② 下尿路感染。年长儿及一般情况良好者口服抗生素，疗程 3~5 日，一般不超过 1 周；婴幼儿或年长儿一般情况不佳者先静脉用药 2~4 日，好转后改口服，总疗程 10~14 日。③ 疗程结束前 3 日再行中段尿培养及尿液检查，协助判断是否停药，停药后 3 日行中段尿培养及尿液检查，阴性为临床痊愈。

2. 预防性抗生素治疗　适用于复发性尿路感染的患儿。

(1) 选择药物及剂量：敏感药物抗生素，剂量为治疗剂量的 1/3，睡前顿服。敏感药物交替服用，每 2~4 周更换。

(2) 抗生素选择：呋喃妥因、复方磺胺甲基异噁唑；小婴儿可选阿莫西林/克拉维酸钾或头孢克洛口服,疗程3~6个月。

3. 随访

(1) 伴有肾瘢痕者每6个月记录身高、体重、生长发育评估及血压。

(2) 每3~6个月随访肾脏超声、尿系列蛋白、肾功能。

(3) VUR保守治疗者,每月随访尿培养及尿液检查,每6~12个月随访DMSA、VCUG。

4. 预后 没有VUR或肾脏瘢痕的UTI患儿预后是良好的。

第二节 肾病综合征

肾病综合征(nephrotic syndrome, NS)是由于肾小球滤过膜通透性增加,导致大量白蛋白自尿中丢失所引起的一组临床综合征。临床特征包括以下4点:大量蛋白尿[>50 mg/(kg·d)]、低白蛋白血症(<25 g/L)、高脂血症和水肿。该病的发病率仅次于急性肾炎,是儿童常见的肾小球疾病,发病率为3/100 000~5/100 000,常见于学龄前儿童,3~5岁为发病高峰。以下着重介绍儿童原发性肾病综合征。

一、病因与发病机制

按照病因分类,肾病综合征可分为原发性、继发性和先天性。原发性肾病综合征病因至今尚未明确,与电荷屏障、机械屏障的损伤有关。肾小球滤过膜的电荷屏障被破坏后,可使得带阴离子电荷的中分子血浆白蛋白丢失,形成高选择性的蛋白尿;当机械屏障损伤后,则可导致中大分子量的蛋白丢失,形成低选择性蛋白尿。儿童微小病变型肾病综合征可能与T细胞免疫功能异常相关,如调节性T细胞(Treg)与Th17细胞的失衡。近年来,因B淋巴细胞单抗可诱导肾病综合征缓解,因此,也有学者认为B淋巴细胞可能也参与该病的发生过程。非微小病变肾病的肾组织内常可检出免疫球蛋白和(或)补体成分的沉着,故提示有免疫复合物、局部免疫病理过程而损伤滤过膜的结构屏障而引发蛋白漏出。

继发性肾病综合征,常指继发于有明确病因的肾病综合征。目前已知,它可继发于感染、自身免疫性疾病。此外,先天性肾病一般指出生后3个月内起病的肾病综合征,常由足细胞骨架蛋白编码基因突变、感染和重金属中毒等引起。

二、病理

儿童原发性肾病综合征存在多种病理类型:微小病变(minimal change nephrotic

syndrome,MCNS)、系膜增生性肾小球肾炎(mesangial proliferative glomerulonephritis, MSPGN)、局灶节段性肾小球硬化(focal segmental glomerulosclerosis,FSGS)、膜增生性肾炎(mesangial proliferative glomerular nephritis,MPGN)以及膜性肾病(membranous nephropathy,MN)。其中,微小病变是儿童最为常见的病理类型。此外,还存在其他病理类型,如 IgA 肾病、IgM 肾病和 C1q 肾病等。

儿童原发性肾病综合征因肾小球滤过膜破坏产生大量蛋白尿,进而引起低白蛋白血症、高脂血症、水肿。

三、临床表现

患儿多因水肿就诊,起初多为眼睑水肿,可逐渐累及全身,水肿多为凹陷性,男孩可出现阴囊水肿,严重者可出现胸腔积液、腹水和心包积液。患儿常伴有尿少及泡沫尿,约15%的患儿可伴有镜下血尿,少数患儿可出现高血压、肉眼血尿等,这些临床表现往往提示患儿的肾脏病理类型为非微小病变。此外,患儿可出现精神萎靡、倦怠乏力、食欲减退、大量腹水形成时可伴腹痛和呼吸急促等症状。疾病反复发作或持续不缓解的患者,由于长期应用糖皮质激素和免疫抑制剂,可出现库欣征、感染和生长发育落后等并发症。

四、实验室及影像学检查

(1) 大量蛋白尿是儿童原发性肾病综合征的主要临床特点。

(2) 血白蛋白显著降低,通常低于 25 g/L。

(3) 高脂血症,胆固醇及甘油三酯显著升高,可伴有低密度和极低密度脂蛋白显著升高。

(4) 肾功能一般正常,少数患儿出现短暂的尿素氮和肌酐升高。

(5) 电解质测定一般正常,严重浮肿者,可出现低钠血症、低血钙等。

(6) 凝血功能检查,多表现为高凝状态,如 D-二聚体或纤维蛋白原降解产物(fibrinogen degradation products,FDP)显著升高。

(7) 肾脏超声检查可见肾脏实质呈现弥漫性改变,部分患儿伴有肾脏增大。

此外,水肿严重的患儿,由于循环容量下降,导致血液浓缩,故出现血红蛋白和血细胞比容增加。

五、合并症

本病的合并症有感染、低血容量、电解质紊乱、高凝状态及血栓形成、急性肾损伤。

六、诊断和鉴别诊断

(一)诊断

(1) 大量蛋白尿:1 周内 3 次尿蛋白定性呈阳性(+++~++++),或随机或晨尿尿蛋白/肌酐(mg/mg)≥2.0;24 h 尿蛋白定量≥50 mg/kg。

(2) 低蛋白血症:血浆白蛋白低于 25 g/L。

(3) 高脂血症:血浆胆固醇高于 5.7 mmol/L。

(4) 不同程度的水肿。以上 4 项中以(1)和(2)为诊断的必要条件。

(二)原发性肾病综合征临床分型

1. 按临床表现 按临床表现分为单纯型和肾炎型,凡具有以下 4 项之一或多项者属于肾炎型。

(1) 2 周内分别 3 次以上离心尿检查红细胞(RBC)>10 个/高倍镜视野(HPF),并证实为肾小球源性血尿者。

(2) 反复或持续高血压(学龄儿童≥130/90 mmHg,学龄前儿童≥120/80 mmHg),并除外使用糖皮质激素等原因所致。

(3) 肾功能不全,并排除由于血容量不足等所致。

(4) 持续低补体血症。

2. 按糖皮质激素 按糖皮质激素(简称"激素")反应分为以下 3 型。

(1) 激素敏感型肾病综合征(steroid sensitive nephrotic syndrome,SSNS):以泼尼松足量[2 mg/(kg·d),不超过 60 mg/d]治疗≤4 周尿蛋白转阴者。

(2) 激素耐药型肾病综合征(steroid resistant nephrotic syndrome,SRNS):以泼尼松足量治疗 4 周尿蛋白无改善或加重,或 8 周仍未转阴者。

(3) 激素依赖型肾病综合征(steroid dependent nephrotic syndrome,SDNS):对激素敏感,但连续 2 次减量或停药 2 周内反复者。

(三)鉴别诊断

本病需与继发性肾病综合征、先天性肾病综合征、链球菌感染后急性肾小球肾炎相鉴别。

七、治疗

1. 一般治疗

(1) 注意休息,病情缓解后可逐渐增加运动量。

(2) 严重水肿及高血压时,应严格限制水钠摄入,病情缓解后可不必严格限盐;水肿明显时,供盐 1~2 g/d,采用鱼、蛋、乳等高效价动物蛋白饮食,蛋白摄入量

1.5～2 g/(kg·d)。

(3) 防治感染：有细菌感染时，采用抗生素积极控制感染。

(4) 利尿消肿：一般以呋塞米 1～2 mg/(kg·次)或托拉塞米 10～40 mg/次。也可采用低分子右旋糖酐[5～10 mL/(kg·次)]联合呋塞米利尿。对于难治性顽固的水肿，可予白蛋白输注后再予利尿，但白蛋白输注不宜频繁。需注意的是，低分子右旋糖酐与白蛋白使用前必须明确肾病综合征诊断，如肾炎等高血容量性水肿禁止使用、肾功能不全时禁止使用。

2. 糖皮质激素治疗　目前临床上以糖皮质激素的中长程疗法为标准治疗方案，分为两个阶段：① 诱导缓解阶段。足量泼尼松 2 mg/(kg·d)(按身高的标准体重计算)或 60 mg/(m^2·d)，最大剂量 60 mg/d，先分次口服，尿蛋白转阴后改为晨顿服，共 4～6 周，但足量最短不应少于 4 周，最长不超过 8 周。② 巩固维持阶段。泼尼松 2 mg/kg(按身高的标准体重计算)，最大剂量 60 mg/d，隔日晨顿服，维持 4 周，然后逐渐减量，每 4 周减 5～10 mg，目前国内多采用激素中长程疗法，即 9～12 个月。

3. 并发症的处理原则

(1) 低血容量性休克：患儿由于血浆胶体渗透压下降，常表现为血容量不足，甚至引起休克，及时采用生理盐水和白蛋白扩容，必要时可加用多巴胺和多巴酚丁胺等血管活性药物。

(2) 急性肾损伤：常因为血容量不足，导致肾前性肾衰竭，及时采用生理盐水等对症处理后，往往可逆转病情。

(3) 感染：这是原发性肾病综合征最为常见的并发症，也是引起该病复发的高危因素。因此，一旦存在感染，应及时抗感染治疗。

(4) 血栓形成：肾病急性期，多数患儿伴有高凝状态，易形成血栓，如实验室检查存在高凝指标，及时抗凝治疗，如低分子量肝素钙[0.01 mL/(kg·d)]皮下注射等。

(5) 电解质紊乱：患儿可出现低血钠、低血钙等，根据电解质紊乱严重程度，给予相应电解质补充等对症治疗。

(6) 其他：长期应用激素者，由于存在骨质疏松的风险，应补充钙剂及维生素 D。

八、预后及随访

80%～90%的患儿对激素治疗敏感，但其中约 80%的患儿可演变为激素依赖，另 10%～20%的患儿表现为激素耐药型肾病综合征。每月随访 1～2 次，复查尿常规。随访过程中出现病情变化重新评估，每 3 个月复查血常规及肝肾功能。

每年复查腹部超声1~2次。注意随访过程糖皮质激素及免疫抑制剂的毒副作用。

第三节　急性肾小球肾炎

急性肾小球肾炎泛指各种因素(感染性或非感染性)引起的一组免疫相关性肾小球炎症性疾病。其中感染是最常见的诱发因素,儿童以链球菌感染后急性肾小球肾炎最为常见。临床表现为急性起病,以血尿[和(或)蛋白尿]、水肿[和(或)少尿],伴或不伴高血压、肾小球滤过率下降为临床特点,病程一般在3个月内,又可称为急性肾炎综合征。该病多发生于儿童(6~10岁)和青年人群中,男女比例为(2~3):1,分为链球菌感染后急性肾小球肾炎和非链球菌感染后急性肾小球肾炎。本节将讲述链球菌感染后急性肾小球肾炎。

一、病因和发病机制

1. 链球菌感染后急性肾小球肾炎　由A组β溶血性链球菌感染所致。
2. 非链球菌感染后急性肾小球肾炎　由其他病原微生物感染所致。
(1) 其他细菌:肺炎球菌、脑膜炎球菌、克雷伯菌、布氏杆菌、伤寒杆菌等。
(2) 病毒:水痘病毒、麻疹病毒、腮腺炎病毒、EB病毒、巨细胞病毒、乙型肝炎病毒等。
(3) 梅毒螺旋体。
(4) 原虫及寄生虫,如疟疾、旋毛虫、弓形虫等。
(5) 其他,如支原体、立克次体、真菌等。

二、临床表现

1. 潜伏期　大部分患者有前驱咽部或皮肤感染史,从感染到出现临床表现的时间为3~33日,平均7~14日。
2. 临床表现
(1) 全身表现:常有发热、疲乏、厌食、恶心、呕吐、嗜睡、头晕、视物模糊及腰部钝痛等。
(2) 血尿:是最常见的临床表现。25%~60%的患者可出现肉眼血尿,表现为茶色或洗肉水样颜色的尿液。
(3) 蛋白尿:大部分患者也可合并蛋白尿,24 h定量在0.5~3.5 g,常为非选择性蛋白尿。仅有2%~4%的患者会出现肾病综合征水平的蛋白尿。

(4) 水肿：70%～90%的患者可出现水肿，为起病早期表现。轻者表现为晨起眼睑水肿，严重者可波及全身，多为非凹陷性水肿，少数为凹陷性水肿（少于20%）。循环充血严重者还可能出现心力衰竭，表现为心脏扩大，听诊可闻及奔马律。

(5) 高血压：80%～90%的患者可出现高血压表现，这与水钠出溜、血容量扩张相关。30%～35%的儿童可合并高血压脑病，表现为头痛、癫痫、精神状态变化和视物模糊等。高血压一般在1～2周内消退，一般无须长期治疗。

(6) 少尿：33.6%的患儿可出现少尿，尿量常<500 mL/d，2周后尿量逐渐增加。

(7) 肾功能下降：急性期可出现一过性氮质血症，表现为血肌酐和尿素氮轻度升高，占所有患者的60%～65%，严重者也可出现急性肾衰竭。肾小管功能的受累较轻，部分患者可能合并尿糖阳性、尿钠及尿钙下降，尿液浓缩功能正常。

3. 非典型或亚临床表现　大多急性肾小球肾炎患者临床表现不典型，部分临床仅有轻度尿检异常而无明显水肿、高血压和氮质血症等，常见于非链球菌感后肾小球肾炎；部分以水肿和高血压起病而无明显尿检异常；极少数患者还可出现过敏性紫癜样皮疹。

三、辅助检查

1. 尿液检测　尿常规可见红细胞增多和尿蛋白阳性，尿蛋白与肌酐比值升高，尿沉渣显示红细胞管型、颗粒管型及少量肾小管上皮细胞和白细胞。尿白细胞可达每高倍镜下10个左右，中性粒细胞占75%以上，但非尿路感染，在疾病早期，尿白细胞可能较红细胞增加更为显著。

2. 血液检测

(1) 血常规：常可见血红蛋白下降，极少数患者可出现严重贫血，个别病例可表现为自身免疫性溶血性贫血。

(2) 红细胞沉降率增快：2～3个月内恢复正常。

(3) 血生化：血肌酐和尿素氮正常或升高，血白蛋白轻度下降，大量蛋白尿患者可出现低蛋白血症；循环充血严重患者可有稀释性低钠血症，少尿者则可能出现高钾血症。

(4) 补体：大部分患者血清总补体（CH50）及C3明显下降，约10%的患者C1q、C4等短暂轻微下降。典型的链球菌感染后急性肾小球肾炎C3水平在病程的早期即出现下降，但在治疗后6～8周恢复到正常水平，若8周未恢复正常，则应警惕C3肾小球肾炎等其他肾小球疾病。

(5) 抗链球菌抗原的抗体水平：抗链球菌抗原抗体包括抗链球菌溶血素O

(ASO)、抗透明质酸酶(A-H)和抗DNA酶。咽部感染常表现为ASO升高,其敏感性高达97%,特异性为80%,通常在感染后1周开始增加,在感染后3~5周达到峰值;而皮肤感染者90%可出现血清抗DNA酶和A-H升高,有较高的诊断意义。

3. 影像学检查 泌尿系统超声可发现肾脏正常或实质回声增强,以及继发于水肿和炎症的肾脏体积增大。

四、病理

肾脏较正常明显增大,被膜下组织光滑。

1. 光镜表现 主要表现为弥漫性内皮及系膜细胞增生伴细胞浸润(中性粒细胞、单核细胞、嗜酸性粒细胞等),这种毛细血管内高细胞性可能导致毛细血管腔隙狭窄。轻者仅表现为部分系膜细胞增生,重者可出现内皮细胞增生,甚至形成新月体,呈急进性肾炎改变。肾小管病变不显著,部分有上皮细胞变性、肾间质水肿等。

2. 免疫荧光表现 可见以IgG、C3为主的颗粒状沉积,按其分布可分为3种类型:系膜型、星空型和花环型。系膜型,免疫沉积物主要位于系膜区;星空型,免疫球蛋白和C3在肾小球基底膜和系膜区呈弥漫性、不规则分布;花环型,免疫沉积物大部分沿肾小球基底膜分布,系膜区少见。

3. 电镜表现 可见上皮下或内皮下电子致密物呈"驼峰样"沉积。

五、诊断

(1) 急性起病(3个月之内)。

(2) 典型临床表现(血尿、蛋白尿、水肿伴少尿、高血压和氮质血症等)。

(3) 分型诊断,链球菌感染证据(ASO升高、补体降低)或其他病原学证据。

(4) 病理表现以毛细血管内皮细胞和系膜细胞增生性变化为主,电镜可见上皮下"驼峰样"电子致密物沉积。

六、鉴别诊断

(1) 以肉眼血尿和(或)蛋白尿起病的急性肾小球肾炎,需与泌尿系统感染、结石、结核、肿瘤等非肾小球源性疾病相鉴别。

(2) 以急性肾炎综合征起病的肾小球疾病需与多种原发性肾小球疾病相鉴别,如IgA肾病、C3肾小球病、遗传性肾脏疾病。

(3) 全身系统性疾病继发性肾脏损害,如系统性红斑狼疮、过敏性紫癜、溶血尿毒症综合征、结节性多动脉炎、Goodpasture综合征。

七、治疗

无特异性治疗方案,以一般治疗和对症治疗为主。

1. 休息　卧床休息为主,肉眼血尿消失、水肿消退、血压恢复正常(2~3周)可下床活动,红细胞沉降率正常可以上学。

2. 饮食　低盐(<3 g/d)、肾小球滤过率<60 mL/(min·1.73 m^2)限制蛋白质入量。

3. 利尿　噻嗪类利尿剂[氢氯噻嗪口服1~2 mg/(kg·d),不超过100 mg/d,分1~2次],袢利尿剂[口服或静脉使用呋塞米1~2 mg/(kg·d),不超过600 mg/d],禁用保钾利尿剂(螺内酯)。

4. 降血压　利尿剂、钙离子通道阻滞剂[硝苯地平0.5~2 mg/(kg·d),分3~4次口服,不超过120 mg/d],严重时可予盐酸尼卡地平注射液、硝普钠、酚妥拉明等药物降血压。

5. 高血钾　限制钾摄入、排钾利尿剂等对症治疗。

6. 心力衰竭治疗　利尿、降血压治疗。

7. 肾替代治疗　非阻塞性少尿(<200 mL/d)或无尿、严重酸中毒(PH<7.0)、氮质血症(BUN>30 mmol/L)、高钾血症(K^+>6.5 mmol/L)、利尿无效的水肿等需立即行透析治疗。

(康郁林,黄文彦)

第八章

消化系统疾病

第一节 胃食管反流

胃食管反流(gastroesophageal reflux,GER)是指胃内容物反流入食管,甚至口咽部。超过 2/3 的健康婴儿存在 GER 症状,但多数反流不严重,随年龄增加反流逐渐减轻,未引起不良后果,此为生理性 GER。若反流引起并发症、导致组织损伤或炎症(如食管炎、阻塞性呼吸暂停、气道高反应性疾病、吸入性肺炎、喂养和吞咽困难、生长迟缓等),应进一步评估存在胃食管反流病(gastroesophageal reflux disease,GERD)的可能。

一、病因和发病机制

GER 通常与非吞咽时食管括约肌(LES)的短暂松弛有关。GERD 是抗反流防御机制下降和反流物对食管黏膜攻击的结果。抗反流防御机制包括食管正常蠕动、唾液冲洗作用及胃食管交界的解剖结构(LES、膈下腹段、膈肌脚、膈食管韧带、食管与胃间 His 角)。反流物有胃酸、胃蛋白酶、胆酸和胰酶等。

1. 抗反流屏障功能低下　LES 张力低下或频发的 LES 一过性松弛,是引起 GERD 的主要原因;LES 周围组织作用减弱。

2. 食管廓清能力降低　食管蠕动及唾液分泌异常,使反流物停滞,损伤黏膜。

3. 胃十二指肠功能失常　胃排空减缓、胃内压增高,可使 LES 开放,加重反流。

4. 反流物破坏食管黏膜的屏障功能　黏膜屏障由食管黏液层、多层鳞状上皮细胞、细胞内缓冲离子、细胞代谢和血液供应共同组成。反流物损害食管黏膜屏障,引起食管炎。

二、临床表现

婴儿和儿童GER最常见的症状为呕吐或反流。生理性 GER 婴儿(happy spitter)

表现为生长发育正常;不费劲、无痛苦的反流;无或轻微激惹;精神、食欲好。GERD相关症状包括食管及食管外表现,根据不同年龄段,有不同的常见症状(表8-1)。须注意,症状严重程度与疾病严重程度不一定平行。

表8-1 不同年龄儿童 GERD 常见临床症状、体征

婴 儿	>1岁儿童/青少年
呕吐、溢乳	反流、呕吐
烦躁	上腹痛和(或)胃灼热感
生长迟缓	生长迟缓或体重减轻
吞咽困难(吞咽痛)	吞咽困难(吞咽痛)
拱背(尤其进食时)	胸痛,夜间腹/胸痛
拒绝喂养	厌食
窒息,呼吸暂停	反酸、恶心
慢性/夜间咳嗽	慢性/夜间咳嗽
喘息	哮喘
反复支气管肺感染	反复支气管肺感染
睡眠障碍	清嗓子、喉咙痛、声音嘶哑 慢性鼻窦炎或中耳炎 咽/喉炎 口腔糜烂、龋齿、磨牙、口臭 睡眠、行为问题,疲劳,易怒,注意力不集中

三、辅助检查

目前缺乏特异性检查方法确诊 GER/GERD,故诊断需采用综合技术,发现胃食管反流及其并发症,明确反流与症状间的因果关系,评估治疗的预期效果,并排除其他疾病。

1. 食管 pH 监测　食管 pH 监测可量化显示监测期间食管酸暴露的频率和持续时间。食管 pH 监测可用于以下情况:① 判断不适症状持续与酸反流的关系。② 判断酸反流与食管炎发生及其他 GERD 相关症状或体征的关系。③ 评估抑酸治疗的效果。但其无法识别非酸反流。

2. 食管多通道腔内阻抗监测　食管多通道腔内阻抗监测（multichannel intraluminal impedance，MII）技术能识别食管内容物的运动方向及性质（液体、气体或混合反流），是有效的可以检测非酸反流的技术。新的指南推荐将 pH-阻抗监测用于以下情况：① 判断不适症状持续与酸反流或非酸反流的关系。② 判断酸反流或非酸反流与食管炎发生及其他 GERD 相关症状或体征的关系。③ 评估抑酸治疗的效果。④ 鉴别非糜烂性反流病，食管高反应性及功能性胃灼热（内镜下无反流证据，无食管酸负荷增加，且症状发生与反流无关）。

3. 电子胃镜检查及黏膜活检　该方法安全可靠，能直观判断食管黏膜是否存在损伤，结合病理学检查，可与 GERD 相鉴别。在检查过程中也可以发现患儿是否存在先天性上消化道解剖学异常。

4. 上消化道钡餐造影　现已不推荐用于诊断 GER 或 GERD。

5. 食管测压　能显示 LES 压力低下、频发一过性 LES 松弛及食管蠕动收缩波幅低下或消失，有助于确定食管动力异常类型。但不推荐将其用于诊断儿童 GERD。

6. 胃食管同位素扫描　患儿吞服 ^{99m}Tc 标记液体，定时 γ 照相，可观察食管廓清、GER、胃排空。肺内核素增强表示反流是肺部病变原因。因缺乏规范化的技术和具体的正常值范围，不推荐作为 GER 儿童的常规检查。

7. 质子泵抑制剂（PPI）诊断试验　不推荐将其用于诊断婴儿 GERD，及以食管外症状为主要表现的儿童 GERD，但对于有典型 GERD 症状的儿童，推荐进行 4～8 周的 PPI 诊断性治疗。

四、诊断和鉴别诊断

详尽的病史和体格检查能可靠地诊断儿童大多数生理性 GER。对于能提供可靠病史的年长儿，可根据其典型症状（如胃灼热感）临床诊断 GERD。因 GERD 在不同年龄的儿童中临床症状相异，目前尚无单一症状或症状集合能可靠地诊断 GERD 及其并发症，或预测治疗效果。对于无明显系统性疾病的频繁呕吐、反复发作的呼吸道感染、治疗无效的哮喘、胸及上腹痛、喂食困难、不明原因的营养不良、生长发育停滞等症状，应考虑 GERD 可能。出现报警征象（6月龄后出现呕吐或呕吐持续至 12～18 月龄以后，伴有体重减轻、发热、异常烦躁/疼痛、剧烈呕吐、夜间呕吐、呕血、慢性腹泻、便血、腹胀、排尿困难、头围异常、癫痫发作等），须与以下疾病相鉴别。

（1）以反复呕吐为主要表现者须与以下情况鉴别：胃/食管蹼、十二指肠闭锁、肠旋转不良、肠扭转、幽门狭窄、贲门失弛缓、先天性巨结肠、食管裂孔疝、食物过敏、嗜酸性粒细胞性食管炎等消化系统疾病，以及先天性肾上腺皮质增生、半乳糖血症、腹型偏头痛等内分泌、代谢、神经系统疾病。

(2) 以胸痛为主要表现者须与各种心源性和非心源性因素鉴别,如心肌炎、心肌病、肺炎、胸膜炎、感染性食管炎、局部肌肉、骨骼、神经病变等。

(3) 以慢性咳嗽或喘息为主要表现者须与支气管哮喘、上气道咳嗽综合征等呼吸系统疾病鉴别。

五、治疗

GERD 治疗目的为缓解症状、改善生活质量以及防治并发症。生活方式改变可以有效地减少婴儿和儿童的 GER 症状,推荐其为无合并症的 GER 和 GERD 的一线治疗。药物治疗包括抑酸剂、抗酸剂、黏膜保护剂和促动力药。对于药物治疗无效的顽固性 GERD 或存在危及生命的并发症时,可考虑手术治疗。

(一) 改变生活方式

1. 婴儿

(1) 少量多次喂养,避免过饱。

(2) 奶粉中加入适量米粉增加其稠厚度,或反流婴儿专用增厚奶粉。但须警惕其可能与早产儿坏死性小肠结肠炎、摄入过多能量等其他健康问题有关。

(3) 母乳喂养者疑诊 GERD 时,尝试母亲忌食牛奶和鸡蛋 2~4 周。

(4) 人工喂养且疑诊 GERD 时,尝试更换深度水解蛋白粉或氨基酸配方粉 2~4 周。

(5) 不推荐在睡眠时使用体位疗法。

(6) 避免吸入二手烟。

2. 儿童/青少年

(1) 减肥及控制体重,超重可能增加 GERD 的风险。

(2) 戒烟并避免吸入二手烟。

(3) 少食多餐,避免暴饮暴食。

(4) 多饮水,以减少食管内酸存留。

(5) 回避降低 LES 压力和增加胃酸分泌的食物(酒精、咖啡因、碳酸饮料、巧克力、辛辣、高糖、高脂的食物)和药物(钙离子通道阻滞剂)。

(6) 避免睡前 2~3 h 内进食。

(7) 餐后 3 h 保持直立,不斜靠或躺倒。

(8) 床脚垫木块使床头抬高 15~20 cm。

(9) 穿腹部宽松的衣服。

(10) 饭后咀嚼无糖口香糖。

(二) 药物治疗

1. 抑酸剂　能减少胃酸分泌,减轻反流物对食管黏膜刺激,是治疗和预防反流相关性糜烂性食管炎的一线用药。首选 PPI,因其在缓解症状和糜烂性食管炎愈合率方面优于 H_2 受体拮抗剂(H_2RA)。对于一般情况良好的婴儿,不推荐使用 H_2RA 或 PPI 处理反流症状。GERD 儿童推荐疗程 4~8 周的 H_2RA 或 PPI 处理典型症状(胸骨后或上腹部疼痛)(表 8-2)。

表 8-2　可用于治疗儿童 GERD 的抑酸药及其用法用量

抑酸药	药　物	推荐剂量[mg/(kg·d)]	每日最大剂量 mg
PPI	奥美拉唑	1~2	40
	兰索拉唑	2	30
	埃索美拉唑	<20 kg,10 mg;>20 kg,20 mg	40
H_2RA	西咪替丁	30~40	800
	雷尼替丁	5~10	300
	法莫替丁	1	40

注:PPI,质子泵抑制剂;H_2Ra,H_2 受体拮抗剂。

2. 抗酸剂(铝碳酸镁、碳酸钙、藻酸盐抗酸剂)和黏膜保护剂(硫糖铝、蒙脱石散、L-谷氨酰胺呱仑酸钠)　可以保护黏膜免受反流物侵蚀,缓解胃灼热感,但食管黏膜愈合率低于抑酸剂,可作为辅助治疗。

3. 促动力剂　目前没有足够证据支持儿童 GERD 使用促动力剂。

(三) 外科手术治疗

对于症状顽固、内科治疗无效或存在危及生命的并发症者,可考虑手术治疗,如 Nissen 胃底折叠术、经幽门或空肠喂养。如合并食管裂孔疝可行修补和抗反流术。

第二节　腹泻及液体疗法

小儿腹泻(infantile diarrhea),或称腹泻病,是一组由多病原、多因素引起的以大便次数增多和大便性状改变为特点的胃肠道综合征。是我国婴幼儿最常见的消化道疾病。6 月龄~2 岁婴幼儿发病率高,1 岁以内约占半数,是造成小儿营养不良、生长发育障碍和死亡的主要原因之一。

一、病因

1. **感染性** 多见,如病毒、细菌、真菌、寄生虫等感染。
2. **非感染性** 包括饮食性、过敏性、先天酶缺陷、肠道菌群紊乱、气候因素及先天性畸形、短肠综合征、免疫缺陷、药物因素、炎症性肠病等引起的腹泻。

二、发病机制

1. **渗透性腹泻** 肠腔内存在大量不能吸收的具有渗透活性的物质。
2. **分泌性腹泻** 肠腔内电解质分泌过多。
3. **渗出性腹泻** 炎症所致的液体大量渗出。
4. **肠道功能异常性腹泻** 肠道蠕动功能异常。

但在临床上不少腹泻并非由某种单一机制引起,而是在多种机制共同作用下发生的。

三、临床表现

不同病因引起的腹泻常具有各自的临床特点和不同的临床过程。

1. 腹泻的共同临床表现

(1) 轻型:常由饮食因素及肠道外感染引起。起病可急可缓,以胃肠道症状为主,食欲缺乏,偶有溢乳或呕吐,大便次数增多,大便每日三次至数十次,但每次大便量不多,稀薄或带水,呈黄色或黄绿色,有酸味,常见白色或黄白色奶瓣和泡沫。无脱水及全身中毒症状,多在数日内痊愈。

(2) 重型:多由肠道内感染引起。常急性起病,也可由轻型逐渐加重、转变而来,除有较重的胃肠道症状外,还有较明显的脱水、电解质紊乱和全身中毒症状,如发热、精神烦躁或萎靡、嗜睡,甚至昏迷、休克。

2. 几种常见类型肠炎的临床特点

(1) 轮状病毒肠炎:轮状病毒是秋冬季小儿腹泻最常见的病原,故又称为秋季腹泻。呈散发或小流行,经粪-口传播,也可通过气溶胶形式经呼吸道感染而致病。潜伏期1~3日,多发生在6~24个月婴幼儿,4岁以上者少见。起病急,常伴发热和上呼吸道感染症状,无明显中毒症。病初即有呕吐,常先于腹泻发生。大便次数多、量多,水分多,黄色水样或蛋花样便带少量黏液,无腥臭味,常并发脱水、酸中毒及电解质紊乱。本病为自限性疾病,数日后呕吐渐停,腹泻减轻,不喂乳类的患儿恢复更快,自然病程3~8日,少数较长。大便镜检偶有少量白细胞,感染后1~3日即有大量病毒自大便中排出,最长可达6日。

(2) 诺如病毒性肠炎：主要发病季节为9月至次年4月，发病年龄1～10岁，多见于年长儿和成人。潜伏期1～2日，起病急慢不一。可有发热、呼吸道症状。腹泻和呕吐轻重不等，大便量中等，为稀便或水样便，伴有腹痛。病情重者体温较高，伴有乏力、头痛、肌肉痛等。本病为自限性疾病，症状持续1～3日。粪便及外周血象检查一般无特殊发现。

(3) 产毒性细菌引起的肠炎：多发生在夏季。潜伏期1～2日，起病较急。轻症仅大便次数稍增，性状轻微改变；重症腹泻频繁，量多，呈水样或蛋花样，混有黏液，镜检无白细胞。伴呕吐，常发生脱水、电解质和酸碱平衡紊乱。自限性疾病，自然病程3～7日，亦可较长。

(4) 侵袭性细菌（包括侵袭性大肠杆菌、空肠弯曲菌、耶尔森菌、鼠伤寒杆菌等）：引起的肠炎全年均可发病，多见于夏季。潜伏期长短不等。常引起志贺氏杆菌性痢疾样病变。起病急，高热甚至可以发生热惊厥，腹泻频繁，大便呈黏液状，带脓血，有腥臭味。常伴恶心、呕吐、腹痛和里急后重，可出现严重的中毒症状如高热、意识改变，甚至感染性休克。大便镜检有大量白细胞及数量不等的红细胞，大便细菌培养可找到相应的致病菌。其中空肠弯曲菌常侵犯空肠和回肠，且有脓血便，腹痛剧烈，易误诊为阑尾炎，亦可并发严重的小肠结肠炎、败血症、肺炎、脑膜炎、心内膜炎、心包炎等。耶尔森菌小肠结肠炎，多发生在冬季和早春，可引起淋巴结肿大，亦可产生肠系膜淋巴结炎，甚至与阑尾炎相似，也可引起咽痛和颈淋巴结炎。鼠伤寒沙门菌小肠结肠炎，有胃肠炎型和败血症，新生儿和<1岁婴儿尤易感染，新生儿常为败血症型，常引起暴发流行。可排深绿色黏液脓便或白色胶冻样便。

(5) 出血性大肠杆菌肠炎：大便次数增多，开始为黄色水样便，后转为血水便，有特殊臭味；大便镜检有大量红细胞，常无白细胞；伴腹痛；个别病例可伴发溶血尿毒症综合征和血栓性血小板减少性紫癜。

(6) 抗生素相关性腹泻：长期应用广谱抗生素可使肠道菌群失调，肠道内条件致病菌如金黄色葡萄球菌、铜绿假单胞菌、变形杆菌、某些梭状芽孢杆菌和白念珠菌大量繁殖而引起肠炎。营养不良、免疫功能低下、长期应用肾上腺皮质激素者更易发病，婴幼儿病情多较重。可在用药1周内或迟至停药后4～6周发病（亦见于外科手术后、肠梗阻、肠套叠、巨结肠等体弱患者）。轻症停用抗生素后很快痊愈；重症频泻黄绿色水样便，可有伪膜排出，为坏死毒素致肠黏膜坏死所形成的伪膜；黏膜下出血可引起大便带血，可出现脱水、电解质紊乱和酸中毒。伴有腹痛、腹胀和全身中毒症状，甚至发生休克。对可疑病例可行纤维结肠镜检查。大便培养、检测细胞毒素可协助确诊。

四、诊断和鉴别诊断

在临床诊断中常包括病程、轻重及估计可能的病原。病程在 2 周以内的腹泻为急性腹泻,病程 2 周～2 个月的为迁延性腹泻,慢性腹泻的病程为 2 个月以上。根据发病季节、病史(包括喂养史和流行病学资料)、临床表现和大便性状易于做出临床诊断。必须判定有无脱水(程度和性质)、电解质紊乱和酸碱失衡;注意寻找病因。

肠道内感染的病原学诊断比较困难,从临床诊断和治疗需要考虑,可先根据大便常规有无白细胞将腹泻分为两组:

(1) 大便无或偶见少量白细胞者为侵袭性细菌以外的病因(如病毒、非侵袭性细菌、寄生虫等肠道内、外感染或喂养不当)引起的腹泻,多为水泻,有时伴脱水症状。

(2) 大便有较多的白细胞者表明结肠和回肠末端有侵袭性炎症病变,常由各种侵袭性细菌感染所致,仅凭临床表现难以区别,必要时应进行大便细菌培养、细菌血清型和毒性检测,尚需与部分疾病鉴别。

五、治疗原则

调整饮食,预防和纠正脱水,合理用药,加强护理,预防并发症。不同时期的腹泻病治疗重点各有侧重,急性腹泻多注意维持水、电解质平衡及抗感染,迁延及慢性腹泻则应注意肠道菌群失调问题及饮食疗法问题。治疗不当往往会得到事倍功半或适得其反的结果。

(一) 饮食疗法

应强调继续饮食,满足生理需要,补充疾病消耗,以缩短腹泻后的康复时间,但应根据疾病的特殊病理生理状况、个体消化吸收功能和平时的饮食习惯进行合理调整。有严重呕吐者可暂时禁食 4～6 h(不禁水),待好转后继续喂食,由少到多,由稀到稠。病毒性肠炎多有继发性双糖酶(主要是乳糖酶)缺乏,对疑似病例可暂停乳类喂养,去乳糖饮食减轻腹泻,缩短病程。

(二) 纠正水、电解质紊乱及酸碱失衡

脱水往往是急性腹泻死亡的主要原因,合理的液体疗法是降低病死率的关键。

1. 口服补液　世界卫生组织推荐的口服补液盐(oral rehydration salt,ORS)可用于腹泻时预防脱水及轻、中度脱水而无明显周围循环障碍者。轻度脱水口服液量 50～80 mL/kg,中度脱水 80～100 mL/kg,于 8～12 h 内将累积损失量补足;脱水纠正后,将余量用等量水稀释按病情需要随意口服。

2. 静脉补液 适用于中度以上脱水、吐泻严重或腹胀的患儿。输入溶液的成分、容量和滴注时间必须根据不同的脱水程度和性质决定,同时要注意个体化,结合年龄、营养状况、自身调节功能而灵活掌握。

(1) 第1日补液

1) 总量:包括补充累积损失量、继续损失量和生理需要量,一般轻度脱水为 90~120 mL/kg,中度脱水为 120~150 mL/kg,重度脱水为 150~180 mL/kg,对少数营养不良、肺炎、心、肾功能不全的患儿尚应根据具体病情分别作较详细计算。

2) 溶液种类:溶液中电解质溶液与非电解质溶液的比例应根据脱水性质(等渗性、低渗性、高渗性)分别选用,一般等渗性脱水用 1/2 张含钠液、低渗性脱水用 2/3 张含钠液、高渗性脱水用 1/3 张含钠液。若临床判断脱水性质有困难时,可先按等渗性脱水处理。

3) 输液速度:主要取决于脱水程度和继续损失的量和速度,对重度脱水有明显周围循环障碍者应先快速扩容,20 mL/kg 等渗含钠液,30~60 min 内快速输入;累积损失量(扣除扩容液量)一般在 8~12 h 内补完,每小时 8~10 mL/kg;脱水纠正后,补充继续损失量和生理需要量时速度宜减慢,于 12~16 h 内补完,约每小时 5 mL/kg;若吐泻缓解,酌情减少补液量或改为口服补液。

4) 纠正酸中毒:根据临床症状结合血气测定结果,另加碱性液(如碳酸氢钠)纠正。对重度酸中毒可用 1.4% 碳酸氢钠扩容,兼有扩充血容量及纠正酸中毒的作用。

5) 纠正低钾:有尿或来院前 6 h 内有尿即应及时补钾,静脉补入氯化钾每日浓度不应超过 0.3%,每日静脉滴入的总量,不应少于 8 h,切忌将钾盐静脉推入,否则导致高钾血症,危及生命。能口服时可改为口服补充。

6) 纠正低钙、低镁:出现低钙症状时可用 10% 葡萄糖酸钙(每次 1~2 mL/kg,最大量≤10 mL)加等量葡萄糖稀释后静脉注射。低镁者用 25% 硫酸镁按每次 0.1 mg/kg 深部肌内注射,每 6 h 一次,每日 3~4 次,症状缓解后停用。

(2) 第2日及以后的补液:经第1日补液后,脱水和电解质紊乱已基本纠正,第2日及以后主要是补充继续损失量(防止发生新的累积损失)和生理需要量,继续补钾,供给热量;一般可改为口服补液。

3. 药物治疗

(1) 控制感染

1) 水样便腹泻患者(约占 70%)多为病毒及非侵袭性细菌所致,一般不用抗生素,应合理使用液体疗法,选用微生态制剂和黏膜保护剂。

2) 黏液、脓血便患者(约占 30%)多为侵袭性细菌感染,应根据临床特点,针对病原选用抗菌药物,再根据大便细菌培养和药敏试验结果进行调整。

(2) 微生态疗法(microcological therapy):有助于恢复肠道正常菌群的生态平衡,抑制病原菌定植和侵袭。

(3) 黏膜保护剂(intestinal mucosa protector):能吸附病原体和毒素,维持肠细胞的吸收和分泌功能;与肠道黏液糖蛋白相互作用可增强其屏障功能,阻止病原微生物的攻击,如蒙脱石散。

(4) 避免用止泻剂(antidiarrheal agent):如洛哌丁醇,因为它具有抑制胃肠动力的作用,增加细菌繁殖和毒素的吸收,对于感染性腹泻有时是很危险的。

六、预防

(1) 养成良好的卫生习惯,注意乳制品的保存和奶具、食具、便器、玩具等的定期消毒。

(2) 避免长期滥用广谱抗生素,对于即使没有消化道症状的婴幼儿,在因败血症肺炎等肠道外感染必须使用抗生素,特别是广谱抗生素时,亦应加用微生态制剂,防止由于肠道菌群失调所致的难治性腹泻。

(3) 感染性腹泻患儿,尤其是大肠埃希菌、鼠伤寒沙门菌、诸如病毒肠炎等的传染性强,集体机构如有流行,应积极治疗,做好消毒隔离工作,防止交叉感染。

(4) 轮状病毒肠炎流行甚广,接种疫苗为理想的预防方法,口服疫苗国内外已有应用,但持久性尚待研究。

第三节 胃炎和消化性溃疡

一、胃炎

胃炎(gastritis)是指由物理性、化学性或生物性有害因子作用于人体,引起胃黏膜发生炎症性改变的一种疾病。根据病程分急性和慢性两种,后者发病率高。

(一)病因和发病机制

1. 急性胃炎(acute gastritis) 多为继发性,常见原因有:

(1) 由严重感染(败血症)、休克、颅内损伤、严重烧伤、呼吸衰竭和其他危重疾病所致的应激反应(又称胃肠功能衰竭)。

(2) 摄入被细菌及其毒素污染的食物。

(3) 服用对胃黏膜有损害的药物,如阿司匹林等非甾体消炎药。

(4) 食物过敏。

(5) 胃内异物。

(6) 情绪波动、精神紧张和各种因素所致的变态反应等,均能引起胃黏膜的急性炎症。

2. 慢性胃炎(chronic gastritis)　是有害因子长期反复作用于胃黏膜引起损伤的结果。

小儿慢性胃炎中以浅表性胃炎最常见,萎缩性胃炎极少。病因迄今尚未完全明确,可能与以下因素有关。

(1) 幽门螺杆菌(helicobacter pylori,Hp)感染的胃内感染近年已证实为主要病因,在活动性、重度胃炎中 Hp 检出率达 90%～100%。

(2) 胆汁反流胆盐刺激减低了胃黏膜对离子通透的屏障功能,胃液中氢离子得以反弥散进入胃黏膜引起炎症。

(3) 长期服用刺激性食物和药物,如粗糙、过硬、过冷、过热、辛辣的食品,经常暴饮、暴食、饮浓茶、咖啡及应用阿司匹林等非甾体抗炎药和类固醇激素类药物。

(4) 精神神经因素,持续精神紧张、压力过大,可使消化道激素如促胃液素等分泌异常。

(5) 多种慢性病影响,如慢性肾炎、尿毒症、重症糖尿病、肝胆系统疾病、类风湿关节炎、系统性红斑狼疮等。

(6) 其他因素如 X 线照射、胃窦内容物滞留、遗传、免疫营养等,均与发病有关。

(二) 病理

1. 急性胃炎　表现为上皮细胞变性、坏死,固有膜大量中性粒细胞浸润,无或极少有淋巴细胞、浆细胞,腺体细胞呈不同程度变性坏死。

2. 慢性胃炎、浅表性胃炎　见上皮细胞变性,小凹上皮细胞增生,固有膜炎症细胞主要为淋巴细胞、浆细胞浸润。萎缩性胃炎主要为固有腺体萎缩,肠腺化生及炎症细胞浸润。

(三) 临床表现

1. 急性胃炎　发病急骤,轻者仅有食欲缺乏、腹痛、恶心、呕吐;严重者可出现呕血、黑便、脱水、电解质及酸碱平衡紊乱,有细菌感染者常伴有发热等全身中毒症状。

2. 慢性胃炎　常见症状为反复发作、无规律性的腹痛,疼痛经常出现于进食过程中或餐后,多数位于中上腹部、脐周,部分患儿部位不固定;轻者为间歇性隐痛或钝痛,严重者为剧烈绞痛;常伴有食欲缺乏、恶心、呕吐、腹胀,继而影响营养状况及生长发育。胃黏膜糜烂出血者伴呕血、黑便。

（四）辅助检查

1. 纤维胃镜检查　是最有价值的安全可靠的诊断手段。可直接观察胃黏膜病变，根据病变程度不同，可见黏膜广泛充血、水肿、糜烂、出血，有时可见黏膜表面的黏液斑或反流的胆汁，Hp感染胃炎时，还可见到胃窦黏膜疣状的小结节样增生。同时可取病变部位组织进行Hp检查。

2. X线钡餐造影　多数胃炎病变在黏膜表层，钡餐造影难有阳性发现；胃窦部有浅表炎症者有时可呈现胃窦部激惹症，黏膜纹理增粗、迂曲、锯齿状，幽门前区呈半收缩状态，可见不规则痉挛收缩。气、钡双重造影效果较好。

3. Hp检测方法

（1）胃黏膜组织切片染色与培养，是最准确的诊断方法。

（2）尿素酶试验：将活检胃黏膜放入上述试剂中，如胃黏膜含有Hp则试剂变为红色，此法快速、简单，特异性和敏感性可达90%以上。

（3）血清学检测：可测得抗Hp抗体，但是IgM抗体也可在清除了几个月后仍保持阳性，限制其诊断意义。

（4）核素标记尿素呼气试验：其特异性和敏感性均达90%以上，^{13}C无放射性，更适合小儿应用。

（五）诊断和鉴别诊断

根据病史、体检、临床表现、纤维胃镜和病理学检查，基本可以确诊。由于引起小儿腹痛的病因很多，急性发作的腹痛必须注意与外科急腹症、肝、胆、胰、肠等腹内脏器的器质性疾病以及腹型过敏性紫癜鉴别，慢性反复发作的腹痛应与肠道寄生虫、肠痉挛、功能性腹痛等疾病鉴别。

（六）治疗

1. 急性胃炎　祛除病因，积极治疗原发病，避免服用一切刺激性食物和药物，及时纠正水、电解质紊乱；有上消化道出血者应卧床休息，保持安静，监测生命体征及呕吐与黑便情况，静滴H_2受体拮抗剂，如西咪替丁、雷尼替丁，或质子泵抑制剂奥美拉唑，以及黏膜保护剂，可用局部黏膜止血的方法，输血、血浆；细菌感染者应用有效抗生素。

2. 慢性胃炎

（1）祛除病因，积极治疗原发病。

（2）饮食治疗养成良好的饮食习惯和生活规律。饮食定时定量，避免服用刺激性食品和对胃黏膜有损害的食物和药物。

（3）药物治疗：① 保护剂。② H_2受体拮抗剂。③ 胃肠动力药，腹胀、呕吐或胆汁反流者加用西沙必利、莫沙必利等。④ 有Hp感染者应进行规范的抗Hp治疗(见消化性溃疡病治疗)。

二、消化性溃疡

消化性溃疡(peptic ulcer)是指胃和十二指肠的慢性溃疡,也可发生在与酸性胃液相接触的其他胃肠道部位。各年龄均可发病,学龄儿童多见;婴幼儿多为继发性溃疡,常有明确的原发疾病,胃溃疡和十二指肠溃疡发病率相近;学龄前和学龄期儿童多为原发性溃疡,以十二指肠溃疡多见。男孩多于女孩,常有明显的家族史。

(一)病因和发病机制

原发性消化性溃疡病因与诸多因素有关,确切发病机制至今尚未全阐明,目前认为溃疡的形成是由于对胃和十二指肠黏膜有损害作用的侵袭因子(酸、胃蛋白酶、胆盐、药物、微生物及其他有害物质)与黏膜自身的防御因素(黏膜屏障、黏液重碳酸盐屏障、黏膜血流量、细胞更新、前列腺素、表皮生长因子等)之间失去平衡的结果。一般认为,与酸有关因素对十二指肠溃疡的意义较大,而组织防御因素对胃溃疡有更重要的意义。

继发性溃疡是由于全身疾病引起的胃、十二指肠黏膜局部损害。见于各种危重疾病所致的应激反应(见急性胃炎病因)。

(二)病理

十二指肠溃疡好发于球部,偶尔位于球后以下的部位称球后溃疡。多为单发,也可多发。胃溃疡多发生在胃窦、胃体交界的小弯侧,少数可发生在胃窦、胃体、幽门前方或幽门管内。溃疡大小不等,深浅不一,胃镜下观察呈圆形或不规则圆形,也有呈椭圆形或线形,底部有灰白苔、周围黏膜充血、水肿。球部因黏膜充血、水肿,或因多次复发后,纤维组织增生和收缩而导致球部变形;有时出现假憩室。胃和十二指肠同时有溃疡存在时称复合溃疡。光镜下溃疡由外向内可分四层:① 急性炎性渗出物。② 坏死层。③ 肉芽组织。④ 瘢痕组织。

(三)临床表现

1. 症状与体征　由于溃疡在各年龄阶段的好发部位、类型和演变过程不同,临床症状和体征也有所不同,年龄愈小,症状愈不典型,不同年龄患者的临床表现有各自的特点。

(1)新生儿:继发性溃疡多见,常见原发病有早产儿缺氧、窒息、败血症、低血糖、呼吸窘迫综合征和中枢神经系统疾病等,常表现为急性起病,呕血、黑便。生后2~3日亦可发生原发性溃疡,突然出现消化道出血、穿孔或两者兼有。

(2)婴儿期:继发性溃疡多见,发病急,首发症状为消化道出血和穿孔。原发性以胃溃疡多，表现为食欲差、呕吐、进食后啼哭、腹胀、生长发育迟缓，也可表现为呕血、黑便。

(3) 幼儿期：胃和十二指肠溃疡发病率相等，常见进食后呕吐，间歇发作脐周及上腹部疼痛，少见类似成人的烧灼感，食后减轻，夜间及清晨痛醒，可发生呕血、黑便甚至穿孔。

(4) 学龄前及学龄期：以原发性十二指肠溃疡多见，主要表现为反复发作性脐周及上腹部胀痛、烧灼感，饥饿时或夜间多发，可持续数分钟至几小时；严重者可出现呕血、便血、贫血；部分有穿孔，穿孔时疼痛剧烈并放射至背部或左右上腹部；也有仅表现为贫血，粪便潜血试验阳性。

2. 并发症 主要为出血、穿孔和幽门梗阻，常可伴发缺铁性贫血，重症可出现失血性休克。如溃疡穿孔至腹腔或邻近器官，可出现腹膜炎、胰腺炎等。如炎症和水肿较广泛，可出现急、慢性梗阻。

(四) 辅助检查

1. 粪便隐血试验 禁食3日后检查，阳性者提示溃疡有活动性。

2. 纤维胃镜检查 是当前公认的诊断溃疡病准确率最高的方法。内镜观察不仅能准确诊断溃疡，而且可估计溃疡灶大小、溃疡周围炎症的轻重、溃疡表面有无血管暴露和评估药物治疗的效果，同时亦可采取黏膜活检做病理组织学和细菌学检查，还可以在胃镜下控制活动性出血。

3. 胃肠X线钡餐造影 虽然应用较广泛，但此诊断手段不够敏感和特异。

(1) 直接征象：发现胃和十二指肠壁龛影可确诊。

(2) 间接征象：溃疡对侧切迹，十二指肠球部痉挛、畸形对本病有诊断参考价值。因小儿溃疡浅表，钡餐通过快，检出率较成人为低，且假阳性率较高，气、钡双重对比造影效果较佳。

4. Hp检测 见胃炎辅助检查。

(五) 诊断和鉴别诊断

1. 诊断 由于儿童消化性溃疡的症状和体征不如成人典型，常易误诊和漏诊，故对出现剑突下有烧灼感或饥饿痛；反复发作、进食后缓解的上腹痛，夜间及清晨症状明显；与饮食有关的呕吐；粪便潜血试验阳性的贫血患儿；反复胃肠不适，且有胃溃疡尤其是十二指肠溃疡的家族史者；原因不明的呕血、便血者等，均应警惕消化性溃疡病的可能性。应及时进行胃镜检查，尽早明确诊断。

2. 鉴别诊断

(1) 腹痛：应与肠痉挛、蛔虫症、腹腔内脏器感染、结石等疾病鉴别。

(2) 呕血：新生儿和小婴儿呕血可见于新生儿自然出血症、食管裂孔疝、败血症等;年长儿呕血需与肝硬化致食管静脉曲张破裂及全身出血性疾病鉴别。

(3) 便血:消化性溃疡便血多为柏油样便,鲜红色便仅见于大量出血者。故应与肠套叠、梅克尔憩室、息肉、腹型过敏性紫癜及血液病所致出血鉴别。

(六)治疗

缓解和消除症状,促进溃疡愈合,防止复发,并预防并发症。

1. 对症治疗 如有出血时,应积极监护治疗,以防止失血性休克。应监测生命体征如血压、心率及末梢循环,禁食同时注意补充足够血容量,消化道局部(如喷药、胃镜下硬化、电凝治疗)及全身止血。如失血严重时应及时输血。

2. 一般治疗 培养良好的生活习惯,饮食定时定量,避免过度疲劳及精神紧张,避免食用具有刺激性、对胃黏膜有损害的食品和药物。

3. 药物治疗 原则为抑制胃酸分泌和中和胃酸,加强黏膜防御能力,抗 Hp 治疗。

(1) 抗酸和抑酸剂

1) H_2 受体拮抗剂:可直接抑制组织胺、阻滞乙酰胆碱和促胃液素分泌,达到抑酸和加速溃疡愈合的目的。常用西咪替丁、雷尼替丁,疗程均为 4~8 周。

2) 质子泵抑制剂:作用于胃黏膜壁细胞,降低壁细胞中的 H^+-K^+-ATP 酶活性,阻抑 H^+ 从细胞质内转移到胃腔而抑制胃酸分泌。常用奥美拉唑,剂量为每日 0.6~0.8 mg/kg,清晨顿服,疗程 2~4 周。

3) 中和胃酸的抗酸剂:常用碳酸钙、氢氧化铝、氢氧化镁等。

(2) 胃黏膜保护剂

1) 硫糖铝:常用剂量为每日 10~25 mg/kg,分 4 次口服,疗程 4~8 周。肾功能不全者禁用。

2) 枸橼酸铋钾:剂量每日 6~8 mg/kg,分 3 次口服,疗程 4~6 周。

3) 呋喃唑酮:剂量每日 5~10 mg/kg,分 3 次口服,连用 2 周。

4) 蒙脱石粉、麦滋林-S 颗粒剂:亦具有保护胃黏膜、促进溃疡愈合的作用,可选用。

5) 米索前列醇:因其具有的副作用,临床应用较少,罕见儿科应用。

(3) 抗 Hp 治疗:Hp 与小儿消化性溃疡的发病密切相关,根除 Hp 可显著地降低消化性溃疡的复发率和并发症的发生率。有 Hp 感染的消化性溃疡,需用抗菌药物治疗。临床上常用的药物有:枸橼酸铋钾,每日 6~8 mg/kg;阿莫西林,每日 50 mg/kg;克拉霉素,每日 15~20 mg/kg;甲硝唑,每日 20 mg/kg;呋喃唑酮,每日 5 mg/kg,分 3 次口服。由于 Hp 栖居部位环境的特殊性,不易被根除,目前多主张以 PPI 为中心联合用药(三联):PPI+上述两种抗生素。以铋剂为中心药物的治疗方案为：枸橼酸铋钾 4～6 周＋两种抗生素(阿莫西林 4 周、甲硝唑 2 周、呋喃唑酮 2 周)。

(4) 手术治疗：消化性溃疡一般不需手术治疗。但如有以下情况，应根据个体情况考虑手术治疗。① 溃疡合并穿孔。② 难以控制的出血，失血量大，48 h 内失血量超过血容量的 30%。③ 幽门完全梗阻，经胃肠减压等保守治疗 72 h 仍无改善。④ 慢性难治性疼痛。手术包括迷走神经切断和幽门成形或胃窦切除术。儿童患者常常单纯缝合溃疡或穿孔处，加迷走神经切断或幽门成形术。

第四节 食 物 过 敏

食物过敏(food allergy，FA)也称为食物变态反应、过敏性胃肠炎(allergic gastroenteritis)等，是指某种或几种食物进入人体后，机体对食物中的蛋白质产生异常免疫反应，从而导致机体生理功能的紊乱和(或)组织损伤，进而引发一系列临床症状。食物过敏反应又可分为 IgE 介导和非 IgE 介导两大类。小儿食物过敏的患病率为 6%～8%，而牛奶是最常见的过敏食物之一，占其中的 3%～7.5%，尤以 1 岁以内的婴幼儿多见。随着年龄的增长，食物过敏的发病率明显下降。

一、病因和发病机制

任何食物均可诱发变态反应，但小儿约 90% 的过敏反应是由牛奶、鸡蛋、花生和小麦引起。其中牛奶和鸡蛋是小婴儿最常见的强变应原。

食物诱发过敏的途径有：胃肠道食入、呼吸道吸入、皮肤接触或注射、通过人乳和胎盘进入。

食物变态反应与遗传因素有关。父母中一方有食物过敏史者其子女的患病率为 30%，双亲均患本病者，则子女患病率可高达 60%。

发病机制：致敏抗原激活肠固有膜的 IgE 浆细胞，产生大量的 IgE 抗体，并与肥大细胞结合，固定在这些细胞的表面。当食物中的致敏原再次进入体内与胃肠黏膜肥大细胞表面的 IgE 相结合，使肥大细胞激活脱颗粒释放一系列参与过敏反应的炎症介质，血管通透性增加，引起 I 型变态反应，部分抗原物质也可选择性地与浆细胞 IgG、IgM、IgA 或 T 细胞结合，形成免疫复合物，从而引起局部和(或)全身性的Ⅲ型或Ⅳ型变态反应，而年龄、食物的消化过程、胃肠道的通透性、食物抗原的结构遗传因素等均可影响食物过敏反应的发生。

食物变态反应在患儿出生后最初几年最常见，大多数患儿到了 2～3 岁就可能对该食物产生耐受,症状也随之消失。IgE 介导者持续时间可能较长,开始的严重性与以后临床症状消失与否无关,但由于回避食物变应原不彻底,特别是十几岁的儿童,能致使其敏感性持续存在。

二、临床表现

临床表现的严重程度,与食物中变应原性的强弱和宿主的易感性有关。

1. **胃肠道症状** 儿童期食物过敏症状中的 60% 表现为消化道症状。较为肯定的与过敏相关的症状有呕吐、反流、恶心、腹痛、腹泻、腹胀、便血、喂养困难,个别还会出现过敏性胃炎及肠炎、乳糜泻等。

2. **皮肤症状** 皮肤充血、湿疹、瘙痒、荨麻疹、血管性水肿。这些症状最容易出现在面部、颈部、耳部等部位。

3. **呼吸系统症状** 喷嚏、鼻痒(挖鼻、揉鼻)、鼻塞、鼻涕、喘息、咳嗽、哮喘等,其中哮喘出现较晚或不出现。

4. **神经系统症状** 如头痛、头昏等,比较严重的还可能会发生血压急剧下降、意识丧失、呼吸不畅,甚至是过敏性休克的症状。

根据进食与出现症状间隔时间的长短,又将食物过敏分为速发型食物过敏和迟发型食物过敏。速发型(IgE 介导的食物过敏)通常发生在进食含有过敏原的食物之后 2 h 内,症状一般较重,有时极微量就可引起十分严重的过敏症状;迟发型(非 IgE 介导的食物过敏)一般发生在进食后数小时或者数日后,症状相对要轻,可涉及Ⅱ、Ⅲ、Ⅳ型免疫病理反应,但直接证据很少。涉及Ⅱ型者,如牛奶诱发的血小板减少;涉及Ⅲ型和Ⅳ型者,如疱疹样皮炎、麸质致敏肠病、食物蛋白性小肠结肠炎综合征等。

三、辅助检查

1. **外周血嗜酸性粒细胞计数** 虽然 70%～80% 的嗜酸细胞性胃肠炎(EGE)患者外周血嗜酸性粒细胞可以增高,但大多数食物过敏患者的外周血嗜酸性粒细胞并不增高。研究表明,在食物蛋白性直肠结肠炎(FPIPC)或食物蛋白性小肠结肠炎(FPIEs)患者中,其阳性率均较低,虽然伴呕吐及便血患者中可高于单纯腹泻患者,但外周血嗜酸性粒细胞作为食物过敏的诊断价值有限。

2. **皮肤点刺试验** 皮肤点刺试验(skin prick test,SPT)主要针对 IgE 介导的过敏反应,以风团直径≥6 mm 为阳性判断,其敏感性>80%,特异性≈50%,阴性预测值≈90%,阳性预测值≈50%。如果风团直径达 8 mm,则对牛奶、鸡蛋、花生的诊断准确率可达 100%。

3. 血清特异性IgE检测　血清特异性IgE(sIgE)检测也主要针对IgE介导的过敏反应,以350 U/L为截断值,其敏感性为60%～95%,特异性为30%～95%。sIgE数值大小与食物过敏阳性预测值呈正相关,95%阳性预测值:鸡蛋≥7 U/mL(≤2岁,≥2 U/mL);牛奶≥15 U/mL(≤2岁,≥5 U/mL)。

4. 斑贴试验　斑贴试验(atopy patch test,APT)主要针对IgE介导的迟发型过敏反应,是SPT和sIgE基础上的辅助手段,文献报道敏感性和特异性不一致。鉴于目前研究较少,APT在儿童消化道食物过敏中的诊疗价值仍存在较大争议。

5. 口服食物激发试验　口服食物激发试验(oral food challenge,OFC),尤其是双盲安慰剂对照的食物激发试验(double-blind placebo-controlled food challenge,DBPCFC)是诊断食物过敏的金标准。在小婴儿也可以应用开放性的OFC。OFC不但可以诊断食物过敏,也是判断过敏食物是否脱敏的方法,对IgE介导及非IgE介导型食物过敏均适用,但两者激发流程与要求并不完全一致。

6. 其他检查方法　包括消化内镜、影像学检查。

综上,针对消化道食物过敏的诊断,应注重IgE介导与非IgE介导发病机制的区别,合理应用各种过敏诊断手段及精准判断。食物激发试验仍然是食物过敏的诊断金标准,应掌握EoE、EG、EGE、FPIPC、FPIEs、CD等诊断指南或流程,恰当应用内镜、影像学、血清学、基因等辅助检查。

四、诊断和鉴别诊断

食物过敏诊断主要依据病史、临床表现、实验室检查、食物激发试验。① 病史:有过敏性家族史,之前有过类似发作,喂养食物的种类及量等对食物过敏的诊断有提示价值,诊断时应详细地询问病史,寻找症状与摄入食物的关系。② 临床表现:食物过敏的临床表现涉及皮肤、呼吸系统及消化系统等。③ 辅助检查:包括皮肤点刺试验、特异性血清IgE检测、斑贴试验等。食物激发试验是金标准。

进食某些食物后引起的不良反应,不能都认为是食物过敏。

1984年美国过敏和免疫学会提出的关于食物异常反应的概念:

1. 食物异常反应　食物异常反应(abnormal reaction of food)是一个总的概念,适用于由摄入的食物和(或)食物添加剂引起的所有异常反应包括人体对食物成分或添加剂引起的免疫反应(IgE介导和非IgE介导的免疫反应)及非免疫性副反应如食物不耐受,中毒性、代谢性、药理性和特异体质的反应以及精神心理因素所引起的异常反应等。

2. 食物不耐受　食物不耐受(food intolerance)是指食物和(或)添加剂引起的异常生理反应,是由食物或添加剂引起的非免疫反应(如中毒性、药理性、代谢性、感染性反应及其他非免疫因素所致的异常反应),它与食物异常反应的主要区别是不涉及免疫反应,但可由非免疫因素引起的肥大细胞释放炎症介质参与。

3. **食物中毒** 食物中毒(food toxicity/poisoning)是由于进食被毒物污染或本身具有毒性的食物和(或)食物添加剂,在效应部位积累到一定量而产生的全身性疾病,可分为细菌性和非细菌性食物中毒两大类。毒物可来自污染的微生物与食物本身(如河豚、生鱼胆等),也可源于其他化学物质(如砷汞、有机磷农药等)。此异常反应一般无免疫因素参与。

4. **药理样食物反应** 药理样食物反应(pharmacologic food reaction)指食物及其衍生物和(或)食物添加剂中含有内源性药理作用样物质(如咖啡因、组胺等),摄入机体达到一定量后,产生的某种药物所具有的药理作用及表现。

5. **假性食物过敏** 假性食物过敏(food pseudo-allergy)指由于精神及心理因素引起的食物异常反应,其临床表现类似食物过敏,但不涉及免疫机制介导的化学介质的释放。

6. **食物过敏** 食物过敏(food allergy/hypersensitivity)是指部分人群由食物或食物添加剂引起的免疫反应。进食少量有关食物即可诱发,与食物和(或)食物添加剂的生理作用无关,涉及免疫机制引起的化学介质的释放。

食物中毒、药理样副作用和食物不耐受等一般不涉及机体的免疫反应,与食物的过敏反应不同,临床上应注意区分,尤其应避免将食物过敏反应误诊为食物的毒副作用或食物不耐受。

五、治疗

目前治疗食物过敏的唯一有效措施仍然是严格避免特定食物抗原的摄入。

1. **饮食管理治疗** 变应原回避是缓解食物过敏的主要手段,大多数食物过敏症状可在饮食回避2~4周缓解。

(1) 配方乳喂养婴儿:牛奶蛋白过敏又无法进行母乳喂养的小婴儿(<6月龄)选择深度水解蛋白配方(extensively hydrolysed formula, eHF)或直接用氨基酸制剂配制的婴儿配方(amino-acid formula, AAF)替代常规牛奶配方,具有治疗和营养作用。虽然 eHF 是小分子蛋白(肽段分子量<3 000 Da),但仍可能致婴儿发生过敏反应,故对过敏高风险的婴儿宜采用 AAF。一般牛奶蛋白过敏的食物管理不主张选用大豆蛋白配方。

(2) 母乳喂养婴儿:因食物过敏原可通过乳汁进入婴儿体内,故母乳喂养的小婴儿发生食物过敏时,应限制乳母食物中可能致婴儿过敏的食物,如效果不明显,宜选用 eHF 或 AAF。

2. 对症治疗

（1）严重的过敏症状可短期采用药物缓解，包括抗组胺药、肥大细胞稳定剂、糖皮质激素等。发生过敏性休克时需立即按休克急诊处置。

（2）益生元及益生菌　目前益生元及益生菌对消化道食物过敏的疗效尚无推荐意见。有 meta 分析资料提示，母孕期及婴儿期连续应用益生菌可能对变应性疾病有保护作用，但母孕期或婴儿期单用益生菌则无此作用，且益生菌应用的种类、剂量、疗程均需进一步更多的循证学依据支持。

六、预后

食物过敏一般预后良好，大多随年龄增长而逐渐缓解。有资料显示，约 90% 食物过敏者到 3 岁时临床症状自行消失，但仍有部分儿童例外，尤其是对花生、坚果、鱼和贝类过敏者，往往可持续到成年。患儿过敏史长短不一的机制尚不清楚，可能与其胃肠道功能有关，若处理不当，病情迁徙发展，常易导致营养不良、生长迟缓。

第五节　婴儿胆汁淤积症

婴儿胆汁淤积症(infantile cholestasis)是指婴儿期，尤其是 3 月龄内起病的以血直接胆红素升高为主要表现，伴有或不伴有肝脾大的严重疾病。其病因繁多，涉及肝内、肝外多种因素。

一、病因及发病机制

根据病变部位的不同，可分为由肝内病变、肝外病变，或同时累及肝内及肝外的病变引起。肝外病变如胆总管囊肿、胆总管穿孔、胆管狭窄、黏稠胆汁综合征、胆石症等；同时累及肝内和肝外的疾病主要是胆道闭锁；肝内病变常见原因包括各种感染、内分泌代谢异常、各种遗传性胆汁淤积综合征，以及其他疾病。

胆道闭锁占婴儿（新生儿）胆汁淤积症约 1/3，是胆汁淤积症最常见的原因。胆道闭锁是同时累及肝外及肝内的坏死性炎症性胆管病变，新生儿期起病，在年长儿和成人无类似疾病存在。胆道闭锁如果不治疗，均在 2 岁前进展为肝硬化而死亡，是目前儿童肝移植的最主要原因。葛西(Kasai)手术的效果和手术的日龄直接相关，手术越早，效果越好，45 日龄内进行葛西手术能取得最好的胆汁流恢复率和长期存活率。因此对胆道闭锁必须保持足够高的警觉，以期早日明确诊断，早日进行手术。

Citrin 缺陷是近年来认识的一种常染色体隐性遗传病，由 *SLC25A13* 基因突变引起，在我国属于最常见的遗传性疾病之一，南方地区基因携带率高达约 1/30。*SLC25A13* 基因编码 Citrin 蛋白，位于线粒体内膜上。Citrin 蛋白功能缺陷可导致线粒体功能障碍，影响氨基酸、葡萄糖、脂肪酸代谢，引起新生儿肝内胆汁淤积症（neonatal intrahepatic cholestasis caused by citrin deficiency，NICCD）。NICCD 是我国南方和长江流域常见的婴儿（新生儿）胆汁淤积原因之一。

进行性家族性肝内胆汁淤积症（progressive familial intrahepatic cholestasis，PFIC）是一组常染色体隐性遗传病，以肝内胆汁淤积为主要表现，通常在婴儿或儿童期起病，最终进展至肝功能衰竭。根据致病基因不同，PFIC 分为 6 型。PFIC1 由 *ATP8B1* 基因突变引起，PFIC2 由 *ABCB11* 突变引起，PFIC3 由 *ABCB4* 基因突变引起，PFIC4 由 *TJP2* 基因突变引起，PFIC5 由 *NR1H4* 基因突变引起，PFIC6 由 *MYO5B* 基因突变引起。

Alagille 综合征曾称为综合征性的小叶间胆管缺乏，是具有表型特征的慢性胆汁淤积的最常见原因，可累及身体多个脏器，包括肝脏、心脏、骨骼、眼睛和颜面等。Alagille 综合征由 *JAG1* 或 *NOTCH2* 基因突变引起，属于常染色体显性遗传病，已证实哺乳动物大多数组织都有此基因的表达，其对心脏、肝脏、骨骼、眼睛和面部等组织器官的生长发育起着很重要的调节作用。肝脏活检病理发现小叶间胆管减少或缺乏曾被认为是 Alagille 综合征最重要的特征，但少部分 Alagille 综合征患者在疾病早期可有小胆管增生，此时和胆道闭锁鉴别非常困难。

先天性胆汁酸合成缺陷（congenital bile acid synthetic defect，CBAS）是近年认识的，主要由婴儿胆汁淤积引起的，指一类从胆固醇合成胆汁酸过程中的酶缺陷所致的遗传性疾病，多属于常染色体隐性遗传。其共同的机制是初级胆汁酸的缺乏和（或）非典型毒性胆汁酸的蓄积，可在新生儿期引起致命性的胆汁淤积性肝病，在儿童期和成人期引起进行性神经系统疾病。目前已发现 11 种酶缺陷可引起相关疾病，从儿童到成人，可出现不同的疾病谱。

目前仍有许多胆汁淤积症病因未明，称为特发性婴儿（新生儿）肝炎。随着研究的深入，会不断有新的病因被发现。

二、临床表现

1. **胆道闭锁** 典型的胆道闭锁见于足月产正常出生体重儿，表现为出生后不久出现黄疸、大便颜色变淡和尿色加深。腹部超声常显示肝脏增大、无胆管扩张、禁食 4 h 未见胆囊或小胆囊，然而胆囊正常也不能排除胆道闭锁。超声显示肝门纤维块（三角征）是胆道闭锁的特异性表现，但依赖于操作者的经验，敏感性在 49%～75%。同位素肝胆显像、十二指肠液引流、肝活检病理、逆行胰胆联合造影等也有助于鉴别诊断。如果经过上述检查，仍不能除外胆道闭锁，应及时转外科进行腹腔镜或开腹胆道造影。

2. 新生儿肝内胆汁淤积症　　表现为婴儿期肝内胆汁淤积、弥漫性肝脂肪变，可伴有低出生体重、低蛋白血症、凝血障碍、肝大或肝功能异常，通过无乳糖、强化中链脂肪酸的饮食干预多数在 1 岁前症状消失，进入大体正常的适应期。此期可有明显挑食、偏食，喜食高蛋白饮食，部分病例可有生长发育迟缓、胰腺炎、脂肪肝等。该病除少部分有婴儿期死亡外，其危害主要是很可能在青春期或成年后发展为由同一基因突变引起的瓜氨酸血症 II 型（citrullinemia type II，CTLN2），表现为反复高氨血症和有关的神经精神症状，并常于发病数年后因脑水肿而死亡。

3. 进行性家族性肝内胆汁淤积症　　PFIC 主要临床表现包括进行性肝内胆汁淤积、黄疸、皮肤瘙痒，通常在成年前发展为肝硬化、终末期肝病。PFIC1 通常在 1 岁之前发病，平均发病年龄是 3 月龄，腹泻、营养物质吸收障碍及生长发育障碍较常见，可出现肝外临床表现包括复发性胰腺炎、腹泻、感音神经性听力损失、慢性咳嗽或喘息等。PFIC2 通常在新生儿期起病，病情进展较快，大多在 10 岁前进展为肝硬化而发生肝功能衰竭；脂溶性维生素缺乏和生长迟缓更明显，通常无肝外表现。PFIC3 表现多样，可从婴儿期胆汁淤积到成年肝硬化患者。不同于 PFIC1 和 PFIC2，PFIC3 患儿多有 GGT 升高。

4. Alagille 综合征　　肝脏表现是 Alagille 综合征的重要表现，常表现为不同程度的胆汁淤积，多数在婴儿早期出现；瘙痒是 Alagille 综合征的突出表现；肝大见于绝大部分 Alagille 综合征患者，脾大开始时少见，但随病情进展，可见于约 70% 的患者；可有严重的高脂血症，尤其以血中胆固醇升高最明显，严重者可见多发性黄瘤。肝病严重程度是影响 Alagille 综合征患者预后的主要原因。其他表现包括：肺动脉流出道或外周肺动脉狭窄（可合并其他畸形）、蝶状椎骨、角膜后胚胎环、特殊面容等。

5. 先天性胆汁酸合成缺陷　　不同的酶缺陷引起的 CBAS，可出现不同严重程度的临床表现。最常见的临床表现为婴儿期进行性肝内胆汁淤积，也可以是其他的临床表现，如出生时即为严重肝脏疾病、新生儿肝炎及儿童晚发型肝病。其中，固醇核环结构修饰作用中的酶缺陷，多数表现为进行性胆汁淤积性肝病，出现肝酶升高、高直接胆红素血症及脂溶性维生素吸收不良；侧链修饰作用中的酶缺陷则常表现为神经系统功能紊乱症状，如感觉神经障碍、痴呆、白内障等，而近年也有严重肝病的报道；另外一些患者为胆汁酸合成过程中的酰化作用缺陷，虽也可表现为胆汁淤积症状,但它最主要的临床表现是严重的脂溶性维生素吸收不良。临床上若出现明显胆汁淤积,血清总胆汁酸不升高,GGT水平不升高,需高度怀疑先天性胆汁酸合成缺陷,行胆汁酸谱精细分析和(或)基因诊断确诊。

三、诊断思路及辅助检查

对于足月儿大于2周龄,早产儿大于3周龄,黄疸持续,或黄疸退而复现,一定要进行血总胆红素和直接胆红素检测。总胆红素低于85.5 μmol/L时,直接胆红素超过17.1 μmol/L,或总胆红素高于85.5 μmol/L时,直接胆红素超过20%,定义为直接胆红素升高,应按胆汁淤积性黄疸鉴别诊断。

详细的病史询问和体格检查可为鉴别诊断提供帮助。病史询问应收集详细的现病史、出生史和既往史、母亲产前及围产期和产后病史、家族史等。体格检查包括全身健康状况评估、面部特征、粪便及尿液颜色、视力/裂隙灯检查、听力情况、腹部检查、神经系统评估、皮肤状况等。辅助检查首先评估疾病的严重程度以及损伤性质,包括血清总胆红素和直接胆红素、ALT、AST、ALP、GGT、白蛋白、凝血酶原时间、血糖等。直接胆红素升高病例要进一步区分是因为胆汁淤积还是肝功能不全或肝功能衰竭。此时要结合凝血酶原时间来判断。对凝血酶原时间延长者,要注射维生素K以后再进行复查,以除外维生素K缺乏的影响。

超声波及影像学检查有助于发现大多数的肝外胆道疾病。超声波发现异常患者,或虽然超声波未发现胆道异常,但其他临床和化验检查高度提示胆道系统损伤时,需进一步影像学检查,包括CT或MR。MRCP(核磁胆道造影)对诊断结石和其他胆管系统的病变具有较高的敏感性。少数患者需胆道造影来明确诊断。

对于常规检查仍不能明确病因的肝内胆汁淤积者,可考虑肝活检。肝外胆道梗阻可引起胆管扩张,活检可引起继发性胆汁性腹膜炎,因此是肝活检的禁忌证。

胆道闭锁要放在最重要的位置。脓毒症、尿路感染以及酪氨酸血症、Citrin缺陷症、甲状腺功能减退、先天性胆汁酸合成障碍等遗传代谢和内分泌疾病引起的肝内胆汁淤积症也必须优先考虑。这些疾病经过适当的抗生素治疗,或饮食干预,或药物替代多能取得良好的结局,而延误治疗会引起不可逆的并发症,甚至死亡。

其他鉴别胆汁淤积病因的辅助检查还包括针对病毒、细菌和寄生虫等感染因素的检查,代谢疾病筛查以及基因检测。

四、鉴别诊断

1. **间接胆红素升高的黄疸** 因为未结合的胆红素不能通过肾脏进入尿液,因此间接胆红素升高时,尿色和大便颜色正常。间接胆红素升高除生理性黄疸外,母乳性黄疸、溶血、其他原因胆红素产生增多、感染、甲状腺功能减退和 Gilbert 综合征、Crigler - Najjar 综合征等均可引起。间接胆红素升高光疗有效,并需要针对病因治疗。

2. Dubin - Johnson 综合征　是一种常染色体隐性遗传的胆红素代谢缺陷病,由 ABCC2 基因突变导致,引起直接胆红素不能排入毛细胆管,从而反流入血。除总胆红素和直接胆红素升高外,其他肝功能试验指标正常。口服胆囊造影时胆囊常不显影,但超声检查胆囊正常。核素显像肝脏显影强化,持续时间延长,胆囊显影延迟。肝穿刺活检可见肝细胞内紫褐质颗粒,免疫组化 MRP2 染色以及 ABCC2 基因分析可明确诊断。该病不引起肝损伤或死亡,不需要治疗。

3. Rotor 综合征　Rotor 综合征是一种罕见的常染色体隐性遗传的胆红素代谢缺陷病。由于 OATP1B1/3 基因突变,表现为高直接胆红素血症。除总胆红素和直接胆红素升高外,其他肝功能试验指标正常。核素显像肝脏和胆囊常不显影或显影差。肝穿刺活检肝细胞内无紫褐质颗粒,免疫组化 OATP1B1/3 染色以及基因分析可明确诊断。该病不引起肝损伤或死亡,不需要治疗。

五、治疗

治疗目标是恢复胆流,缓解症状,促进生长发育,提高生活质量。

1. 病因治疗　婴儿(新生儿)胆汁淤积症最重要的是尽快明确病因。确定为肝外胆管疾病者,及时外科手术处理。对于胆道闭锁不能除外者,及时造影检查,确诊后根据小儿状况决定进行葛西手术,或继续随访患儿,必要时进行肝移植手术。对于肝内胆汁淤积症:脓毒血症和尿路感染,使用抗生素治疗;甲状腺功能减退或全垂体功能低下,补充甲状腺激素或其他相应激素;Citrin 缺陷症者,及时更换无乳糖和(或)添加中链脂肪酸的配方奶;胆汁酸合成缺陷者,3 型应尽快肝移植,1 型、2 型可使用鹅去氧胆酸或胆酸治疗,起始剂量 8~12 mg/(kg·d),分 2 次,根据患者临床表现和尿胆汁酸谱检测结果调整剂量;PFIC1 型或 2 型可根据基因突变情况,选择进行胆汁分流术。

2. 对症支持治疗　利胆退黄治疗可选用熊去氧胆酸,一般剂量为 15~20 mg/(kg·d),分 2 次服用,可根据具体病因和治疗反应调整剂量。胆汁淤积患儿多有脂溶性维生素吸收障碍,需常规补充维生素 D、维生素 E 和维生素 K,并根据血中维生素浓度及凝血酶原时间测定结果调整维生素的剂量和补充方式。维生素 A 的补充根据血浓度检测决定。瘙痒严重者可试用考来烯胺。

注意营养补充,多数胆汁淤积患儿长链脂肪酸吸收不良,因此可使用强化中链脂肪酸的配方奶；纠正水电解质紊乱，保证机体内环境稳定。

3. 外科治疗　内科治疗效果不佳的慢性肝内胆汁淤积患儿，部分可通过胆道分流术获得临床症状的缓解。肝移植是婴儿胆汁淤积症进展到终末期肝病的有效治疗措施。

（葛婷，张婷）

第九章

血液系统疾病

第一节 儿童贫血

一、概述

(一) 定义

贫血(anemia)是指外周血中单位容积内的红细胞数、血红蛋白量或血细胞比容低于正常值。参照世界卫生组织的诊断标准,在海平面地区,静脉血血红蛋白(Hb)为以下情况可诊断为贫血:6个月~6岁,<110 g/L;6~14岁,<120 g/L。海拔每升高1 000 m,相应诊断标准中Hb升高约4%。6个月内婴儿因生理性贫血等因素,目前尚无统一标准,我国暂定为新生儿,血红蛋白<145 g/L;1~4月龄,<90 g/L;4~6月龄,<100 g/L者,为贫血。

(二) 病因

贫血是临床常见的症状,引起贫血的原因很多,一般分为三大类:① 失血性贫血,可分为急性失血和慢性失血。② 溶血性贫血,红细胞内在缺陷和红细胞外在异常。③ 红细胞生成减少,造血物质缺乏和骨髓造血功能障碍。

(三) 严重程度的分度

贫血的严重程度可以根据红细胞和(或)血红蛋白的数量分为4度。① 血红蛋白从正常下限到90 g/L,红细胞在$(3.00\sim4.00)\times10^{12}$/L为轻度。② 血红蛋白60~90 g/L,红细胞在$(2.00\sim3.00)\times10^{12}$/L为中度。③ 血红蛋白30~60 g/L,红细胞在$(1.00\sim2.00\times)10^{12}$/L为重度。④ 血红蛋白<30 g/L,红细胞在$<1.0\times10^{12}$/L为极重度。

(四) 细胞形态分类

贫血根据平均红细胞血细胞比容(MCV)、平均红细胞血红蛋白量(MCH)、平均红细胞血红蛋白浓度(MCHC)可以分为4类(表9-1)。

表 9-1 贫血细胞形态分类

类型	MCV(fL)	MCH(pg)	MCHC(%)
正常值	80~94	28~32	32~38
大细胞性贫血	>94	>32	32~38
正细胞性贫血	80~94	28~32	32~38
单纯小细胞性贫血	<80	<28	32~38
小细胞低色素性贫血	<80	<28	<32

(五)贫血的诊断

根据患儿的红细胞数量、血红蛋白量及血细胞比容,可以做出贫血的诊断。需要注意海拔高度、血浆容量增多(低蛋白血症、充血性心力衰竭、液体量过多等)或减低(脱水、失血等)对贫血诊断以及其严重程度判断的影响。应该通过详细的病史询问、全面的体格检查以及合理的实验室检查来进行诊断。

1. 病史询问　喂养史、出生史、生长发育史及其他相关疾病史。

2. 体格检查　观察精神状态、面色,注意营养和发育情况,一般无肝脾淋巴结肿大情况。

3. 实验室检查　对于一些复杂的患者,先根据初步的实验室检查结果对其分类,再进行进一步的检查以确诊。

(1)全血细胞检查:是贫血诊断中最基本的检查,包括红细胞、白细胞、血小板计数、血红蛋白量、MCV、MCH、MCHC、网织红细胞等,可以判断是单纯的红系异常,或伴有血小板、白细胞异常,如白血病、再生障碍性贫血、脓毒症等。根据MCV、MCH、MCHC可以将贫血分为4类,为诊断提供思路。

(2)外周血涂片:外周血涂片可以为贫血的诊断提供重要的线索,有学者以血涂片为线索对贫血疾病进行总结。

(3)骨髓检查:骨髓涂片可以了解造血的质和量,可以诊断白血病、再生障碍性贫血、转移性肿瘤等。通过骨髓涂片还可能发现一些特殊的细胞如尼曼匹克氏病的泡沫细胞、真菌孢子、寄生虫等。

(4)其他特殊检查:如红细胞脆性试验,增高可见于遗传性球形红细胞增多症,减低见于地中海贫血;红细胞酶活力的测定;抗人球蛋白试验;基因检测遗传性贫血性疾病。

二、溶血性贫血

(一) 定义

溶血性贫血(hemolytic anemia)是指由于各种原因导致红细胞寿命缩短、破坏增加,超过了骨髓造血潜在代偿功能而引起贫血的一组疾病。

(二) 分类及病因

1. 按红细胞破坏的部位　可分为血管内溶血和血管外溶血。
2. 按病程　可分为急性溶血和慢性溶血。
3. 按病因　可分为红细胞自身异常和红细胞外部因素引起。具体如下:
   (1) 红细胞自身因素:红细胞膜缺陷、红细胞酶缺陷、血红蛋白病。
   (2) 红细胞外部因素:过敏/炎症/免疫,先天性/解剖结构,感染,毒素,环境、药物,机械性溶血,肿瘤。

(三) 诊断思路

1. 确定是否为溶血　寻找红细胞破坏增加及代偿增生的证据(表9-2)。
2. 病史及检查　确定为溶血性贫血后,根据病史询问、体格检查及实验室检查可以获得贫血的线索。

表9-2　溶血性贫血筛查试验

红细胞破坏增加的检查		红系代偿性增生的检查	
项目	结果	项目	结果
胆红素代谢	血间接胆红素升高 尿胆原升高 尿胆红素阴性	网织红细胞计数 外周血涂片 骨髓检查	升高 可见有核红细胞 红系增生活跃
血浆游离血红蛋白*	升高		粒红比例降低或倒置
血清结合珠蛋白*	降低		
尿血红蛋白*	阳性		
尿含铁血黄素*	阳性		
外周血涂片	破碎和畸形红细胞升高		
红细胞寿命测定(^{51}Cr标记)	缩短(临床少用)		

注:*为血管内溶血的实验室检查。

（四）治疗

1. 一般治疗　加强护理、避免诱发因素（某些药物、蚕豆等），重症患者可予吸氧、监测尿量、生命体征。

2. 药物治疗　① 碱化尿液。② 糖皮质激素（用于自身免疫性溶血性贫血AIHA）。③ 抗氧化剂。④ 补充造血原料。

3. 输血治疗　血红蛋白小于60 g/L时考虑红细胞输注，红细胞悬液每次10～15 mL/kg；自身免疫性溶血性贫血予洗涤红细胞；G-6-PD患者予G-6-PD正常红细胞。

4. 脾切除术　主要用于遗传性球形红细胞增多症及其他类型溶血性贫血（如地中海贫血、温抗体型AIHA等），有切脾适应证者，手术年龄一般大于5岁。

5. 其他　难治AIHA可以使用丙种球蛋白、免疫抑制剂；重症地中海贫血可行造血干细胞移植根治；积极控制感染；饮食及药物禁忌等。

三、缺铁性贫血

（一）定义

缺铁性贫血（iron deficiency anemia，IDA）是体内铁缺乏导致血红蛋白合成减少，临床上以小细胞低色素性贫血、血清铁蛋白减少和铁剂治疗有效为特点的贫血症。包括铁减少期、红细胞生成缺铁期和缺铁性贫血期。据WHO统计资料显示，发展中国家儿童IDA发病率约为20%，中国的研究显示我国7月龄～7岁儿童缺铁和IDA发病率分别为40.3%和7.8%，农村儿童发病率明显高于城市儿童。

（二）病因

铁的摄入不足及丢失过多。摄入不足包括体内铁储备不足、饮食中缺铁、吸收不良、需求量相对增多等。丢失过多主要是由于长期少量失血，如长期腹泻、寄生虫、月经过多、胃肠道出血及反复咯血等。

（三）临床表现

临床可以表现为皮肤黏膜逐渐苍白，易疲劳、头晕、食欲缺乏、异食癖、记忆力减退、心率增快及免疫力降低等。

（四）诊断

1. 铁减少期诊断标准

(1) 具有导致缺铁的危险因素，如喂养不当、生长发育过快、胃肠疾病和慢性失血等。

(2) 血清铁蛋白<15 μg/L，伴或不伴血清转铁蛋白饱和度降低（<15%）。

(3) 血红蛋白正常，且外周血成熟红细胞形态正常。

2. IDA 的诊断标准

(1) Hb 降低,符合 WHO 儿童贫血诊断标准,即 6 月龄～6 岁,<110 g/L;6～14 岁,<120 g/L。由于海拔高度对 Hb 值的影响,海拔每升高 1 000 m,Hb 上升约 4%。

(2) 外周血红细胞呈小细胞低色素性改变:平均血细胞比容(MCV)<80 fL,平均红细胞血红蛋白含量(MCH)<27 pg,平均红细胞血红蛋白浓度(MCHC)<310 g/L。

(3) 具有明确的缺铁原因:如铁供给不足、吸收障碍、需求增多或慢性失血等。

(4) 铁剂治疗有效:铁剂治疗 4 周后 Hb 应上升 20 g/L 以上。

(5) 铁代谢检查指标符合 IDA 诊断标准:下述 4 项中至少满足 2 项,但应注意血清铁和转铁蛋白饱和度易受感染和进食等因素影响,并存在一定程度的昼夜变化。① 血清铁蛋白(serum ferritin,SF)降低(<15 μg/L),建议最好同时检测血清 CRP,尽可能排除感染和炎症对血清铁蛋白水平的影响。② 血清铁(serum iron,SI)<10.7 μmol/L(60 μg/dL)。③ 总铁结合力(total iron binding capacity,TIBC)>62.7 μmol/L(350 μg/dL)。④ 转铁蛋白饱和度(transferrin saturation,TS)<15%。

(6) 骨髓穿刺涂片和铁染色:骨髓可染色铁显著减少甚至消失、骨髓细胞外铁明显减少(0～±)(正常值+～+++)、铁粒幼细胞比例<15%,仍被认为是诊断 IDA 的金标准;但由于为侵入性检查,一般情况下不需要进行该项检查。对于诊断困难,或诊断后铁剂治疗效果不理想的患儿,有条件的单位可以考虑进行,以明确或排除诊断。

(7) 排除其他小细胞低色素性贫血:尤其应与轻型地中海贫血鉴别,注意鉴别慢性病贫血、肺含铁血黄素沉着症等。

凡符合上述诊断标准中的第 1 和第 2 项,即存在小细胞低色素性贫血者,结合病史和相关检查排除其他小细胞低色素性贫血,可拟诊为 IDA。如铁代谢检查指标同时符合 IDA 诊断标准,则可确诊为 IDA。基层单位如无相关实验室检查条件可直接开始诊断性治疗,铁剂治疗有效可诊断为 IDA。治疗有效是指治疗 1 周后网织红细胞明显增多,2 周血红蛋白开始上升,临床症状改善,治疗 4 周,血红蛋白上升 20 g/L 以上。

(五) 治疗

以补充铁剂和去除病因为原则。

1. 一般治疗

(1) 改善饮食,合理喂养(婴儿可加蛋类、菜泥、肝和肉末等;幼儿和儿童纠正偏食,给予富含铁质、维生素C和蛋白质的食物)。

(2) 病因治疗:尽可能查找导致缺铁的原因和基础疾病,并采取相应措施祛除病因。纠正厌食和偏食等不良饮食行为习惯,治疗慢性失血疾病等。

2. 药物治疗　铁剂治疗,包括口服铁剂治疗和注射铁剂。

3. 其他治疗　输血治疗,一般营养性缺铁性贫血不需输血治疗,但当出现中重度贫血,尤其是发生心力衰竭者、合并感染或者营养不良者、急需外科手术者,需要根据病情输注红细胞悬液,宜采取少量多次的方法输注。

第二节　出血性疾病

出血性疾病是一类由于止血机制异常所致的疾病统称。一般指因先天或获得性原因,导致患者血管、血小板、凝血、抗凝及纤维蛋白溶解等止血机制的缺陷或异常而引起的一组以自发性出血或轻度损伤后过度出血或出血不止为特征的疾病。

出血性疾病大体上可分为遗传性和获得性两大类,临床表现主要为不同部位的出血。临床上应根据不同病因及发病机制给予相应治疗措施。

出血性疾病按机制可分为3类:

1. 血管因素异常　包括血管本身异常和血管外因素异常引起的出血性疾病。

(1) 血管本身异常:过敏性紫癜、维生素C缺乏症、遗传性毛细血管扩张症。

(2) 血管外异常:老年性紫癜、高胱氨酸尿症。

2. 血小板异常　包括血小板数量改变和黏附、聚集、释放效应等功能障碍引起的出血。

(1) 数量改变:特发性血小板减少性紫癜、药源性血小板减少症及血小板增多症。

(2) 功能障碍:血小板无力症、巨型血小板病。

3. 凝血因子异常　先天性凝血因子异常和后天获得性凝血因子异常。

(1) 先天性:血友病甲(缺乏Ⅷ因子)和血友病乙(缺乏Ⅸ因子)。

(2) 后天获得性:维生素K缺乏,肝脏疾病引起凝血因子异常。

血友病

血友病是一组遗传性出血性疾病,为X染色体连锁隐性遗传。临床上分为血友病甲(凝血因子Ⅷ缺乏)和血友病乙(凝血因子Ⅸ缺乏)两型。以血友病甲较为常见。临床特征为关节、肌肉、内脏和深部组织自发性或轻微外伤后出血难止,常在儿童期起病,反复关节出血导致患儿逐渐出现关节活动障碍。

(一)临床表现

血友病患儿绝大多数为男性,女性患者罕见。血友病甲和乙的临床表现相似,很难依靠临床症状鉴别。

1. **临床特点** 延迟、持续而缓慢的渗血。血友病的出血在各个部位都可能发生,以关节最为常见,肌肉出血次之;内脏出血少见,但病情常较重。其他部位有黏膜出血,如鼻出血、口腔出血、消化道出血、泌尿道出血等;严重的内脏出血、颅内出血可危及生命。出血发作是间歇性的,数周、数月甚至多年未发生严重出血并不少见。除颅内出血外,出血引起的突然死亡并不多见,但年幼儿可因失血性休克致死。

2. **出血程度** 取决于患儿体内的凝血因子水平。血友病根据其体内凝血因子水平分为轻、中、重3种类型。① 重型患儿(因子活性<1%)常在无明显创伤时自发出血。② 中型患儿(因子活性1%~5%)出血常有某些诱因,小手术或者外伤后可有严重出血,偶有自发出血。③ 轻型患儿(因子活性>5%~40%)极少出血,常由明显外伤引起,患儿常在外科手术前常规检查或创伤后非正常出血时被发现。

需注意血友病患儿首次关节出血被误诊为关节炎者并不少见。血友病患儿出血量与出血持续时间相关,因此,早期判断和处理非常重要。如发现患儿有异常的瘀斑增多、黏膜出血、手术或外伤后过度出血、延迟出血、不寻常的血肿、无确定病因的关节肿痛等,应考虑出血性疾病的可能。对可疑患儿需追问家族史,并行下列实验室检查以确诊。

(二)实验室检查

由于血友病无特异性临床表现,实验室检查尤为重要。

1. **筛选试验** 内源途径凝血试验(部分凝血活酶时间,APTT)、外源途径凝血试验(凝血酶原时间,PT)、纤维蛋白原(Fg)或凝血酶时间(TT)、出血时间、血小板计数、血小板聚集试验等。以上试验除APTT外,其他均正常。

2. **确诊试验** 因子Ⅷ活性(FⅧ:C)测定和因子Ⅸ活性(FⅨ:C)测定可以确诊血友病甲和血友病乙,并对血友病进行程度分型。同时应行von Willebrand因子(vWF):Ag和瑞斯托霉素辅因子活性测定(血友病患者正常)与血管性血友病鉴别。抗体筛选试验和抗体滴度测定诊断因子抑制物是否存在。

3. **分型** 血友病按照凝血因子活性不同,分为轻型、中间型、重型3型。凝血因子活性<1%,为重型;≥1%且≤5%,为中间型;>5%且≤40%,为轻型。理论上,轻型、中间型、重型血友病患儿分布大致各占1/3,而我国统计以重型患儿居多,考虑原因与部分轻型患儿未得到诊断有关。

4. **基因诊断试验** 主要用于携带者检测和产前诊断。产前诊断可在妊娠8~10周进行绒毛膜活检确定胎儿的性别,以及通过胎儿的DNA检测致病基因;妊娠的15周左右可行羊水穿刺进行基因诊断。女性携带者与健康男性所生的男孩中50%为患者,女孩50%为携带者;而健康女性与血友病患者父亲所生男孩100%健康,女孩100%是携带者。

基因诊断检测到相应FⅧ基因(血友病甲)或FⅨ基因(血友病乙)突变是确诊血友病的直接依据,同时也有助于进行致病基因携带者的诊断。

(三)诊断和鉴别诊断

本病是X连锁隐性遗传性出血性疾病,绝大多数患儿是男性,女性罕见,通过详细询问出血病史、家族史(如果无家族史也不能除外)、上述临床表现和实验室检查可以明确诊断;如父亲是血友病患者或兄弟中有血友病患者,则注意女性携带者的诊断。在血友病的诊断中实验室检查至关重要。根据患儿血浆中FⅧ或FⅨ的水平将血友病临床严重程度分为3型(表9-3)。

表9-3 血友病甲/乙临床分型

因子活性水平	临床分型	出 血 症 状
>5%且≤40%	轻型	手术或外伤可致非正常出血
≥1%且≤5%	中间型	小手术/外伤后可有严重出血,偶有自发出血
<1%	重型	肌肉或关节自发性出血,血肿

主要需与血管性血友病(vWD)、获得性凝血因子缺乏、获得性血友病、遗传性凝血因子Ⅺ缺乏、其他遗传性凝血因子缺乏性疾病、生理性凝血因子缺乏、迟发型维生素K依赖凝血因子缺乏症相鉴别。

(四)治疗

1. 急性出血时的治疗(按需治疗)

(1)出血后替代治疗原则:凝血因子替代治疗仍然是目前血友病最有效的急性出血的止血措施。原则是早期、足量、足疗程。替代治疗剂量和疗程应考虑出血部位和出血严重程度。① 血友病甲的替代治疗:首选基因重组FⅧ制剂或者病毒灭活的血源性FⅧ制剂,无条件者可选用冷沉淀或者新鲜冰冻血浆。② 血友病乙的替代治疗:首选人血源基因重组FⅨ制剂或者病毒灭活的血源性凝血酶原复合物(PCC),无条件者可选用新鲜冰冻血浆。

(2) 辅助治疗

1) PRICE 原则：即制动(prohibition)、休息(rest)、冷敷(ice)、压迫(compression)、抬高(elevation)原则。PRICE 原则是肌肉和关节出血时除输注凝血因子以提高凝血因子水平外很重要的处理措施。

2) 1-去氨基-8-D-精氨酸加压素(DDAVP)：轻型血友病甲患儿出血时可选 DDAVP，重型患儿无效。适用于＞2 岁的患儿，应用时需要限水，须行预试验。推荐剂量为 0.3～0.4 μg/kg 体重，50 mL 生理盐水稀释后缓慢静脉滴注（至少 30 min），每 12 h 一次，可用 1～3 日。使用后凝血因子浓度升高＞30%或较前上升＞3 倍为有效。试验有效患儿也可使用专供血友病患儿使用的 DDAVP 鼻喷剂喷鼻来控制轻微出血。

3) 抗纤溶药物：临床常用的抗纤溶药物有氨甲环酸、6-氨基己酸、氨甲苯酸等。此类药物对口腔、舌、扁桃体、咽喉部出血及拔牙引起的出血有效，但对关节腔、深部肌肉和内脏出血疗效较差，泌尿系统出血时严禁使用。避免与凝血酶原复合物合用。使用剂量：6-氨基己酸 50～100 mg/(kg·次)，每 8～12 h 一次；氨甲环酸 10 mg/(kg·次)，静脉注射或 25 mg/(kg·次)，口服；氨甲苯酸 2～6 mg/kg，每 8 h 一次。也可漱口使用，尤其在拔牙和口腔出血时，5%的氨甲环酸溶液 10 mL 含漱 2 min，每日 4 次，连用 7 日。

4) 肾上腺皮质激素：肾上腺皮质激素对减轻肌肉水肿及对神经的压迫，减轻关节肌肉出血所引起的局部炎性反应有一定效果，但疗程不宜长。

5) 止痛药：根据病情，选用对乙酰氨基酚和弱或强阿片类药物，或应用 COX-2 类解热镇痛药。禁用阿司匹林和其他非甾体消炎药。

6) 物理治疗和康复训练：可以促进肌肉、关节积血吸收，消炎消肿。维持正常肌纤维长度，维持和增强肌肉力量，维持和改善关节活动范围。在非出血期积极、适当的运动对维持身体肌肉的强壮并保持身体的平衡以预防出血非常重要。

2. 预防治疗　预防治疗是指出血前有规律地替代，以保证血浆中凝血因子长期维持在一定水平，从而减少出血、降低致残率、改善患儿生活质量。世界血友病联盟和世界卫生组织已经将预防治疗确定为重型血友病患儿的标准治疗方法。

(1) 预防治疗分级：根据预防治疗开始的时间分为初级、次级和三级预防治疗。① 初级预防：婴幼儿在确诊后、第 2 次关节出血前，且患儿年龄＜3 岁，无明确证据[体格检查和(或)影像学检查]证实存在关节病变的情况下，即开始实施预防治疗。② 次级预防：在 2 次或 2 次以上关节出血后，体格检查和影像学检查尚未发现关节病变之前，即开始预防治疗。③ 三级预防：体格检查和影像学检查证实已有关节病变，才开始预防治疗。重型患儿、有过关节出血和关节病变的患儿应该根据病情及早开始预防治疗,尽可能达到年关节出血次数(AJBR)或年出血次数(ABR)<3 次的目标。

(2) 预防治疗方式:① 临时预防(单剂预防)法,在估计可能诱发出血的事件前,单一剂量保护性注射凝血因子制品。② 短期预防法,在一段时期内(1~3 个月),定期注射凝血因子,以阻止"靶关节"反复出血的恶性循环或严重出血事件,防止损伤加重或延缓并发症的发生。③ 长期预防(持续预防)法,长期定期使用凝血因子制品,尽可能减少出血,以保证患儿维持接近正常间龄儿的健康生活。

(3) 预防治疗方案:① 血友病甲,标准剂量为浓缩凝血因子Ⅷ 25~40 U/(kg·次),每周 3 次或隔日 1 次,小剂量方案为凝血因子Ⅷ 10 IU/(kg·次),每周 2~3 次。② 血友病乙,标准剂量为浓缩凝血因子Ⅸ 25~40 U/(kg·次),每周 2 次,小剂量治疗方法浓缩凝血因子Ⅸ制品每次 20 IU/kg 或 PCC 20 U/(kg·次),每周 1 次。

(五) 并发症治疗

1. **血友病抑制物**

(1) 抑制物的诊断:① 临床表现,血友病患儿突发临床出血症状加重、频率增加,或对以往替代治疗措施无效。② 实验诊断,检测 FⅧ/FⅨ抑制物,并排除狼疮抗凝物(LA)和抗心磷脂抗体(ACA)存在。低滴度抑制物:抑制物滴度<5 BU/mL;高滴度抑制物:抑制物滴度≥5 BU/mL。

(2) 抑制物的治疗:① 急性出血治疗。血友病甲患儿,低滴度者可以加大剂量使用凝血因子制品,高滴度者若大剂量人 FⅧ无效,可使用猪 FⅧ、rhFⅦa 或凝血酶原复合物;血友病乙患儿,低滴度者可以加大剂量使用凝血因子制品,高滴度者使用 FⅦa 或者 PCC 控制出血。② 消除抑制物治疗。免疫耐受诱导治疗(ITI),疗效肯定。

2. **血友病关节病变** 血友病关节病变是血友病患儿常见和严重的并发症,关节受损和残疾发生时间取决于关节出血的严重程度和治疗方式。为保护关节和避免致残,需要立即开始有效的三级预防治疗和多学科治疗:患儿应当在保证一定凝血因子谷浓度的前提下,进行正规的物理治疗和康复训练,治疗同时定期进行评估,如关节结构评估(磁共振成像 MRI 或 X 线,每 3 个月至半年随访 1 次超声检查)和关节功能评估。还需要根据病情开展滑膜切除、骨关节矫形治疗;为减轻疼痛可适当应用镇痛剂。

3. **血液传播性感染** 虽然通过严格的献血者筛查、血制品制造过程中的病毒灭活手段,以及重组凝血因子的广泛使用,血友病患儿病毒感染率已明显下降,但新的挑战仍不断出现,如一些新型感染,可能无法用现有的病毒灭活方式清除等。

使用不含任何血液成分的基因重组因子能杜绝已知和未知病原体感染风险。

第三节 免疫性血小板减少性紫癜

免疫性血小板减少性紫癜（immune thrombocytopenic purpura，ITP）是一种以持续性外周血小板减少为特征的自身免疫性疾病。过去称为"特发性血小板减少性紫癜"（idiopathic thrombocytopenic purpura）；近年发现其发病机制与多种细胞因子参与的免疫介导反应有关，部分患者血小板减少但并未见出血点或紫癜，故目前国内外学者更倾向于命名为"免疫性血小板减少症"（immune thrombocytopenia），仍保留 ITP 的缩写。免疫介导的血小板减少症包括：药物诱导的血小板减少、新生儿同种免疫性血小板减少、输血后紫癜、急慢性 ITP 和继发性 ITP。

儿童 ITP 发病率为 $(4.0\sim5.3)/10^6$，且多表现为急性突发性 ITP，常发生于病毒感染与免疫接种之后。15%~20%的患儿可发展成慢性 ITP，儿童慢性 ITP 发病率估计为每年 $0.46/10^6$。据报道，儿童颅内出血的发生率接近 0.1%~0.5%。20 世纪 90 年代进行的一项大规模前瞻性研究显示，严重新生儿血小板减少（$<50\times10^9/L$）的发生率为 8.9%~14.7%，新生儿颅内出血（ICH）发生率为 0~1.5%。

一、诊断标准

儿童期 ITP 可发生在任何年龄。新生儿期 ITP 应与母亲 ITP 或异体免疫性血小板减少症相区别。儿童 ITP 的诊断主要通过排除法。通常儿童 ITP 是一种良性疾病，需要对患者进行仔细地解释和告知，而不是积极地治疗。这是因为儿童 ITP 很少发生严重的出血，80% 在患病的 6~8 周内能自发缓解。

儿童 ITP 与成人 ITP 有很大差别；多数以急性起病，部分发病与病毒感染或与免疫接种有关；发病前常有急性病毒感染和免疫接种史。麻疹、流行性腮腺炎和风疹疫苗等可引起 ITP，通常在接种后 6 周发病。年龄大于 10 岁的儿童多发生慢性 ITP，诊断时应考虑其他与血小板减少相关的自身免疫性疾病，其中特别是系统性红斑狼疮和抗磷脂综合征。部分患者可以自发缓解（或自限性），并发颅内出血罕见。新诊断 ITP，必须先排除其他原因导致的继发性血小板减少症。

（一）临床表现

见于小儿各年龄时期。主要表现为出血，以皮肤、黏膜出血点、瘀斑或瘀点为主，严重者可见内脏出血（消化道、鼻腔等），颅内出血死亡约占 0.5%。体格检查一般无肝脾淋巴结大。

(二) 实验室检查

(1) 外周血涂片检查提示血小板计数 $<100\times10^9$/L(至少 2 次),血细胞形态无异常。急性出血时期或反复多次出血之后,红细胞及血红蛋白轻度减少,网织红细胞于大出血后可增多。

(2) 骨髓细胞学检查(选择性检查),提示骨髓增生活跃,巨核细胞增多或者正常,伴有成熟障碍。骨穿主要目的是排除造血系统疾病或者遗传代谢性疾病的必要检查。

(3) 血小板相关抗体检查,特异性较差。单克隆抗体特异性俘获血小板抗原试验法(monoclonal antibody immobilization of platelet antigen assay,MAIPA),特异性高,可区别免疫性和非免疫性的 ITP。但此项检查在国内少有单位开展。

(4) 促血小板生成素(TPO)和网织血小板比例测定对区别血小板生成减少或破坏增加有一定意义,但 TPO 的检查对于 ITP 的诊断价值则有限,不作为常规检查。

二、分型

1. 根据发病时间分型

(1) 新诊断的 ITP 诊断后 3 个月内血小板减少的所有患者。

(2) 持续性 ITP 诊断后 3~12 个月血小板持续减少的 ITP 患者。

(3) 慢性 ITP 血小板持续减少超过 12 个月的所有 ITP 患者。

(4) 难治性 ITP 满足以下所有 3 个条件的患者:脾切除后无效或者复发;需要(包括小剂量肾上腺皮质激素及其他治疗)治疗以降低出血的危险;除外其他引起血小板减少症的原因,确诊为 ITP。

(5) 重症 ITP 血小板 $<10\times10^9$/L,显著的皮肤黏膜多部位出血和(或)内脏出血。

2. 根据出血程度分型

(1) 轻度血小板 $<100\times10^9$/L,只在外伤后出血。

(2) 中度血小板 $<50\times10^9$/L 而 $>25\times10^9$/L,可见自发出血,尚无广泛出血。

(3) 重度血小板 $<25\times10^9$/L 而 $>10\times10^9$/L,见广泛出现出血,外伤处出血不止。

(4) 极重度血小板 $<10\times10^9$/L,自发出血不止,危及生命。

三、治疗

对急性 ITP 患儿的治疗,不应受血小板计数的影响,而主要依赖于症状,如无临床表现、缺乏显著出血症状或仅有小瘀斑时可不予提升血小板的治疗。控制出血、减少血小板破坏,使血小板数量达到充分止血(不出现大出血),而不是使血小板达到正常数量,即维持ITP患儿安全地不发生大出血是治疗的主要目的。

1. **一般疗法**　发病初期,应减少活动,避免创伤,重度者卧床休息。积极预防及控制感染,给予足量液体和易消化软食,避免口腔黏膜损伤。为减少出血倾向,常给大量维生素C。局部出血者压迫止血,若出血严重或疑有颅内出血者,应积极采取各种止血措施。

2. **临床观察**　对血小板计数≥$30×10^9$/L,无明显出血症状或体征,且近期无手术的ITP患者做临床观察,动态监测血小板计数以及出血倾向,若有感染则积极控制感染。

3. **糖皮质激素**　为ITP的一线治疗药物。国内外学者推荐指征为血小板计数<$30×10^9$/L,或伴有明显出血症状或体征患者。常规剂量[泼尼松剂量1~2 mg/(kg·d),最大剂量60 mg/d],初始选择静脉滴注;待出血倾向改善、血小板稳定可给予口服(等剂量静脉换算);血小板正常后缓慢减量至停药观察,一般疗程4~6周。如糖皮质激素治疗4周仍无反应者应尽快减量和停用,并寻找原因。应用时注意监测血压、血糖及胃肠道反应,预防感染。

4. **静脉丙种球蛋白**　静脉丙种球蛋白(IVIg)为重度出血或短期内血小板进行性下降者选用。其作用机制为中和以及抑制抗体产生,有效率达75%。剂量0.4 g/(kg·d),3~5日;或1 g/(kg·d),2日。必要时可以重复。

5. **输注血小板**　血小板输注仅在颅内出血(ICH)或其他发生有威胁生命的出血时应用,而且剂量要比骨髓衰竭类疾病大,同时给予大剂量静脉类固醇或IVIg免疫调节。

6. **脾切除术**　脾切除术是否恰当基于不同的临床状态。如果将计划进行择期的脾切,适当的术前治疗包括:血小板计数<$30×10^9$/L时给予IVIg,而当血小板计数<$10×10^9$/L时给予IVIg、激素治疗和抗Rh-(D)。不恰当的术前治疗包括:当血小板计数超过$50×10^9$/L时给予IVIg,口服激素或抗Rh-(D)治疗;还有当血小板计数超过$30×10^9$/L时给予静脉激素治疗,当血小板计数超过$20×10^9$/L时输注血小板。ITP患儿在经过起始治疗(激素、IVIg)和脾切后,如症状持续存在,且血小板计数<$30×10^9$/L,并伴有活动性出血时,应给予进一步治疗。

7. **慢性/难治性ITP治疗**　往往为激素依赖或激素无效患者。如对一线治疗无效者,则应对诊断进行重新判断;如在一线治疗不规范或激素减量过快者,则视病情可作重新评价并调整激素使用。如一线治疗无效者,则酌情使用二线药物治疗,常用的药物有硫唑嘌呤、长春新碱、环孢霉素A及雷帕霉素。但临床疗效不确定。

8. **重症ITP**　血小板<$10×10^9$/L,皮肤黏膜多部位出血和(或)内脏出血,应迅速提高患者血小板计数至安全水平(血小板数≥$50×10^9$/L),有严重出血或有

危及生命的出血,可紧急输注浓缩 BPC 制剂。同时处理如下:① 静脉输注丙种球蛋白。② 甲泼尼龙静脉或冲击治疗[10~30 mg/(kg·d),共用 3 日,最大剂量 1 g/(kg·d)]。对于贫血症状明显的急性失血性贫血者,可输注浓缩红细胞。

四、疗效判断

1. 完全反应(complete response,CR)　治疗后血小板计数$\geq 100 \times 10^9$/L,且没有出血表现。

2. 部分反应(partial response,PR)　治疗后血小板计数$>30 \times 10^9$/L,并且至少比基础血小板计数增加 2 倍,且没有出血表现。

3. 持续反应(durable response,DR)　达到 PR/CR,并持续≥ 4 周。

4. 无效(no response,NR)　治疗后血小板计数$<30 \times 10^9$/L,或血小板计数增加不到基础值的 2 倍,或有出血表现。在 ITP 的疗效判断时,应至少检测 2 次血小板计数,2 次检测之间间隔 7 日以上。

5. 复发　治疗有效后,血小板计数降至 30×10^9/L 以下,或不到基础值的 2 倍,或出现出血症状。

五、注意点

(1) 新诊断 ITP,糖皮质激素治疗有效者,治疗时间在 3 个月内。

(2) 在糖皮质激素治疗期间,禁止注射预防接种,至完全停药 1~3 个月后,视使用激素时间长短而定。

(3) 以上方案不适合新生儿 ITP 治疗。

六、随访管理

(1) 严格掌握儿童 ITP 诊断和鉴别诊断。

(2) 严格按照儿童 ITP 分级指征观察、治疗和随访。

(3) 二线治疗必须在儿童血液专科医师监控下酌情使用。

第四节　儿童白血病

一、概述

白血病是儿童时期最常见的恶性疾病,约占该年龄段所有恶性肿瘤的 30%左右,其特点是造血细胞恶性增生,破坏正常造血,并浸润至其他组织和器官。急性白血病是儿童白血病的主要类型,约占95%,15岁以下儿童急性白血病发病率为4/10万左右,其中最常见的是急性淋巴细胞白血病(acute lymphoblastic leukemia,ALL),占急性白血病的70%~80%。目前我国传染病和其他感染性疾病的发病率和死亡率逐年下降,恶性肿瘤已成为小儿时期主要死亡原因之一,儿童ALL 5年以上无事件生存率(even-free survival,EFS)可达80%左右,儿童AML(除M3外)在60%左右,急性早幼粒细胞性白血病为90%;随着靶向治疗技术、造血干细胞治疗技术的发展,未来疗效有望进一步提升。

(一)病因与发病机制

根据目前的认识,白血病的确切病因尚不明确。既有环境因素,也有遗传因素,最终引起血细胞多次基因突变而发病。已知的环境因素有病毒感染、辐射和一些化学物质。而遗传因素方面的研究至少发现有 BCR-ABL、PML-RARα 等基因突变和白血病的发病有关。这些遗传因素有些可以导致基因序列的不稳定,有些是在发生突变后有利于变异克隆的恶性生长,还有些是导致免疫监视功能减弱,不能清除突变克隆而发生白血病。

(二)分类

儿童白血病主要分为两大类:以分化不良的幼稚细胞增生为主的急性白血病和以成熟细胞增生为主的慢性白血病。儿童白血病以急性白血病为主,按恶变的血细胞谱系分为急性淋巴细胞白血病(简称"急淋")和急性髓细胞白血病(亦称急性非淋巴细胞白血病,简称"急非淋")。慢性白血病在儿童期可见慢性髓细胞白血病,以及小年龄儿童特有的幼年型粒单核细胞白血病。

二、急性淋巴细胞白血病

(一)临床表现

由于骨髓内白血病细胞的异常增殖,导致正常造血功能受抑,出现贫血、出血、发热及感染;由于肿瘤细胞浸润导致肝脾肿大、淋巴结肿大、骨关节疼痛,中枢神经系统浸润可能出现头痛、呕吐等高颅压症状,睾丸浸润会出现睾丸无痛性增大,其他脏器浸润,如纵隔占位可能引起呼吸窘迫、肾脏浸润可能出现肾功能不全、皮肤浸润可能出现皮下结节。一般症状表现为发热、体重下降、食欲减退等。

(二)诊断

急性淋巴细胞白血病通过形态学(M,morphology)、免疫学(I,immunophenotyping)、细胞遗传学(C,cytogenetics)以及分子遗传学(M,molecular genetics)进行分类,简称MICM分型。

1. **形态学分型** 多采用FAB系统,即根据细胞的大小、细胞核的形状及细胞核的核仁及细胞质等的形态,将急淋分为L1、L2、L3。但FAB分型对预后的意义并不重要,最重要的是通过形态学及细胞化学检查将急淋与急非淋分开,因为两者的治疗方法和预后有很大差异。急淋的糖原染色(PAS)多呈强阳性,而过氧化物酶染色(POX)和非特异性酯酶染色(NSE)阴性。

2. **免疫学分型** 这是通过检测白血病细胞表面或细胞内的各种抗原确定白血病细胞性质的检查方法,常用流式细胞仪来进行。急淋主要分为B细胞性和T细胞性两大类,B细胞性占85%左右,T细胞性较为少见。B系的CD19及T系的CD7为高度敏感的标记,而cCD79及cCD22是B系的特异性标记,而cCD3则为T系的特异性标记。

3. **细胞遗传学** 改变包括染色体数量异常及染色体结构异常。染色体数目可增加或减少;结构异常表现为易位、倒位、缺失等。一般的染色体异常可以通过培养细胞的染色体分型发现,也可以结合荧光原位杂交技术(FISH)得以明确。

4. **分子遗传学** 目前常用的分析方法包括聚合酶链反应(PCR)。也有采用基因芯片或基因测序技术进行检测。根据细胞遗传学和分子遗传学,急性淋巴细胞白血病可以分为以下几种常见的类型:t(12;21)/ETV6-RUNX1+ALL、t(9;22)/BCR-ABL/ph+ALL、t(1;19)/TCF3-PBX1+ALL、染色体11q23/MLL重排+ALL等类型。这些遗传学分类直接和疾病预后以及治疗方案的选择有关。如高二倍体ALL和t(12;21)/ETV6-RUNX1+ALL预后良好,而染色体11q23/MLL重排+ALL及t(9;22)/BCR-ABL/ph+ALL预后较差,其中t(9;22)/BCR-ABL/ph+ALL通过靶向治疗可以明显提高疗效。

(三) 鉴别诊断

1. **以"出血"症状起病** 患者需要与免疫性血小板减少性紫癜(ITP)鉴别。
2. **以"肝脾淋巴结肿大"起病** 患者需要与传染性单核细胞增多症或其他病毒感染,如巨细胞病毒(CMV)感染相鉴别。
3. **以"骨关节痛"起病** 患者需要与幼年型特发性关节炎(JRA)相鉴别。
4. **以"三系下降"起病** 患者需要与再生障碍性贫血等鉴别。
5. **其他癌症的骨髓转移** 如神经母细胞瘤、横纹肌肉瘤、非霍奇金淋巴瘤等。
6. **朗格汉斯细胞组织细胞增生症(LCH)** 多系统累及。

(四) 实验室检查

1. **外周血象** 白细胞通常升高,有时也可能正常或降低,并常伴有不同程度的贫血和(或)血小板减少。外周血涂片大多有幼稚细胞。
2. **骨髓象** 确诊白血病必须做骨髓检查,原始及幼稚淋巴细胞比例≥20%可诊断为急性淋巴细胞白血病,另外骨髓液需进行 MICM 分型检查。

3. 中枢神经系统　少于 5% 的患者起病时会伴有中枢神经系统白血病(CNS leukemia,CNSL),通常可以通过脑脊液细胞学检查或者流式细胞术发现幼稚细胞,结合影像学检查结果得以诊断。有时 CNSL 仅表现为脑神经瘫痪或影像学的脑实质浸润。

4. 影像学检查　一般不需要进行全身的影像学评估,但少数 T-ALL 起病时胸部 X 线片可见纵隔占位。此外怀疑 CNSL 或颅内出血时需要进行颅脑 CT 或磁共振检查。

5. 其他检查　治疗前重要脏器功能的评估观察患儿是否耐受化疗和肿瘤浸润范围,如肝肾功能、电解质、凝血功能、心脏彩超评估心功能等,如有感染征象,还需进行相应的病原学检查,如血培养、分泌物或排泄物培养。

(五) 预后因素及临床危险度分组

对既往研究方案的回顾性分析发现了一些影响预后的因素,公认的预后不良的因素包括:初诊时外周血白细胞数 $\geqslant 50 \times 10^9/L$、发病年龄 <1 岁或 >10 岁、T 细胞性、低二倍体、Ph 染色体、11q23/MLL 重排、初诊时有中枢或睾丸浸润、早期治疗反应差。根据上述危险因素,通常将急淋分为标危、中危及高危组。不同的研究方案危险度分组的标准可能略有不同。

(六) 治疗

治疗原则:按不同危险度分型选择相应治疗方案,采用多药联合化疗,早期连续适度化疗和分阶段长期规范治疗。一般包括诱导治疗、巩固治疗、继续治疗。而继续治疗还可以分为早期继续治疗和维持治疗,总疗程 2~2.5 年。常用的化疗药物有巯嘌呤(6-MP)、柔红霉素(DNR)、长春新碱(VCR)、阿糖胞苷(Ara-C)、门冬酰胺酶、甲氨蝶呤(MTX)和环磷酰胺(CTX)。糖皮质激素对绝大多数 ALL 有特异的杀伤作用,是 ALL 联合化疗最常用的药物之一。

1. 诱导治疗　主要目的是将白血病细胞迅速减少,一般 4~8 周,大多数患者骨髓幼稚细胞可 <5%,达到形态学缓解(complete remission,CR)。经典的诱导方案为糖皮质激素+长春新碱+柔红霉素+门冬酰胺酶,即 PVDL 方案。在治疗早期,由于肿瘤细胞大量死亡,需警惕肿瘤细胞溶解综合征,可出现少尿、电解质紊乱(高钾、低钙、高磷)及肾功能损害,应积极水化,监测尿量、肾功能和电解质情况。

2. 巩固治疗　是紧接着诱导治疗缓解后尽早以一些不同的化疗药物施予强烈治疗,进一步清除体内残留的肿瘤细胞,降低复发的风险,常用的药物包括环磷酰胺、阿糖胞苷、巯嘌呤、大剂量甲氨蝶呤、门冬酰胺酶等。

3. 继续治疗　一般有两个阶段,早期阶段由化疗强度较弱的间期治疗以及间歇性的高强度再诱导化疗组成,一般半年左右;后期便是维持治疗,常采用巯嘌呤和甲氨蝶呤,一般1年半到2年。维持治疗,强度较轻,患者可以在家中服药,但由于个体差异,药物作用和副作用各不相同,需要定期监测血常规和肝功能,以便及时调整治疗。社区及家庭医生的介入将有利于提高维持治疗的安全性和依从性。

4. 髓外白血病的预防和治疗　　ALL容易发生CNSL和睾丸白血病,而大多数化疗药物不能透过血脑屏障和血生精小管屏障,因此需要特别注意髓外白血病的防治。由于放疗的远期副作用很大,除复发的髓外白血病外,放疗一般不作为一线防治手段。三联鞘注化疗药物(甲氨蝶呤、阿糖胞苷、地塞米松)和大剂量甲氨蝶呤可有效预防髓外白血病。

5. 支持治疗　　如感染的预防和治疗;有明显的贫血症状可输注红细胞悬液;血小板严重减少或有出血症状时可输注浓缩单采血小板。化疗期间应保持良好的营养,可减少感染及其他并发症,患儿应进食高蛋白高能量的食物,如因口腔溃疡、门冬相关胰腺炎、消化道出血等原因不能进食者,可考虑静脉营养。此外还要对患者及家庭进行心理辅导,帮助他们排解忧虑、抗拒、愤怒等负面情绪,对治疗建立信心。

6. 造血干细胞移植(HSCT)　　HSCT是难治复发ALL患者的重要选择之一。HSCT一方面通过摧毁性的治疗最大限度地杀灭白血病细胞;另一方面通过植入的移植物抗白血病作用(GVL),进一步清除白血病细胞。所以,针对白血病的HSCT应选择同种异体来源的供体。HSCT除相关费用高昂外,并发症风险也较高,如移植物抗宿主病(GVHD),严重者可致死。

7. 靶向治疗和细胞免疫治疗　　随着研究的不断深入,更多的新兴治疗手段逐步应用于临床。靶向治疗是针对特定分子靶点进行治疗的新型治疗手段。非常有代表性的是针对BCR-ABL融合基因的酪氨酸激酶抑制剂(TKI)治疗,代表药物有伊马替尼和达沙替尼。TKI联合化疗的使用,使得该组患者长期生存率明显升高。在难治性B淋巴细胞白血病患者中使用CD19-嵌合抗原受体T细胞(CART)技术并获得成功,是现代白血病治疗策略里程碑式的进步。其原理是通过改造患者自身的T淋巴细胞,使其表达人工组装的识别CD19的抗原受体和共刺激分子,从而赋予其精准杀伤癌细胞的能力。

三、急性髓系白血病

急性髓系白血病(acute myelogenous leukemia,AML)占儿童白血病的20%左右。近年来,随着对AML细胞形态学、免疫表型、细胞遗传学和分子遗传学特性的深入了解,治疗策略和方法的不断改进和创新,化疗强度的增加,大剂量阿糖胞苷在缓解后的应用,同种异体造血干细胞移植技术的进步,支持治疗的不断完善,儿童 AML 完全缓解率已达 80%~85%,5 年 EFS 接近或超过 60%。

(一) 临床表现

可有贫血、出血、感染、发热、肝脾淋巴结肿大及其他脏器的肿瘤浸润的临床表现。出血的原因除了血小板减少外,白血病细胞中促凝颗粒的释放可触发弥散性血管内凝血(DIC)。急性早幼粒细胞白血病(APL)的出血表现尤为明显,是早期死亡的主要原因之一,因此,一旦怀疑 APL 应尽早使用全反式维 A 酸,不必等待确诊。此外,AML 可以有软组织浸润,常见于眶周组织形成绿色瘤或于皮肤形成无色或暗红色结节。CNSL 和睾丸白血病的发生率明显比 ALL 少,多见于 M_4、M_5 型。

(二) 诊断及分型

1. 形态学分型　根据 FAB 分型将 AML 分为 M_0~M_7 型。分别为 M_0 原粒细胞微分化型、M_1 原粒细胞白血病未分化型、M_2 原粒细胞白血病部分分化型、M_3 早幼粒细胞白血病、M_4 粒单核细胞白血病、M_5 单核细胞白血病、M_6 红白血病、M_7 巨核细胞白血病。

2. 免疫表型　AML 通常表达 CD33、CD13、CD14、CD15、CD16、CD11、CD45、MPO、CD117。其中 MPO 是 AML 的特异标记。此外,红系表达 CD71、血型糖蛋白,巨核系表达 CD41、CD42、CD61。

3. 细胞遗传学和分子遗传学特点　80%~90% 的 AML 可发现有克隆性的细胞遗传学和分子遗传学异常,这种异常仅发生在白血病细胞中,并成为检测肿瘤细胞的标记。细胞形态学达到缓解时,这些染色体异常或融合基因可能消失,达到细胞遗传学和分子遗传学缓解,而临床复发时可能再现。

AML 的染色体构型异常和融合基因往往与 FAB 亚型密切相关,如 M_3 常见 t(15;17)即 *PML-RARα* 融合基因、M_2 常见 t(8;21)即 *AML-ETO1* 融合基因、M_4 及 M_5 多见 MLL 重排的 11q23 异常等。

(三) 鉴别诊断

(1) 外周血三系减低不伴肝脾淋巴结肿大者,需与再生障碍性贫血相鉴别,骨髓涂片检查是决定性的客观依据,后者骨髓有核细胞增生减低或极度减低,无幼稚细胞比例增高。

(2) 外周血白细胞异常增高者,需与类白血病鉴别,类白血病除了白细胞计数增高外,外周血可有不同程度的幼稚细胞和过渡期细胞比例增高,多由严重感染和溶血引起,NAP 积分增高,祛除病因后类白反应可很快消失,骨髓涂片和活检可助诊断。

(四) 实验室检查

(1) 血象初诊时可表现为三系减少或白细胞增高/正常伴两系下降,外周血涂片中原始细胞和幼稚细胞不同程度的增多,低白细胞计数者外周血中可不出现幼稚细胞。

(2) 骨髓象 骨髓呈增生活跃、明显活跃或极度活跃,涉及的血细胞系列原始幼稚细胞明显增生,原始幼稚细胞比例≥20%可确诊 AML。过渡期和成熟细胞明显低下,呈分化停滞显像。原粒或早幼粒细胞胞质中见棒状小体(auer body)是特征性的形态学标记。

(五) 治疗

随着化疗的加强和完善,儿童 AML 的 CR 率可达 80%～90%,5 年 EFS 接近 60%。主要的治疗方法还是化疗,AML 化疗分为诱导缓解治疗和巩固治疗两个阶段。而急性早幼粒细胞白血病(APL)由于存在特征性的 PML-RARα 融合基因,砷剂联合维 A 酸通过诱导分化和凋亡机制可使患者达到长期缓解并治愈,其 5 年 EFS 已经超过 90%。

1. **诱导缓解治疗** 强烈有效的化疗是提高完全缓解(complete remission,CR)率的关键,而 1 疗程达 CR 是争取长期无病生存的先决条件。国际通用的标准方案为柔红霉素、阿糖胞苷(DA),缓解率达 60%～70%,在此基础上增加依托泊苷可将 CR 率进一步提高。我国部分病例用高三尖杉酯碱(HHT)替代柔红霉素可以获得额外的 CR 率。

2. **缓解后治疗** CR 后可以根据治疗反应采用诱导化疗相同或不同方案进行再次诱导治疗,进一步减少残留的白血病细胞,也可以直接进入巩固治疗。巩固化疗方案不尽统一,但一般以大剂量阿糖胞苷为主线,或联合柔红霉素、米托蒽醌、依托泊苷或高三尖杉酯碱等进行治疗。巩固治疗一般 3～5 个疗程不等。巩固治疗后,是否维持治疗尚有争议,但一般倾向于不做维持治疗。

3. **APL 的诱导分化和诱导凋亡治疗** 全反式维 A 酸(ATRA)联合砷剂已成为 APL 的标准治疗方案。一般患者在第 28～42 日获得 CR,并可以明显减轻出血倾向。但严重出血仍然是 APL 的最主要死亡原因,因此一旦怀疑 APL 应尽早使用全反式维 A 酸,不必等待确诊。ATRA 和砷剂治疗的主要不良反应有治疗 1 周左右发生的分化综合征(DS),表现为白细胞计数明显升高,伴发热、关节肌肉疼痛、体液潴留、呼吸窘迫等。DS 可以应用地塞米松进行防治。

4. **髓外白血病的治疗** AML 的髓外白血病发生率明显低于 ALL,其中主要是 M_4、M_5。大剂量阿糖胞苷和定期做鞘内化疗可以有效预防髓外白血病发生。

5. **异基因造血干细胞移植** 高危患者第一次获 CR(CR1)或复发后再次缓解(CR2),如有合适供体即可进行异基因造血干细胞移植。

6. **靶向治疗** FLT3 突变是 AML 独立的预后不良因子,临床研究显示 FLT3

抑制剂米多托林可以显著提高疗效。针对CD33抗原的单克隆抗体药物吉妥珠单抗奥唑米星也已证明可以提高AML的生存率。表观遗传学异常也是肿瘤发生的重要机制之一,地西他滨是DNA甲基化酶的抑制剂,可有效逆转白血病细胞的异常甲基化,在临床研究中显示了一定的有效性。

(六) 预后

根据细胞形态学、细胞遗传学及分子遗传学特征、早期治疗反应、微小残留病灶监测等因素,将AML分为预后良好型、中等预后型和预后不良型。

1. 预后良好型　APL、伴有Down综合征的AML、存在AML/ETO或inv(16)。

2. 预后不良型　存在3种及以上染色体结构异常的复杂核型、FLT3突变、MDS转化成的AML及早期治疗反应差。

3. 不属于以上两种　称为预后中等型。

(邵静波)

第十章

神经系统疾病

第一节 热性惊厥

热性惊厥(febrile seizure,FS),患病率为2%～5%,是婴幼儿时期最常见的惊厥性疾病,儿童期患病率为3%～4%。FS是指在生后3月龄～5岁,发热初期或体温快速上升期出现的惊厥,排除中枢神经系统感染和导致惊厥的其他原因,既往无热惊厥病史。

一、病因和发病机制

引起FS的常见病因包括急性上呼吸道感染、鼻炎、中耳炎、肺炎、急性胃肠炎、出疹性疾病、尿路感染及个别非感染性的发热疾病等,病毒感染是主要原因。

FS的确切发病机制尚不明确,主要是患儿脑发育未完全成熟、髓鞘形成不完善、遗传易感性及发热等多方面因素相互作用所致。

二、临床表现

热性惊厥发生于3月龄～6岁,多发生于6月龄～3岁,高峰期为18个月。根据临床特点,热性惊厥可分为单纯型和复杂型(表10-1)。

表10-1 单纯型与复杂型热性惊厥的鉴别

鉴别点	单纯型热性惊厥	复杂型热性惊厥
发病率	在FS中占75%左右	在FS中占25%左右
惊厥发作形式	全身性发作	局灶性发作
惊厥持续时间	持续时间<15 min	持续时间≥15 min
惊厥发作次数	24 h内或1次热程中仅发作1次	24 h内或1次热程中发作≥2次

三、辅助检查

1. **常规检查** 根据病情酌情选择血常规、血生化、尿便常规检查,如夏秋季节可选择完善粪常规,以鉴别中毒性细菌性痢疾。

2. **脑脊液检查** 反复呕吐或神经系统体格检查异常如嗜睡、脑膜刺激征等,应完善脑脊液检查;已使用抗生素治疗,尤其是<18个月小儿,颅内感染症状体征可不典型或6~12个月未接种流感疫苗、肺炎球菌疫苗者,应酌情腰穿检查。

3. **脑电图检查** 惊厥呈局灶性发作、神经系统发育异常、一级亲属有特发性癫痫病史、复杂型热性惊厥、惊厥发作次数多者,均为继发性癫痫的危险因素,推荐行脑电图检查和随访。

发热和惊厥发作后均可影响脑电图背景电活动,因此推荐在热退后至少1周后完善脑电图检查。

4. **神经影像学检查** 存在以下情况时推荐行颅脑影像学检查以寻找病因:头围异常、皮肤异常色素斑、局灶性神经体征、神经系统发育缺陷或惊厥后神经系统异常持续时间长等。

四、诊断和鉴别诊断

热性惊厥的诊断主要是排除性诊断。根据特定的发病年龄、典型的临床表现,并排除其他可能导致发热期惊厥的各种疾病,如中枢神经系统感染、中毒性脑病、代谢紊乱等后,方可诊断。

五、治疗

FS的治疗分为急性发作期治疗、间歇性预防治疗及长期预防治疗。

1. **急性发作期的治疗** 首先应保持呼吸道通畅,防止跌落或受伤;切忌掐人中、撬开牙关、按压或摇晃患儿导致其进一步伤害;抽搐期间分泌物较多,可让患儿平卧头偏向一侧或侧卧位,及时清理口鼻腔分泌物;同时监测生命体征、保证正常心肺功能,必要时吸氧,建立静脉通路。

大多数FS呈短暂发作,持续时间1~3 min,不必急于止惊药物治疗。

若惊厥发作持续≥5 min,则需要使用止惊药物。首选静脉缓慢注射地西泮0.2~0.3 mg/kg(≤10 mg/次),速度1~2 mg/min,如推注过程中发作终止即停止推注,若5 min后发作仍未控制或控制后复发,可重复一剂;如仍不能控制,按惊厥持续状态处理。注意该药推注速度过快可能出现抑制呼吸、心跳和降血压的不良反应。

如尚未建立静脉通路,可予咪达唑仑 0.2～0.3 mg/kg(≤10 mg/次)肌内注射或 10% 水合氯醛溶液 0.5 mL/kg 灌肠。

对于 FS 持续状态的患儿,需要静脉用药积极止惊,并密切监护发作后表现,积极退热,寻找并处理发热和惊厥的原因。

2. 间歇期预防　在发热开始即给予地西泮口服,每 8 h 口服 0.3 mg/kg,≤3 次大多可有效防止惊厥发生。国外有使用新型抗癫痫药物左乙拉西坦在发热期间歇性用药预防 FS 复发。指征如下:① 短时间内频繁惊厥发作(6 个月内≥3 次或 1 年内＞4 次)。② 发生惊厥持续状态,需止惊药物治疗才能终止发作者。

六、预后

FS 总体预后良好,为年龄依赖性的自限性疾病。FS 复发的危险因素:① 起始年龄小。② 发作前发热时间短(＜1 h)。③ 一级亲属中有 FS 史。④ 低热时出现发作。

95% 以上的患儿将来并不会患癫痫。FS 继发癫痫的主要危险因素包括:① 存在神经系统发育异常。② 一级亲属患有特发性或遗传性癫痫病史。③ 复杂型 FS。危险因素越多,则继发癫痫的风险越高。另外惊厥发作前发热时间短及 FS 发作次数多也与继发癫痫有关。

第二节　癫　痫

癫痫(epilepsy)是一种由多种病因引起的慢性脑部疾病,以脑神经元过度放电导致反复性、发作性和短暂性的中枢神经系统功能失常为特征。癫痫在任何年龄、地区和种族的人群中都有发病,但以儿童和青少年发病率较高。癫痫是一种病程长和以临床反复发作为特点、严重威胁患者身心健康的疾病,癫痫的确诊和发作类型的准确判断是正确治疗、合理用药以及预后判断的先决条件。

国内流行病学资料显示,我国癫痫的患病率在 4‰～7‰ 之间,我国活动性癫痫患病率为 4.6‰,年发病率在 30/100 000 左右。癫痫是神经内科最常见的疾病之一。癫痫患者的死亡危险性为一般人群的 2～3 倍。

各国临床研究表明,新诊断的癫痫患者,如果接受规范、合理的抗癫痫药物治疗,70%～80% 患者的发作可以控制,其中 60%～70% 的患者经 2～5 年的治疗可以停药。因我国各地区发展不平衡,我国活动性癫痫患者的治疗缺口达 63%。据此估算我国大约有 400 万左右活动性癫痫患者没有得到合理的治疗。

一、癫痫相关概念

(一) 癫痫发作

癫痫发作(epileptic seizure)是由于大脑部分神经元异常过度放电导致的临床表现。包括运动、感觉、自主神经及精神事件,发作具有突发突止、一过性、自限性的特点,发作同时伴有大量神经元异常过度同步化放电,放电需通过脑电图证实,但对于深部的放电,头皮脑电图不一定能记录到异常放电。癫痫持续状态是一种表现持续或反复发作的特殊情况。

(二) 癫痫

癫痫(epilepsy)是一种具有能够产生癫痫发作的持久易患性和以出现相应的神经生物、认知、心理及社会等方面的后果为特征的脑部疾病。癫痫不是单一的疾病实体,而是一种有着不同病因基础、临床表现各异但以反复癫痫发作为共同特征的慢性脑部疾病状态。按照传统,临床出现 2 次(间隔至少 24 h)无诱因的癫痫发作时就可确诊为癫痫。

(三) 癫痫综合征

癫痫综合征(epileptic syndrome)指由一组特定的临床表现和脑电图改变组成的癫痫疾患(即脑电临床综合征)。临床上常结合发病年龄、发作类型、病因学、解剖基础、发作时间规律、诱发因素、发作严重程度、其他伴随症状、脑电图及影像学结果、既往史、家族史、对药物的反应及转归等资料,做出某种癫痫综合征的诊断。诊断癫痫综合征对于治疗选择、判断预后等方面具有一定指导意义,但同一种综合征的病因和预后不一定相同。

(四) 癫痫性脑病

癫痫性脑病(epileptic encephalopathy)指由频繁癫痫发作和(或)癫痫样放电造成的进行性神经精神功能障碍或退化,如认知、语言、感觉、运动及行为等方面。它是一组癫痫疾患的总称。癫痫性脑病强调的是由于癫痫性异常本身造成的进行性脑病。大多为新生儿、婴幼儿或儿童期发病,脑电图明显异常,药物治疗效果差,临床总体表现为慢性进行性神经功能衰退。West 综合征、大田原综合征、Lennox-Gastaut 综合征、Dravet 综合征、Landau-Kleffner 综合征等均属于癫痫性脑病。

二、癫痫的分类

国际抗癫痫联盟将癫痫发作分为全面性癫痫、局灶性癫痫和发作类型不明的癫痫。

三、癫痫的病因

儿童癫痫患者不同年龄组常见病因见表 10-2。

表 10-2 儿童癫痫患者不同年龄组常见病因

发病年龄	常 见 原 因
新生儿及婴儿期	先天以及围产期因素(缺氧、窒息、头颅产伤)、遗传代谢性疾病、皮质发育畸形等
儿童及青春期	特发性(与遗传因素有关)、先天以及围产期因素(缺氧、窒息、头颅产伤)、中枢神经系统感染、脑发育异常、头颅外伤、海马硬化等

四、癫痫的临床及脑电图表现

(一) 全面性发作(generalized seizures)

1. 全面性强直-阵挛发作(generalized tonic-clonic seizures,GTCS) 也称为大发作(grand mal),发作时突然意识丧失,瞳孔散大,全身肌肉持续强烈收缩,躯干的轴性强直扩散到四肢→跌倒在地,头后仰,双眼上翻→逐渐发绀→频率较快而幅度较小的抖动→频率逐渐减慢,肌肉松弛期延长→结束,阵挛期多伴有心率增加、血压升高、出汗、支气管分泌物增多等自主神经表现。发作全程一般 1～2 min,根据最新评价标准,此类型发作超过 5 min 即为癫痫持续状态。脑电图表现为背景活动正常或轻度异常,发作间期见少量散发棘波或 3～5 Hz 棘慢复合波,广泛分布或以额区为主。发作期强直期以突然而广泛的低电压去同步化开始,逐渐演变为 10～20 Hz 低波幅快节律,因该期全身肌肉持续强烈收缩,脑电活动夹杂大量伪差,有时完全掩盖脑电活动,阵挛期棘波频率减慢,并有不规则的慢波插入,发作后期可出现数秒的低电压或等电位图形,并伴有强度不等的持续肌电活动。

2. 失神发作(absence seizures)

(1) 典型失神:发作突发突止,表现为双眼茫然呆视,动作突然中止或明显变慢、变得刻板,意识障碍,可能有短暂双眼上翻,伴或不伴轻微的运动症状(如阵挛/肌阵挛/强直/自动症等),一般不伴持物落地。发作通常持续 5～20 s(<30 s)。发作时 EEG 呈双侧对称同步 3 Hz(2.5 Hz～4 Hz)的棘慢综合波暴发,该类型脑电图持续 3 s 以上即可引起一次发作,该类型脑电图发作间期背景活动一般正常,睡眠 NREM 期该类棘慢复合波增多,多呈 2～4 Hz 片段性发放,历时 0.5～3 s,REM 期 3 Hz 棘慢复合波节律性暴发类似于清醒期,持续 2～4 s,约 90% 的典型失神患者

可被过度换气诱发,对不能被过度换气诱发的患儿需了解过度换气的配合程度及警惕误诊可能,18%的患者闪光刺激可诱发发作。主要见于儿童和青少年,如儿童失神癫痫和青少年失神癫痫,罕见于成人。

(2) 不典型失神:发作起始和结束均较典型失神缓慢,可有数秒至数十秒甚至 2 min 的朦胧期,意识障碍程度较轻,伴随的运动症状(如自动症)也较复杂,肌张力通常减低,发作持续可能超过 20 s。发作时 EEG 表现为广泛性高波幅 15~25 Hz 棘慢复合波发放,棘波成分常在前头部最高,睡眠期广泛性棘慢复合波频率更慢,可在 1~1.5 Hz,常见大量长程发放,甚至在睡眠期出现电持续状态,但一般不伴发作。见于 Lennox-Gastaut 综合征、Doose 综合征及其他多种儿童癫痫综合征,常伴不同程度的精神运动发育落后。

(3) 肌阵挛失神:主要见于小儿,发作首先表现为双侧肩部、上肢和下肢节律性肌阵挛抽动伴强制成分,随着发作持续,出现意识障碍,肌阵挛成分一般较伴轻微肌阵挛成分的典型失神重,失神程度较不典型失神轻。发作时 EEG 为双侧 3 Hz 左右棘慢复合波节律暴发,持续 10~60 s,同步 EMG 显示肌阵挛抽动与棘慢复合波发放同步,也易被过度换气诱发,14%有光敏性。

(4) 失神伴眼睑肌阵挛:表现为失神发作的同时,眼睑和(或)前额部肌肉出现 5~6 Hz 肌阵挛动作。发作时 EEG 显示全面性 3~6 Hz 多棘慢波综合。

3. 强直发作(tonic seizures) 表现为躯体中轴、双侧肢体近端或全身肌肉持续性的收缩,肌肉僵直,没有阵挛成分。通常持续 2~10 s,偶尔可达数分钟,发作时常伴自主神经症状,包括呼吸深度和频率改变,心动过速或过缓,瞳孔散大,面色潮红,严重时可有跌倒致伤。发作时 EEG 显示广泛的波幅渐增的棘波节律(10~25 Hz)或低波幅约 10 Hz 节律性放电活动,额区最突出,持续数秒,很少超过 10 s,发作间期棘波节律暴发在清醒期 EEG 很少能记录到,多出现在 NREM 睡眠期。强直发作和广泛性棘波节律暴发是 Lennox-Gastaut 综合征最具特征性电-临床表现之一。

4. 阵挛发作(clonic seizures) 表现为双侧肢体节律性(1~3 Hz)的抽动,远端更明显,也可伴眼睑、下颌及面肌抽动,伴有或不伴有意识障碍,抽搐幅度逐渐减轻直至消失,多持续数分钟。发作时 EEG 为全面性(多)棘波或(多)棘-慢复合波,多棘慢复合波发放,与阵挛运动不完全同步,发作后抑制不明显或较短暂。

5. 肌阵挛发作(myoclonic seizures) 指一组肌群或全身肌肉快速的不自主收缩,一般主动肌和拮抗肌同时收缩,表现为不自主、快速短暂、电击样肌肉抽动,每次抽动历时 10~50 ms,很少超过 100 ms。可累及全身也可限于某局部肌肉或肌群。可非节律性反复出现。发作期典型的 EEG 表现为暴发性出现的全面性多棘慢复合波。肌阵挛发作既可见于一些预后较好的特发性癫痫患者(如青少年肌阵挛性癫痫),也可见于一些预后较差的、有弥漫性脑损害的癫痫性脑病(如 Dravet 综合征、Lennox-Gastaut 综合征)。

6. 失张力发作(atonic seizures) 表现为头部、躯干或肢体肌肉张力突然丧失或减低,发作之前没有明显的肌阵挛或强直成分。发作持续 1~2 s 或更长。临床表现轻重不一,轻者可仅有点头动作,重者则可导致站立时突然跌倒,跌倒的姿势多为低头、弯腰、屈膝、臀部着地瘫倒在地,而后迅速起来,持续不足 1 s,意识丧失不明显。发作时同步肌电图表现为电静息,EEG 表现为广泛性电抑制或低波幅去同步化,或广泛性慢波暴发,或低波幅或高波幅快活动,有时肌电静息时间短暂但脑电暴发的时间持续更长,如无 EMG,常难与肌阵挛引起的跌倒发作鉴别。失张力发作多见于癫痫性脑病(如 Lennox-Gastaut 综合征、Doose 综合征)。

(二) 局灶性发作(partial seizures)

1. 简单部分性发作(simple partial seizures,SPS) 发作时无意识障碍。根据放电起源和累及的部位不同,简单部分性发作可表现为运动性、感觉性、自主神经性和精神性发作四类,后两者较少单独出现,常发展为复杂部分性发作。

2. 复杂部分性发作(complex partial seizures,CPS) 发作时有不同程度的意识障碍,可伴有一种或多种简单部分性发作的内容。

3. 继发全面性发作(secondarily generalized seizures,SGS) 简单或复杂部分性发作均可继发全面性发作,可继发为全面性强直-阵挛、强直或阵挛发作。本质上仍为部分性发作。

(三) 癫痫性痉挛(epileptic spasms)

癫痫性痉挛表现为突然、主要累及躯干中轴和双侧肢体近端肌肉的强直性收缩,历时 0.2~2 s,突发突止。临床可分为屈曲型或伸展型痉挛,以前者多见,表现为发作性点头动作,常在觉醒后成串发作。发作间期 EEG 表现为高峰失律或不典型高峰失律,发作期 EEG 变现多样化(电压低减、高幅双相慢波或棘慢波等)。癫痫性痉挛多见于婴幼儿,如 West 综合征,也可见于其他年龄。

(四) 反射性发作(reflex seizures)

它既可以表现为局灶性发作,也可以为全面性发作。发作具有特殊的外源性或内源性促发因素,即每次发作均为某种特定感觉刺激所促发,并且发作与促发因素之间有密切的锁时关系。促发因素包括视觉、思考、音乐、阅读、进食、操作等非病理性因素。可以是简单的感觉刺激(如闪光),也可以是复杂的智能活动(如阅读、下棋)。发热、酒精或药物戒断等病理性情况下诱发的发作,则不属于反射性发作。反射性发作和自发性发作可同时出现在一个癫痫患者中。

五、癫痫综合征

部分癫痫在起病年龄、发作表现、脑电图特征、治疗反应、自然病程和预后方面具有相似性。不同年龄阶段，可发有不同的癫痫疾患，在对癫痫综合征进行诊断时，需要结合发病年龄判断，可帮助临床医生选择合适的治疗方案和做早期预后判断。

1. 新生儿期　需要对良性家族性新生儿癫痫(BFNE)、早期肌阵挛脑病(EME)、大田原(Ohtahara)综合征进行鉴别。

2. 婴儿期　需要对婴儿癫痫伴游走性局灶性发作、West综合征、婴儿肌阵挛癫痫(MEI)、良性婴儿癫痫、良性家族性婴儿癫痫、Dravet综合征、非进行性疾病中的肌阵挛脑病进行鉴别。

3. 儿童期　需要对热性惊厥附加症(FS+)(可始于婴儿期)、Panayiotopoulos综合征、癫痫伴肌阵挛失张力(以前称为站立不能)、良性癫痫伴中央颞区棘波(BECTS)、常染色体显性遗传的夜间额叶癫痫(ADNFLE)、晚发性儿童枕叶癫痫(Gastaut型)、肌阵挛失神癫痫、Lennox-Gastaut综合征、癫痫性脑病伴慢波睡眠期持续棘慢波(CSWS)、Landau-Kleffner综合征(LKS)、儿童失神癫痫(CAE)进行鉴别。

4. 青少年-成年期　需要对青少年失神癫痫(JAE)、青少年肌阵挛癫痫(JME)、仅有全面性强直-阵挛发作的癫痫、伴有听觉特点的常染色体显性遗传癫痫(ADEAF)、其他家族性颞叶癫痫进行鉴别。

5. 发病年龄可有变化　需要对伴可变起源灶的家族性局灶性癫痫(儿童至成人)、进行性肌阵挛癫痫(PME)、反射性癫痫进行鉴别。

6. 其他　癫痫/外科综合征、颞叶内侧癫痫伴海马硬化(MTLE伴HS)、Rasmussen综合征、发笑发作伴下丘脑错构瘤、半侧抽搐-半侧瘫-癫痫；非综合征的癫痫、结构性-代谢性病因引起的癫痫、皮质发育畸形(半侧巨脑回、灰质异位等)、神经皮肤综合征(结节性硬化、Sturge-Weber综合征等)、肿瘤、感染、创伤、血管瘤、胎儿期及围产期损伤、卒中等；不明原因的癫痫；有癫痫发作，但传统上不诊断为癫痫，如良性新生儿惊厥(BNS)、热性惊厥(FS)。

六、常见的癫痫综合征及癫痫性脑病

(一) 早期肌阵挛脑病

早期肌阵挛脑病(early myoclonic encephalopathy, EME)是一种少见的严重癫痫性脑病，多有先天性代谢障碍等病因，如非酮症高甘氨酸血症。特征为生后第1日至几周(一般1个月内)出现节段性、游走性肌阵挛，累及四肢远端及面部小肌

群(眉、眼、手指、口角、脚趾等),以后有频繁的局灶性发作,常形成肌阵挛持续状态,部分患者有明显的肌阵挛和强直痉挛性发作。脑电图表现为暴发抑制图形,其暴发波持续 1~5 s,由高波幅慢波夹杂棘波、尖波构成,与持续 3~10 s 的抑制段交替出现,醒睡各期均出现。病情严重,死亡率高,存活者常有精神运动发育迟滞,预后差,属于癫痫性脑病。

(二)大田原综合征

大田原综合征(Ohtahara 综合征)又称婴儿早期癫痫性脑病(early infantile epileptic encephalopathy),一般出生 3 个月内起病,可早至生后数日即起病,多数伴有先天性脑结构异常或严重围生期脑损伤,少数为先天性遗传代谢病。主要特征为婴儿早期出现强直痉挛性发作,主要表现为痉挛性发作,脑电图表现为暴发-抑制。本病发作多难以控制,预后差,存活者常演变为 West 综合征和 Lennox - Gastaut 综合征,常遗留严重的精神运动障碍,属于癫痫性脑病。

(三)婴儿痉挛症

婴儿痉挛症(infantile spasms)又称为 West 综合征,其实两个术语又不完全相同,起病于 3~12 个月,高峰在 4~6 个月,90% 的患儿在 1 岁内发病,23%~60% 的患儿在 3~4 岁演变为 Lennox - Gastaut 综合征(LGS),病因复杂多样,可分为症状性、隐源性和特发性。特征性表现为癫痫性痉挛发作、脑电图高度失律和精神运动发育障碍三联征。典型的痉挛性发作表现为成串短暂点头伴四肢屈曲或伸展样强直,多在刚睡醒出现,一串痉挛发作少则数下,多则数百下,一般每日均有发作。脑电图主要表现为间歇期高峰失律,即高波幅无节律慢波,伴大量多灶杂乱棘波、尖波发放,整个图形既没有正常结构,也没有典型的棘慢复合波、尖慢复合波。为临床最常见的癫痫性脑病,总体预后不良。

治疗上对于非结节性硬化患儿,可选用促肾上腺皮质激素(ACTH)、泼尼松和氨己烯酸,对于结节性硬化引起的婴儿痉挛症,氨己烯酸为首选,如无效,再考虑用 ACTH 和泼尼松。如一线药物不能耐受或不合适,可选托吡酯、丙戊酸、氯硝西泮或拉莫三嗪作为添加治疗。

(四)Dravet 综合征

Dravet 综合征既往又称婴儿严重肌阵挛癫痫(severe myoclonic epilepsy in infancy),因本病有 1/4 的患儿可始终不出现肌阵挛发作,2001 年国际抗癫痫联盟将本病更名为 Dravet 综合征。其临床特点为 1 岁以内起病,首次发作多表现为热性惊厥,1 岁以内主要表现为发热诱发持续时间较长的全面性或半侧阵挛抽搐,1 岁后逐渐出现多种形式的无热抽搐,包括全面性或半侧阵挛或强直-阵挛发作、肌阵挛发作、不典型失神、局灶性发作,发作常具有热敏感性,在闷热环境及洗热水澡均可能诱发。早期发育正常,1岁后逐渐出现智力运动发育落后或倒退,可出现共济失调和锥体束征。脑电图早期与临床发作呈现不平行的进展过程,在1岁以前脑电图常无异常,1~2岁期间尽管发作频繁且难以控制,但癫痫样放电出现率仅50%,癫痫样放电广泛性棘慢波、多棘慢波或局灶性、多灶性痫样放电。约70%的患儿可发现钠离子通道 SCN1A 基因突变。多数患儿对抗癫痫药物疗效差,预后不良,属于癫痫性脑病。治疗上首选丙戊酸、氯巴占,二线药物为托吡酯或生酮饮食,如仍无效,可予氯硝西泮、左乙拉西坦作为添加治疗。

(五) Lennox - Gastaut 综合征

Lennox - Gastaut 综合征(LGS)是一种临床常见的年龄相关性癫痫性脑病。多发生于1~8岁儿童。病因复杂多样,发病机制不清,部分病例由 West 综合征演变而来。主要特征为多种癫痫发作类型、脑电图广泛性慢的(1.5~2.5 Hz)棘-慢综合波和精神智能发育迟滞三联征。最常见的发作类型有强直、不典型失神及失张力发作,也可有肌阵挛、全面性强直-阵挛和局灶性发作,其中强直发作是 LGS 最具特征性的发作形式,非惊厥性癫痫持续状态常见,表现为精神萎靡迟钝,少语少动,意识存在,可以行走,常伴醉酒样步态,间断出现轻微肌阵挛或失张力发作,常持续数小时、数日甚至数月。脑电图背景活动常频率变慢,广泛性棘波节律或快节律暴发为 LGS 最具特征性的 EEG 改变,见于97%的患儿,常出现在 NREM 期,弥漫性 15~25 Hz 慢棘慢复合波也常见,如清醒状态下持续时间较长(8~10 s),多伴不同程度的不典型失神发作。LGS 通常发作频繁,药物难以控制,总体预后不良。治疗上首选丙戊酸,如不能耐受或无效,可添加拉莫三嗪、托吡酯、左乙拉西坦。

(六) 肌阵挛失张力癫痫

肌阵挛失张力癫痫(epilepsy with myoclonic atonic seizures,EMAS)又称为 Doose 综合征、肌阵挛-站立不能性癫痫(epilepsy with myoclonic astatic seizures)。临床少见,起病年龄在7个月至6岁,高峰年龄为2~4岁,特征为肌阵挛和猝倒发作,后者主要是失张力所致。起病早期多为发热性惊厥或强直-阵挛发作,而后出现频繁肌阵挛发作、失张力发作和肌阵挛-失张力发作,一半以上患者会出现不典型失神发作,脑电图早期背景活动正常,随着病情的发展,可出现弥漫性慢波,发作期脑电图为广泛不规则的 2.5~3 Hz(多)棘-慢综合波,同步肌电图可见短暂电静息期,发作间期表现为广泛的 2~4 Hz 高波幅不规则棘慢复合波、多棘慢复合波短阵或长程发放,睡眠期增多。病因不明,半数以上患者发作最终可缓解,预后良好。多数患者智力正常或接近正常。治疗上首选丙戊酸,如果无效或不耐受,可予托吡酯或氯硝西泮,如仍无效,左乙拉西坦、拉莫三嗪可作为添加治疗。

（七）儿童良性癫痫伴中央颞区棘波

儿童良性癫痫伴中央颞区棘波（benign childhood epilepsy with centrotemporal spikes, BECTS）又称良性 Rolandic 癫痫。主要特点是面部和口咽部局灶运动性和感觉性发作，偶有继发全面性发作。大多数病例仅在睡眠中发作，通常发作不频繁，有些病例在家长发现时已经泛化至全身发作，在就诊过程中描述为全面性发作。EEG 的特征为背景活动正常，中央颞区棘慢复合波，即 Rolandic 区棘波慢复合波，在 NREM 睡眠期发放明显增多。一般预后良好，几乎所有病例在 16 岁前缓解。

少数患儿在起病时表现为 BECT，但在病程中出现不典型发作表现，脑电图出现睡眠期癫痫性电持续状态（electrical status epilepticus during sleep, ESES），部分可遗留不同程度的认知损伤。

治疗上选择卡马西平、奥卡西平或左乙拉西坦作为一线药物，如果不合适或不耐受，可选择拉莫三嗪或丙戊酸。

（八）儿童失神癫痫

儿童失神癫痫（childhood absence epilepsy）是儿童期常见的特发全面性癫痫综合征。发病与遗传有关。一般起病于 4～10 岁。临床表现为频繁典型失神发作，短暂的典型失神发作持续 4～20 s，发作频繁，每人可达数十次，突发突止，伴有意识障碍。脑电图背景正常，发作期为双侧广泛、同步、对称性 2.5～3.5 Hz 棘慢复合波。患儿体格智能发育正常，常在 12 岁前缓解，预后良好，大部分无后遗症。治疗上首选丙戊酸，如不能耐受或治疗无效，可考虑拉莫三嗪、左乙拉西坦、氯硝西泮、托吡酯。

（九）Landau-Kleffner 综合征

Landau-Kleffner 综合征（Landau-Kleffner syndrome, LKS）又称获得性癫痫性失语（acquired epileptic aphasia）。本病少见，是儿童期特有的癫痫综合征，病因不清。起病多在 3～12 岁，在癫痫发作之前或之后的数月出现失语，大部分起病前发育正常。临床主要表现为获得性失语、癫痫发作、脑电图异常和行为心理障碍。癫痫发作和脑电图改变呈年龄依赖性，常在 15 岁后缓解，半数以上患者持续有语言、心理和行为障碍。脑电图以慢波睡眠期连续出现的棘慢综合波为特征，多为双侧性，颞区占优势。属于癫痫性脑病。治疗上首选丙戊酸，如无效，可予氯硝西泮或类固醇（ACTH 或者泼尼松）治疗，如仍不能控制，可予左乙拉西坦、拉莫三嗪或托吡酯。

（十）癫痫性脑病伴慢波睡眠期持续棘慢波

癫痫性脑病伴慢波睡眠期持续棘慢波（epileptic encephalopathy with continuous

spike and waves during slow wave sleep,CSWS),病因不明,属于一种癫痫性脑病。为年龄依赖性综合征,主要见于儿童。主要特征为脑电图慢波睡眠期电持续状态、多种类型癫痫发作、神经心理和运动行为障碍。脑电图表现的 CSWS 是本病的实质和标志。在 CSWS,神经心理障碍多表现全面性智力倒退,间期脑电图异常主要在前头部(额叶);而在 LKS,神经心理障碍主要表现为获得性失语,可能不伴有癫痫发作,脑电图异常主要位于双侧颞叶。治疗同 LKS。

(十一) 青少年肌阵挛癫痫

青少年肌阵挛癫痫(juvenile myoclonic epilepsy,JME)为常见的特发性全面性癫痫综合征。通常起病于 12～18 岁,生长发育及神经系统检查正常,40%～50%有癫痫家族史。临床主要表现为觉醒后不久出现肌阵挛发作,临床表现为不自主抖动、动作不稳、持物落地等,发作时意识清楚,睡眠不足、疲累、情绪紧张及散光刺激容易诱发发作。发作间期脑电图特征为双侧性 4～6 Hz 多棘慢复合波,多棘慢复合波可在连续 2～20 个之后跟随一个慢波。本病对药物治疗反应好,但多数患者需长期治疗。治疗上首选丙戊酸,如丙戊酸不耐受,考虑拉莫三嗪、左乙拉西坦或者托吡酯。

(十二) 遗传性癫痫伴热性惊厥附加症

遗传性癫痫伴热性惊厥附加症(genetic epilepsy with febrile seizures plus,GEFS+)既往称为全面性癫痫伴热性惊厥附加症(generalized epilepsy with febrile seizures plus,GEFS+)。GEFS+ 为家族性遗传性癫痫综合征,发病年龄主要在儿童期和青少年期。家系成员的临床表型具有异质性,最常见的表型为热性惊厥(FS)和热性惊厥附加症(FS+),其次为 FS/FS+ 伴肌阵挛发作、FS/FS+ 伴失神发作、FS/FS+ 伴失张力发作、FS/FS+ 伴局灶性发作,其他少见的表型为部分性癫痫、特发性全面性癫痫(如 CAE、JAE、JME),个别患者表现为 Dravet 综合征或肌阵挛失张力癫痫。家族成员中有 FS 和 FS+ 病史是 GEFS+ 家系诊断的重要依据。GEFS+ 家系成员的具体表型诊断根据其发作类型和脑电图特点确定。GEFS+ 家系成员总体预后良好,青春期后不再发作,但如果为 Dravet 综合征,则预后不良。

(十三) Rasmussen 综合征

Rasmussen 综合征又称 Rasmussen 脑炎。主要在儿童期发病,病因和发病机制均不清楚。病理特征为一侧大脑半球慢性局限性炎症。临床表现以药物难治性部分运动性癫痫发作、进行性偏瘫和智力倒退等神经功能缺陷为主要特征,病理学证实脑内有淋巴细胞等炎症反应,可能与感染或非感染因素诱发的自身免疫性脑损伤有关。常发展成部分性癫痫发作持续状态(epilepsia partialis continua,EPC)、进行性偏身力弱和智力障碍。脑结构影像学显示一侧脑皮质进行性萎缩。本病对药物治疗反应差,手术可有效控制癫痫发作,阻止病程进展。本病预后不良,多留有神经系统后遗症。

(十四)进行性肌阵挛癫痫

进行性肌阵挛癫痫(progressive myoclonic epilepsies)包括多种少见的神经系统遗传代谢病或变性病,其共同临床特点为肌阵挛发作(癫痫性或者非癫痫性的)、其他形式的癫痫发作和进行性神经功能及精神智能衰退。肌阵挛可累及肢体远端、面部或全身,双侧对称或不对称,可自发出现,也可由外部刺激或主动运动诱发,病情呈进展性,进展情况与病因有关,多数预后不良。常见的具体疾病包括Lafora病、神经元蜡样质脂褐质沉积症、肌阵挛癫痫伴破碎红纤维及Unverricht-Lundborg病等。

七、癫痫的诊断

临床出现两次无诱因下癫痫发作,且两次发作间隔24 h就可以诊断癫痫。详细询问病史尤其是发作史就可确定发作性症状是否为癫痫性发作,甚至可以初步进行发作类型和癫痫(综合征)类型的诊断,后期的脑电图及影像学检查往往作为进一步验证或明确前期诊断的手段。不能仅凭脑电图异常诊断癫痫,脑电图正常也不能排除癫痫。

在诊断癫痫之前,需鉴别患儿的发作是否为癫痫发作,其中询问病史尤为重要,需详细了解患儿发作前、发作中、发作后表现,发作持续时间和有没有诱发因素。有的癫痫发作可能是心源性因素,如严重心律失常、阿-斯综合征发作等,所以需详细了解患儿病情,在发作时能够同步记录脑电图+心电监测+肌电监测尤为重要。

八、癫痫相关检查

(一)实验室检查

(1)凡是有癫痫发作者需进行血生化、电解质、血糖、乳酸、血氨等检查,以排除电解质紊乱、低血糖、中毒等原因导致的癫痫发作。

(2)进行串联质谱、极长链脂肪酸检测,了解是否为氨基酸代谢异常、脂肪酸代谢异常导致的癫痫发作。

(二)脑电图检查

脑电图是诊断癫痫的重要依据,头皮脑电图可记录到大部分癫痫样放电,但对于深部颅内放电,头皮脑电图可能无法记录到癫痫样放电,必要时可行深部电极脑电图,如蝶骨电极等。

（三）颅脑影像学

颅脑 MRI 是颅内结构成像的首选检查，显示小病变和大脑皮质异常的敏感性和特异性比 CT 都高。MRI 对海马硬化诊断极为重要。颅脑 CT 对颅内钙化敏感性较高，如结节性硬化患者的钙化点。

九、鉴别诊断

需与婴幼儿屏气发作、婴幼儿擦腿综合征、抽动障碍、晕厥、走神相鉴别。

十、癫痫的治疗

癫痫常用治疗的方法包括药物治疗、外科治疗（包括迷走神经刺激术、病灶切除术等）和生酮饮食。其中抗癫痫药物治疗是癫痫治疗最重要和最基本的治疗，也往往是癫痫的首选治疗（表 10-3）。药物治疗原则首选单药治疗，如一种药物控制不住，添加药物还是换药治疗仍存在争议，如两种以上药物联合治疗仍不能控制，可考虑生酮饮食或外科干预。

表 10-3 癫痫发作类型的选药原则表

发作类型	一线药物	添加药物	可以考虑的药物	可能加重发作的药物
全面性强直-阵挛发作	丙戊酸 拉莫三嗪 左乙拉西坦 氯硝西泮	左乙拉西坦 托吡酯 丙戊酸 拉莫三嗪		
强直或失张力发作	丙戊酸	拉莫三嗪	托吡酯	卡马西平 奥卡西平
失神发作	丙戊酸 拉莫三嗪	丙戊酸 拉莫三嗪	氯硝西泮 左乙拉西坦 托吡酯	卡马西平 奥卡西平 苯妥英钠
肌阵挛发作	丙戊酸 左乙拉西坦 托吡酯	左乙拉西坦 丙戊酸 托吡酯	氯硝西泮	卡马西平 奥卡西平 苯妥英钠
局灶性发作	卡马西平 拉莫三嗪 奥卡西平 左乙拉西坦 丙戊酸	卡马西平 左乙拉西坦 拉莫三嗪 奥卡西平 丙戊酸 托吡酯	苯妥英钠 苯巴比妥	

第三节 化脓性脑膜炎

化脓性脑膜炎(purulent meningitis),简称"化脑",系由各种化脓菌感染引起的脑膜炎症。小儿中婴幼儿相对常见。临床典型表现为发热、头痛、呕吐及精神改变。虽然其病死率自使用抗生素后明显下降,但神经系统后遗症发生率仍然较高,因此如能早期识别、诊断,及时治疗,对于患儿的预后十分重要。然而临床中部分患儿可能并不典型,临床工作中应警惕婴幼儿发热伴有意识状态改变、易激惹及外周循环不良者,均应注意除外本病。

一、病因

1. 病原菌 在我国常见的致病菌为脑膜炎双球菌、肺炎链球菌及流感嗜血杆菌等,因不同地区、不同年代、不同年龄而异。新生儿期及2月龄内婴儿以革兰氏阴性杆菌(大肠杆菌、绿脓杆菌)、B组溶血性链球菌、葡萄球菌等为主;2月龄以上至儿童期以流感嗜血杆菌、肺炎链球菌、脑膜炎双球菌为主;12岁以上小儿以肺炎链球菌、脑膜炎双球菌多见。

2. 机体的免疫与解剖缺陷 年龄幼小,机体免疫力较弱,血脑屏障功能发育不完善是小儿易发生本病的主要原因。先天性免疫球蛋白、补体系统缺陷,长期使用肾上腺皮质激素等均可导致免疫功能低下;颅底骨折、颅脑手术、皮肤窦道、脑脊膜膨出等所致的解剖缺陷可增加本病的发病率。

二、病理

脑组织表面、基底部、脑沟、脑裂、脊髓表面均有不同程度的炎性渗出物覆盖,蛛网膜和软脑膜普遍受累。病变严重时可累及动静脉,血管痉挛、血管炎、血管闭塞,继发脑出血或脑梗死。感染扩散至脑室内膜则形成脑室膜炎。脑实质亦可有炎性细胞浸润、出血、坏死和变性,进而形成脑膜脑炎。脓液阻塞、粘连及纤维化,可使马氏孔、路氏孔或大脑导水管流通不畅,导致阻塞性脑积水。大脑表面或基底部蛛网膜颗粒粘连和萎缩,影响脑脊液回吸收,产生交通性脑积水。血管通透性增加及桥静脉发生栓塞性静脉炎,可见硬膜下积液或积脓。脑水肿和脑脊液循环障碍导致高颅压,甚至脑疝。高颅压、炎症侵犯或海绵窦栓塞时可见视神经、动眼神经、面神经和听神经等脑神经损伤。

三、发病机制

化脑多数是由体内感染灶（如上呼吸道感染，最常见）的致病菌通过血行播散侵犯脑膜所致。通常感染过程如下：上呼吸道感染或皮肤等处的化脓菌感染；致病菌由局部感染灶进入血循环，产生菌血症或败血症；致病菌随血循环通过血脑屏障到达脑膜；在蛛网膜和软脑膜处大量繁殖，引起炎症性病变。

决定细菌入血后能否引起持续性菌血症的主要因素为机体抵抗力和细菌致病力。机体特异性抗体是机体抵抗力的主要成分，其水平随年龄而增加。细菌数量和是否具有荚膜决定细菌的致病力。细菌荚膜有抑制巨噬细胞吞噬和补体活性的作用，有利于细菌的生存和繁殖。婴幼儿机体抵抗力弱，且往往缺乏抗荚膜抗体，加之脑脊液中补体成分和免疫球蛋白水平低下，当细菌播散至蛛网膜下腔时，容易迅速繁殖，引起脑膜炎。

少数可由鼻窦炎、中耳炎、乳突炎、头面部软组织感染、颅脑外伤或脑脊膜膨出继发感染等邻近组织感染直接扩散引起。

四、临床表现

1. 起病 多数急性起病，于发病前数日常有上呼吸道感染或胃肠道症状。骤然起病者多系脑膜炎双球菌感染所致的危重暴发型，可迅速出现进行性休克、皮肤出血点或瘀斑、意识障碍和弥散性血管内凝血等。

2. 全身感染中毒症状 患儿可表现为高热、头痛、精神萎靡、疲乏无力、关节酸痛、皮肤出血点、瘀斑或充血性皮疹等；小婴儿常表现为拒食、嗜睡、易激惹、烦躁哭闹、目光呆滞等。一般年龄越小，症状越重。

3. 神经系统表现

（1）颅内压增高：头痛和喷射样呕吐为典型表现。可伴有血压增高、心动过缓、呼吸暂停或过度通气。婴儿可出现前囟饱满、紧张、颅缝增宽。重症患儿可出现呼吸、循环功能受累，甚至昏迷、脑疝。眼底检查一般无视盘水肿等，如出现，则提示可能已有颅内脓肿、硬膜下积液或静脉栓塞等慢性病变。

（2）惊厥：可在20%～30%的患儿中出现，可为全身性或局灶性发作，以流感嗜血杆菌及肺炎链球菌脑膜炎多见。

（3）意识障碍：表现为嗜睡、意识模糊、谵妄、昏迷等意识变化。

（4）脑膜刺激征：颈强直、Brudzinki征及Kernig征阳性，但1岁半以下患儿可不明显。

（5）局灶体征：Ⅱ、Ⅲ、Ⅳ、Ⅵ、Ⅶ、Ⅷ对脑神经受累（局灶炎症所致）或肢体瘫痪、感觉异常(血管闭塞引起)等。

新生儿尤其是早产儿患儿起病隐匿,颅内压增高和脑膜刺激征常不典型,主要表现为少动、拒食、呕吐、哭声弱或呈高调、黄疸、发绀、呼吸不规则等非特异性症状,可有发热或体温不升,极易误诊。应及时腰穿检查脑脊液明确诊断。

五、并发症

并发症可见硬膜下积液、脑室管膜炎、抗利尿激素异常分泌综合征、脑积水及其他。

六、实验室检查

1. 外周血象　白细胞总数明显增高,分类以中性粒细胞为主。重症患儿白细胞总数也可减少。

2. 脑脊液检查

(1) 脑脊液常规及生化检查:典型化脓性脑膜炎的脑脊液,压力明显增高、外观浑浊;白细胞总数显著增高,多在$(500\sim1\,000)\times10^6/L$以上,以中性粒细胞为主;糖显著降低,常在 1.1 mmol/L 以下;蛋白质显著增高,多在 1 g/L 以上。

(2) 脑脊液病原学检查:涂片检菌是早期的重要的方法;脑脊液培养是明确病原菌最可靠的方法。为提高培养的阳性率,尽可能在使用抗生素前采集。

3. 其他检查

(1) 血培养:不一定获得阳性结果,早期未用抗生素者相对可能性大,新生儿阳性率较高。

(2) 皮肤瘀点涂片:是脑膜炎双球菌脑膜炎的病原诊断方法之一。

(3) 局部病灶分泌物培养:咽拭子培养、皮肤脓液、新生儿脐部分泌物培养等,有助于明确病原。

(4) 影像学检查:急性化脓性脑膜炎通常不需 CT 或 MRI 检查,但对于有显著颅内压增高、出现局限性神经系统异常体征、治疗中持续发热、头围增大等情况时,应尽早进行,以便及时处理和随访。

七、诊断

早期正确的诊断和治疗是决定预后的关键。因此,对于有发热并伴有一些神经系统异常症状体征的患儿应及时进行脑脊液检查,以明确诊断。如若疾病早期,脑脊液检查无明显异常但临床仍高度怀疑化脓性脑膜炎者,可在 24 h 后复查脑脊液。

即刻进行腰椎穿刺,应注意其禁忌证:① 颅内压明显增高者,特别是有早期脑疝可能者。如必须完成的患儿,应先静脉注射 20% 甘露醇,减低颅内压后 30 min 再行穿刺,以防发生脑疝。② 腰穿部位皮肤感染。③ 严重心肺功能不全及休克。

八、鉴别诊断

各种致病微生物如细菌、病毒、真菌等引起的脑膜炎,在临床表现上有许多相似之处,鉴别主要依靠脑脊液检查(表 10-4)。

表 10-4 神经系统常见感染性疾病的脑脊液改变

情况	压力(kPa)	外观	潘氏试验	白细胞数(10^6/L)	蛋白质(g/L)	糖(mmol/L)	氯化物(mmol/L)	其他
正常	0.69~1.96	清	—	0~10(小婴儿 0~20)	0.2~0.4 0.2~1.2	2.8~4.5 3.9~5.0	117~127 110~122	
化脓性脑膜炎	升高	混浊	++~+++	数百至数千,多核为主	升高(常>1)	减少(常<1.1)	减少	涂片、培养(+)
病毒性脑膜炎	正常或升高	清亮	±~++	正常至数百,单核为主	正常或轻度升高	正常	正常	病毒分离、PCR、抗体
结核性脑膜炎	升高	混浊(毛玻璃状)	+~+++	数十至数百,多单核细胞	明显升高	减少	减少	抗酸染色、培养
隐球菌脑膜炎	升高	清亮或浑浊	+	数十至数百,早期多核为主,晚期单核为主	增加	明显减少	减少	墨汁染色、真菌培养、乳胶凝集试验

注:PCR,聚合酶链式反应。

九、治疗

1. 抗生素治疗

(1) 用药原则:应早期、足量、静脉给予抗生素治疗;力争选药准确;所选药物具有良好的血脑屏障通透性;疗程适当;注意联合用药时,药物之间的相互作用;注意药物的毒副作用。

(2) 药物选择及疗程

1) 病原菌未明时的初始治疗:可选择抗菌谱广、血脑屏障通透性较好的第三代头孢菌素,如头孢噻肟钠或头孢曲松。头孢噻肟钠每日 200 mg/kg,分次静脉滴注;头孢曲松钠半衰期较长,每日 100 mg/kg。对于出生后 1 个月以上的患儿,推荐万古霉素加一种三代头孢霉素(头孢噻肟钠或头孢曲松钠)为初始治疗方案,病原明确后,再根据不同病原菌和药物敏感试验结果调整用药。

2) 已知病原菌:应参照细菌药物敏感试验结果选用抗生素(表 10-5)。

表 10-5 治疗化脓性脑膜炎的抗生素选择

病原菌	推荐抗生素	疗程
流感嗜血杆菌	氨苄西林、头孢曲松、氯霉素	2~3 周
肺炎链球菌	青霉素-G、头孢噻肟、头孢曲松、万古霉素、美罗培南	2~3 周
脑膜炎双球菌	青霉素-G、氨苄西林、头孢曲松、氯霉素	7~10 日
大肠杆菌	头孢曲松、美罗培南、阿米卡星	3~4 周以上
金黄色葡萄球菌	萘夫西林、头孢噻肟、万古霉素、氨基糖苷类、利福平	3~4 周以上

尽管国外有人主张治疗顺利的化脑疗程为 10~12 日,但国内多数主张症状消失、热退 1 周以上、脑脊液完全恢复正常后方可停药。

鞘内注射抗生素的疗法在临床上应用得越来越少,只有遇到难治性病例时尚可考虑。

2. 肾上腺皮质激素 可以降低炎症反应,减轻脑水肿和颅内炎症粘连等。通常使用地塞米松,每日 0.2~0.6 mg/kg,分次静脉注射,一般 3~5 日。

3. 对症和支持治疗

(1) 监护:对急性期患儿应严密观察病情变化,如生命体征、高颅压表现及意识等。

(2) 对症处理:降颅内压、退热、止惊等对症治疗。

(3) 支持治疗:注意热量及液体的供应,对于新生儿或免疫功能低下的患儿,可予少量血浆或丙种球蛋白等支持治疗。

4. 并发症的治疗

(1) 硬膜下积液:少量液体不需要处理,积液较多出现明显高颅压或局部刺激症状时,应行穿刺放液。有硬膜下积液时可予局部冲洗并注入适当抗生素。

(2) 脑室管膜炎：除全身抗生素治疗外，可行侧脑室穿刺引流，减低脑室内压，并注入抗生素。

(3) 脑性低钠血症：适当限制液体入量，酌情补充钠盐。

(4) 脑积水：一旦发生应密切观察，必要时需外科手术治疗。

十、预后和预防

与化脓性脑膜炎相关的因素，如年龄、细菌种类、病情轻重、治疗早晚、有无并发症及细菌对抗生素的敏感性等有关。

预防应以普及卫生知识，改善生活环境，提高机体免疫力为主。

第四节 病毒性脑炎

一、病毒性脑炎

病毒性脑炎（viral encephalitis，VE）是由病毒感染脑实质并发生病变而使神经系统功能发生障碍的疾病，是儿童时期最常见的脑炎，其临床表现轻重不一，轻者几乎无后遗症，重者可导致死亡，病变累及的部位可单独累及脑实质，亦可合并脑膜炎、脊髓炎、脊神经根炎及神经炎。

引起病毒性脑炎的病毒有明显的地域、季节分布特征，并且受到疫苗接种的影响。病毒可分为以下几类：虫媒病毒、肠道病毒、疱疹病毒科病毒、其他病毒。

(一) 临床表现

病毒性脑炎患儿神经系统可出现以下改变：① 意识水平改变，如兴奋、淡漠、嗜睡、昏迷，嗜睡通常提示深部脑组织结构受累，并且严重者可出现昏迷。② 认知障碍，如思维障碍、定向障碍、记忆障碍及行为改变。③ 语言障碍。④ 惊厥发作。⑤ 脑神经病变。⑥ 局部肢体瘫痪。⑦ 运动障碍。⑧ 类脑膜炎表现，如畏光、颈强直、头痛。

(二) 常用的辅助检查

常用的辅助检查，包括脑脊液常规、生化检查、病毒核酸 PCR 及抗体检测、影像学检查、脑电图。

(三) 诊断

2014 年国际脑炎联盟提出了假设病因是感染或自身免疫的脑炎和脑病的诊断标准：持续≥24 h 的精神状态改变（即意识水平下降或改变、嗜睡或人格改变）

而未发现其他病因,附加以下至少 2 条为疑诊脑炎,附加以下至少 3 条为拟诊或确诊脑炎:① 发病前或后 72 h 内记录到发热≥38℃。② 全面性或部分性癫痫发作,无法完全归因于已有的癫痫发作疾病。③ 新出现的局灶性神经系统表现。④ CSF 白细胞计数≥5×10^6/L。⑤ 神经影像学检查提示脑实质异常。⑥ 与脑炎相符合的 EEG 异常,并且无法归因于其他原因。

为了证实脑炎的诊断,需符合以下条件中的 1 条:① 病理学证实与脑炎相符合的脑部炎症。② 急性感染某种与脑炎密切相关的微生物的证据(病理学、微生物学、血清学证据)。③ 实验室检查发现与脑炎密切相关的自身免疫性疾病证据。

(四) 治疗

主要包括抗病毒治疗、对应支持治疗和抗癫痫治疗。

(五) 并发症和预后

轻症者症状在数日至 2~3 周消失,约 2/3 患者在出院之前痊愈,余可存在后遗症,如轻瘫或者痉挛、认知障碍、无力、共济失调和反复抽搐。由单纯疱疹病毒、东方马脑炎或者支原体引起的疾病,预后相对较差。

二、单纯疱疹病毒 1 型脑炎

单纯疱疹病毒 1 型(herpes simplex virus type 1,HSV-1)是几乎所有非新生儿期疱疹性脑炎病例的病原体,是致命性脑炎的最常见原因,以急性发热、头痛、癫痫发作、神经系统定位体征和意识受损为特征。其并发症的发生率及死亡率较高。

在美国,HSV-1 脑炎发病率约占病毒性脑炎病例的 10%~20%,我国的比例为 13.9%,感染可发生于各年龄段人群,1/3 的病例见于儿童和青少年。

感染途径:① 原发性口咽 HSV-1 感染后,通过三叉神经或嗅神经束直接侵入 CNS。② 复发性 HSV-1 病毒再激活后播散、感染侵入 CNS。③ CNS 内潜伏的 HSV 原位再激活病毒可沿着从面部到三叉神经节的轴突而进入脑部。在大部分情况下,坏死发生在颞叶,临床表现与受损区域相一致。

(一) 临床特征

(1) 局灶性神经系统受累,常呈急性,表现为神志和意识水平改变、局灶性脑神经功能障碍、轻偏瘫、言语障碍、共济失调或局灶性癫痫发作等,90% 以上的患者伴有发热。其他症状包括:大小便失禁、无菌性脑膜炎、吉兰-巴雷综合征等。在病程后期,患者可能出现认知功能受损和情绪失控。

(2) 与 HSV-1 脑炎相关的行为综合征,如轻躁狂、遗忘,研究表明与病变累及颞叶或边缘系统相关。

（二）辅助检查

1. **实验室检查** 参考病毒性脑炎概述之常用的辅助检查。

2. **影像学检查** 脑部成像显示颞叶异常提示单纯疱疹性脑炎，通常为单侧病变，并且可能伴有占位效应。颅脑 CT 扫描在疾病早期的敏感性低，约 50%，CT 异常病灶通常提示严重损伤或预后差。MRI 较 CT 敏感且特异性最高，弥散加权成像（diffusion-weighted imaging，DWI）序列可能有助于早期诊断 HSV-1 脑炎。单光子发射计算机断层扫描（single photon emission computed tomography，SPECT）可协助 HSV 脑炎的诊断：受累颞叶内的放射性示踪剂积累量增加，而其他病因所致病毒性脑炎患者中均未观察到示踪剂积累。

3. **脑电图** 脑电图检查结果不具特异性，受累区域通常显示显著的间歇性高振幅慢波（δ 和 θ 波），偶尔显示为连续的周期性单侧癫痫样放电。

（三）诊断

诊断检查主要有 PCR、脑活检、抗原抗体测定、脑脊液病毒培养。

（四）治疗和转归

诊为单纯疱疹病毒脑炎应尽早给予阿昔洛韦，每次 10 mg/kg，每 8 h 一次；免疫功能正常者应用至少 14 日，免疫功能低下者至少 21 日。

该病死亡率高，经积极治疗后，死亡率 20%～30%，可能出现严重的并发症，表现包括严重行为异常、顺行性遗忘、KBS 特征和严重认知功能损害，并且与自身免疫性脑炎的发生相关。

（袁芳，张元凤）

第十一章

内分泌遗传代谢性疾病

第一节 儿童糖尿病

儿童糖尿病是由于胰岛素绝对不足或相对不足所造成的糖、脂肪、蛋白质代谢紊乱症,是以高血糖为特征的一种慢性全身性疾病。儿童时期的糖尿病绝大多数是 1 型糖尿病(type 1 diabetes mellitus,T1DM),但近年来,儿童、青少年 2 型糖尿病(type 2 diabetes mellitus,T2DM)的发病随着儿童肥胖的快速增加呈现相一致的上升趋势。此外,特殊类型糖尿病中一些单基因突变导致的糖尿病在儿童糖尿病越来越受到重视,如青少年的成人起病型糖尿病(maturity-onset diabetes of young,MODY)。本章将重点介绍儿童、青少年 T1DM 及 T2DM。

一、糖尿病的诊断与分型

(一) 诊断

凡符合以下条件任意一条,即可诊断糖尿病。

(1) 随机血糖≥11.1 mmol/L,并有糖尿病症状(多饮、多尿、多食及体重减轻等)。

(2) 空腹血糖≥7.0 mmol/L。

(3) 糖耐量试验(OGTT):2 小时血糖≥11.1 mmol/L。

(二) 分型

儿童糖尿病基本可以分为 3 类:T1DM、T2DM 及特殊类型糖尿病。

1. T1DM 主要为免疫介导型,主要表现为胰岛素绝对分泌不足及胰岛 β 细胞的持续破坏。

2. T2DM 主要为胰岛素抵抗导致,伴或不伴胰岛素分泌不足,多发生于肥胖及胰岛素抵抗患儿。

3. 特殊类型糖尿病 主要包括单基因突变糖尿病以及由其他内分泌病、胰腺外分泌病、药物、感染等所致的糖尿病,以及和糖尿病相关的遗传性综合征等。儿科以青少年的成人起病型糖尿病、新生儿糖尿病以及线粒体糖尿病等多见。

二、T1DM

(一) 病因及发病机制

T1DM 病因及发病机制尚未明确,其显著的病理生理学和病理学特征是胰岛 β 细胞数量显著减少和消失导致的胰岛素分泌显著不足或缺失。

1. 遗传因素　T1DM 被认为是一种在具有特定遗传因素的个体中出现的,由细胞免疫介导的胰岛 β 细胞损伤引起的自身免疫性疾病。研究表明,遗传缺陷是 T1DM 的发病基础。遗传易感基因包括人类白细胞抗原(HLA) DR 和 DQ 等位基因。T1DM 最高危的基因型为 $DRB1*0301/DRA1*0501$, $DRB1*0201(DQ2)$ 与 $DRB1*0401$ (或 0402,或 0405)/$DQA1*0301$, $DQB1*0302(DQ8)$,另外还有很多其他的 HLA 基因型为 T1DM 高危或中危易感基因。

2. 环境因素　糖尿病的发生可能与某种环境因素的诱发有关。

3. 免疫因素　环境因素诱发激活自身免疫,触发机体产生多种针对胰岛细胞自身抗原的自身抗体,是 T1DM 自身免疫损伤的重要原因,胰岛自身抗体同时也是 T1DM 临床诊断的重要免疫标记物。目前临床常用来检测的胰岛自身抗体主要有胰岛细胞抗体(ICA)、胰岛素自身抗体(IAA)、谷氨酸脱羧酶抗体(GADA)、蛋白酪氨酸磷酸酶抗体(IA-2A)、锌转运子8(ZnT8)抗体以及热休克蛋白-90(Hsp90)抗体等。

(二) 临床表现

T1DM 起病较急,多数患者因感染、饮食不当等诱发因素起病。表现为多尿、多饮、易饿多食和体重减轻,称为"三多一少"。但是婴幼儿多饮多尿常不易被察觉,容易迅速发展为脱水及酮症酸中毒。学龄儿童可表现为夜间增多甚至遗尿。年长儿还可表现为消瘦、精神不振、倦怠乏力等体质显著下降等。临床初诊1型糖尿病患儿约有50%存在酮症酸中毒。这类患儿常因急性感染、恶心、呕吐、厌食或腹痛等首发症状就诊。体格检查方面除了消瘦外,多无明显阳性体征。酮症酸中毒时可观察到呼吸深长、带有烂苹果味,有脱水征和神志的改变。

(三) 实验室检查

门急诊遇到此类患儿,首先测定尿常规、血气分析、随机血糖、血电解质、血酮体等。明确糖尿病诊断后可进一步完善空腹胰岛素、C 肽及糖化血红蛋白(HbA1c)等检查以帮助糖尿病分型。完善血脂、尿微量蛋白、眼底检查等明确有无糖尿病并发症。

1. 尿常规　尿糖定性一般为阳性。如发生糖尿病酮症或酮症酸中毒,尿酮亦可为阳性。

2. 血气分析　当 pH<7.30，HCO₃⁻<15～18 mmol/L 时(《儿童糖尿病酮症酸中毒诊疗指南(2024)》将这一指标改为 18 mmol/L)，提示有代谢性酸中毒存在。

3. 血糖　空腹血糖≥7.0 mmol/L("空腹"定义为至少 8 h 没有碳水化合物摄入)或随机血糖水平≥11.1 mmol/L。

4. C肽及胰岛素水平　C肽多<0.38 nmol/L，胰岛素水平低下。

5. 糖化血红蛋白　≥6.5%。

6. 血脂　血清胆固醇、甘油三酯及游离脂肪酸明显增加，存在酮症酸中毒时尤为明显。

7. 葡萄糖耐量试验　本试验用于空腹血糖正常或正常高限，餐后血糖高于正常而尿糖偶尔阳性的患儿。试验方法：试验当日自 0 时起禁食；清晨口服葡萄糖(1.75 g/kg)，最大量不超过 75 g，于 3～5 min 内饮完；口服前(0 min)及口服后 30 min、60 min、120 min 及 180 min，分别测血糖。试验前应避免剧烈运动、精神紧张，停服氢氯噻嗪、水杨酸等影响糖代谢的药物。糖尿病空腹血糖及糖耐量试验血糖值判断(表 11-1)。

表 11-1　糖代谢状态分类标准

糖代谢分类		血糖浓度(mmol/L)			
		全　　血		血　　清	
		静脉血	毛细血管血	静脉血	毛细血管血
糖尿病	空腹 餐后2h血糖	≥6.1 ≥10.0	≥6.1 ≥11.1	≥7.0 ≥11.1	≥7.1 ≥12.2
糖耐量受损 (IGT)	餐后2h血糖	≥6.7且 <10.0	≥7.8且 <11.1	≥7.8且 <11.1	≥8.9且 <12.2
空腹血糖受损 (IFG)	空腹	≥5.6且 <6.1	≥5.6且 <6.1	≥6.1且 <7.0	≥6.1且 <7.0

8. 胰岛自身抗体测定　是诊断自身免疫性 T1DM 的关键指标，包括 ICA、IAA、GADA、IA-2A 及 ZnT8-Ab 等对 T1DM 的预测、诊断及与 T2DM 的鉴别有一定意义。

T1DM 常并发其他自身免疫性疾病，是自身免疫性多内分泌腺病综合征的重要组成部分，在 T1DM 确诊后应筛查 TPOAb、TSH、FT4、ACTH、皮质醇及 PTH

等指标。

（四）诊断与鉴别诊断

典型的病例诊断并不困难。对有口渴、消瘦、遗尿症状的患儿，或有糖尿病家族史者，以及有不明原因的脱水、酸中毒的患儿都应考虑本病的可能性。以下特点可协助诊断。

1. 起病年龄　T1DM 患者起病时间大多在 6 个月～20 岁，小于 6 个月起病者应当诊断"新生儿糖尿病"。

2. 起病方式　起病较急，多数患者具有典型的口干、多饮和多尿、体重下降等"三多一少"典型临床症状，部分患者以脱水、循环障碍或昏迷等酮症酸中毒的症状为首诊临床表现。

3. 治疗方式　依赖胰岛素治疗。

4. 病理生理　胰岛功能差，或者在短时间内迅速衰竭。

5. 自身免疫证据　约一半以上患者体内可检测到胰岛自身抗体，提示自身免疫破坏是其重要病因。值得注意的是，有少数患者起病初期胰岛自身抗体阴性，但随着病程进展，可出现抗体阳性，同样应归为自身免疫性糖尿病。

本病需与尿崩症、应激性高血糖、甲状腺功能亢进症相鉴别。

（五）治疗

糖尿病是终生的内分泌代谢性疾病。其治疗是综合性的，包括胰岛素治疗、饮食管理、运动及精神心理治疗等。治疗目的：降低血糖、消除症状，预防并延缓急、慢性并发症发生，提高生活质量，使 T1DM 患儿能像正常患儿一样健康成长。

1. 胰岛素治疗　是 T1DM 患儿治疗的主要手段，一经确诊需终生依赖外源性胰岛素替代治疗。由于患儿胰岛残余 β 细胞的功能不同，要注意胰岛素治疗的个体化。

(1) 胰岛素剂量：初始剂量一般按 0.5～1.0 U/(kg·d) 给予。年龄小用量偏小，0.25～0.5 U/(kg·d)，处于青春期发育前期患者用量偏大 0.7～1.0 U/(kg·d)，青春期常＞1.2 U/(kg·d)，甚至达 2.0 U/(kg·d)。T1DM 部分缓解期(蜜月期)适当应用胰岛素有助于保护胰岛 β 功能，此时胰岛素用量常＜0.5 U/(kg·d)，但一般不主张完全停药。

(2) 基础-餐时方案：一般胰岛素总量的 40%～60% 由基础胰岛素提供，余量分次餐前给予速效胰岛素类似物或短效胰岛素。目前认为此种强化治疗方案是最符合胰岛素生理性分泌模式的治疗方案。其中，小于 6 岁患儿多用短效＋中效胰岛素治疗方案，大于等于 6 岁患儿可采用速效＋长效胰岛素治疗方案。胰岛素剂量需根据三餐前、餐后 2 h 和夜间血糖指标进行调整。如餐前高血糖，增加睡前中效或长效胰岛素;餐后高血糖,增加上一餐前短效或速效胰岛素。胰岛素泵(持续皮下胰岛素输注,continuous subcutaneous insulin infusion,CSⅡ)的应用:将胰岛素全天总量的40%~60%作为基础量,余量分3次于餐前大剂量注射。根据血糖监测结果水平升高酌情调整基础时段及餐前剂量。例如,三餐前血糖水平升高,应增加基础胰岛素剂量;餐后血糖高则应增加餐前大剂量。常用胰岛素类型和作用时间见表11-2,初始胰岛素剂量分配见表11-3。

表11-2 常用胰岛素类型和作用时间

胰岛素类型		起效时间(h)	达峰值时间(h)	持续时间(h)
速效胰岛素类似物	门冬胰岛素	0.15~0.35	1~3	3~5
	赖脯胰岛素	0.15~0.35	1~3	3~5
短效胰岛素	胰岛素(RI)	0.5~1	2~4	5~8
中效胰岛素	中性鱼精蛋白锌胰岛素(NPH)	2~4	4~12	12~24
长效胰岛素类似物	地特胰岛素	1~2	6~12	20~24
	甘精胰岛素	2~4	无	24

表11-3 初始胰岛素剂量分配

用法	早	中	晚	睡
短效(优泌林R、诺和灵R)	20%	20%	20%	
中效(优泌林N、诺和灵N)				30%~40%
速效(优泌乐、诺和锐)	20%	20%	20%	
长效(来得时、诺和平)				30%~50%

2. **营养** 推荐碳水化合物占全天总热量的55%~60%,蛋白质15%~20%,脂肪20%~25%。初始热量为1 000+年龄×(70~100)kcal。全天热量分为三餐加两餐点心,一般三餐分配比例分别为1/5、2/5、2/5。保证维生素、微量元素及膳食纤维的摄入,水果、蔬菜应多样化。

3. **运动** 运动适用于所有人群。建议摸索运动量、运动方式和运动时间,找出适合每个患儿的运动量和时间。

4. 血糖监测　恰当的血糖控制只能通过频繁和精确的监测才能达到。

（六）急、慢性并发症

急性并发症包括以下两方面。

1. 低血糖　糖尿病患儿血糖低于3.9 mmol/L即为低血糖。发生原因：如胰岛素用量过多，注射胰岛素后未能按时进餐，运动前未加餐等。患儿常表现为焦虑、出汗、颤抖、心悸、饥饿感、头晕等。出现低血糖时，即刻口服快速吸收的单糖类、碳水化合物，如饼干、5～15 g葡萄糖块、100 mL甜饮料等。如已昏迷或无法口服，予10%葡萄糖2 mL/kg静脉推注，或肌内注射胰高血糖素0.5～1.0 mg。

2. 糖尿病酮症酸中毒（diabetic ketoacidosis, DKA）

（1）DKA发生诱因：往往因延误诊断、急性感染、过量进食或中断胰岛素治疗时均可发生DKA。接受CSII患儿出现堵管、注射针脱落等无输注情况时，亦可出现DKA。

（2）临床表现：多尿、多饮、多食、体重下降等糖尿病的特征表现，呼气有酮味及口唇樱红等酮症酸中毒的症状，甚至出现昏迷。DKA可表现为脱水；深大或叹气样呼吸；恶心、呕吐、腹痛，可类似急腹症；进行性意识障碍或丧失；白细胞增多或核左移；血清淀粉酶非特异性增高；合并感染时可发热。

（3）实验室检查：血糖＞11.1 mmol/L，血气pH＜7.3，或HCO_3^-＜15 mmol/L，尿酮阳性。

（4）治疗：静脉补液及小剂量胰岛素应用纠正脱水、酸中毒，维持血糖接近正常，避免相关的并发症。需紧急评估、急诊处理和对症处理、治疗监测、再次评估、调整治疗处理流程。

诊断DKA后，立即评估生命体征，急诊化验血糖、血气分析和电解质，判断脱水和酸中毒的程度以及给予禁食、心电监护、血氧监测、吸氧等对症治疗，必要时呼吸支持。DKA严重程度分度可根据血气分度。轻度，pH＜7.3，或HCO_3^-＜15～18 mmol/L（《儿童糖尿病酮症酸中毒诊疗指南（2024）》将这一指标改为18 mmol/L）；中度，pH＜7.2，或HCO_3^-＜10 mmol/L；重度，pH＜7.1，或HCO_3^-＜5 mmol/L。

1）补液治疗：① 估计脱水程度：一般DKA时体液丢失为体重的5%～10%。轻度脱水有不易察觉的轻微唇舌干燥，可按50 mL/kg口服补液。中毒脱水表现为比较容易识别的唇舌干燥、皮肤弹性差、眼窝凹陷，按体重的5%～7%计算补液量。重度脱水常伴休克表现，补液按体重的7%～10%计算。② 补液量：胰岛素治疗前先予补液治疗。补液总量包括累积丢失量和维持量。累积损失量（mL）=估计脱水百分数%×体重（1 kg体重，1 000 mL）。维持量=体重×每千克体重需

mL 数（＜10 kg，80 mL/kg；10～20 kg，70 mL/kg；20～30 kg，60 mL/kg；30～50 kg，50 mL/kg；＞50 kg，35 mL/kg）。③ 补液方法：可采用 48 h 均衡补液法。此种方法一般不需要额外考虑继续丢失，液体复苏所补入的液体量一般无须从总量中扣除。总液体张力约 1/2 张。

对于中重度脱水的患儿，尤其休克者，先给予生理盐水 10～20 mL/kg，0.5～1 h 内快速输注扩容，根据外周循环情况可重复一次，但一般不超过 30 mL/(kg·h)，继之以 0.45％的生理盐水输入。对于无禁忌输含钾液的患儿，应尽早将含钾液加入上述液体中。有尿后（一般输注第二步液体时），将氯化钾与半张盐水混合输入，钾浓度为 40 mmol/L(0.3％)，使血钾维持在正常范围。静脉补钾停止后如仍有低血钾，予氯化钾 1～3 g/d 口服 1 周。

通过补液和胰岛素治疗可以逆转严重的酸中毒，纠正低血容量可促进有机酸的排泄。碳酸氢盐的使用可能会加重中枢神经系统酸中毒和组织缺氧，加重低钾血症。因此只有当 pH＜6.9，休克持续不好转时才使用。通常予 5％NaHCO$_3$ 1～2 mL/kg 稀释后，在 1 h 以上缓慢输入。

2）小剂量胰岛素的治疗：胰岛素一般在补液后 1 h 开始应用，特别是有休克的患儿。只有当休克恢复、含钾液补液开始后，胰岛素才可以使用。最初剂量为短效胰岛素 0.1 U/(kg·h)静脉泵入，血糖下降速度一般为 2～5 mmol/(L·h)。当血糖下降至 12～15 mmol/L 时可予含糖液输注，使血糖维持在 8～12 mmol/L 之间。含糖液的浓度和输注速度视血糖情况定，葡萄糖浓度最高不超过 12.5％。胰岛素输注速度一般不低于 0.05 U/(kg·h)。小剂量胰岛素静脉输注应持续至酮症酸中毒纠正（连续 2 次尿酮阴性，血 pH＞7.3，血糖下降至 12 mmol/L 以下）。在停止滴注胰岛素前 30 min 皮下注射常规胰岛素 0.25 U/kg。也可适当延长静脉小剂量胰岛素的治疗，直至进餐时停用静脉胰岛素，改为常规皮下注射。

治疗中，需每小时监测生命体征、意识状态、出入量急胰岛素给药剂量。每 2～4 h 测血糖、血气分析及电解质，直至酸中毒纠正。

脑水肿：血糖下降过快、补液量＞4 L/(m^2·24 h)及小年龄，均是脑水肿发生的危险因素。如有以下 2 项主要症状或 1 项主要症状和 2 项次要症状，应高度怀疑脑水肿。主要症状：① 年龄不相符的二便失禁。② 意识改变。③ 不是由于睡眠或复苏引起的心率持续下降超过 20 次/min。次要症状：① 呕吐。② 头痛。③ 嗜睡（不易唤醒）。④ 年龄＜5 岁。⑤ 舒张压＞90 mmHg。怀疑脑水肿应予如下处理：① 甘露醇 5 mL/kg，如症状改善不明显，2 h 后重复，后每隔 4～6 h 给予 1 次。② 将液量减半，至脑水肿改善，累积损伤补液时间由 48 h 延长至 72 h。③ 转入抢救室（必要时气管插管机械通气）。

3. 慢性并发症 在儿童糖尿病中主要为糖尿病肾病及糖尿病视网膜病变。需要定期筛查，每次随访应测量身高、体重、血压等。每3~6个月监测血脂、尿微量白蛋白、眼底及自主神经病变。每1年监测甲状腺功能。

三、T2DM

（一）病因和发病机制

T2DM是遗传易感性和环境因素共同作用的结果。此外，肥胖也是病因之一。

（二）临床表现

T2DM发病较隐匿，多见于肥胖患儿，不易发生酮症酸中毒，部分患儿伴有黑棘皮病，多见于颈部或腋下。患儿可有多饮、多尿、多食、体重减轻等"三多一少"症状，但T2DM患儿该症状多不典型。

（三）实验室检查

检查项目基本同T1DM。其中，T2DM患儿血脂异常多见；空腹及餐后C肽及胰岛素正常或偏高，伴随胰岛素抵抗的患儿胰岛素指标可明显升高。T2DM患儿自身抗体多为阴性，且不易合并其他自身免疫性疾病。

（四）诊断

结合临床表现及实验室检查等诊断并不困难。一般满足糖尿病诊断标准后，再进行分型诊断。对于典型的2型糖尿病，可根据下列表现做出诊断：① 超重或肥胖（超重定义为BMI≥同年龄、同性别的85百分位而小于95百分位，肥胖定义为BMI＞同年龄、同性别的95百分位）。② 有T2DM家族史，诊断时胰岛素分泌功能良好（表现为胰岛素和C肽水平正常或升高）。③ 起病症状隐匿，胰岛素抵抗的表现（如黑棘皮病或多囊卵巢综合征）。④ 无糖尿病自身免疫的证据（糖尿病相关自身抗体阴性）。⑤ 易合并高血压和脂代谢紊乱。

（五）鉴别诊断

儿童青少年糖尿病需鉴别1型、2型及特殊类型糖尿病（表11-4）。

表11-4 儿童、青少年糖尿病的鉴别诊断

鉴别项目	T1DM	T2DM	单基因突变糖尿病
遗传性	多基因性	多基因性	单基因
发病年龄	6个月~20岁多见	青春期或更晚	新生儿或青春期后
起病情况	多见急、严重	差异大，从缓慢（常呈隐匿性）至严重	差异大

续 表

鉴别项目	T1DM	T2DM	单基因突变糖尿病
自身免疫性	有	无	无
酮症酸中毒	常见(40%)	可见(10%~25%)	在新生儿糖尿病常见,其他型罕见
血糖水平	高	差异大	差异大
肥胖	与普通人群相似	常有	与普通人群相似
黑棘皮病	无	有	无
占儿童糖尿病比例	80%~90%	多数国家<10%	1%~2%
糖尿病家族史	2%~4%	80%	90%

（六）治疗

以改善患者生活方式和整个家庭的行为为目标。使患儿能正常发育,减轻体重,达到同年龄、同性别标准体重。

1. 药物治疗　对于合并酮症或酮症酸中毒的 T2DM 患儿,难以鉴别 T1DM 及 T2DM 的患儿,随机血糖≥13.9 mmol/L 或 HbA1c>9% 的患儿,需用胰岛素治疗。临床实践证明,基础胰岛素是 T2DM 个体化治疗的基石,根据病情早期加用长效基础胰岛素不仅使空腹血糖正常化,也有利于餐后血糖的控制。

对于无症状的 T2DM 患儿,可先用饮食和运动治疗,观察 2~3 个月,若 HbA1c<7%,空腹血糖低于 7.2 mmol/L,餐后低于 10.0 mmol/L,可以生活方式干预。若超过上述指标,则需加用二甲双胍。

二甲双胍可以增加基础状态下糖的无氧酵解,抑制肠道内葡萄糖的吸收,减少肝糖输出;促进葡萄糖的转运向子向细胞膜转位,增加肌肉和脂肪组织对葡萄糖的吸收;不增加体重,不刺激胰岛素分泌,少有低血糖风险。二甲双胍开始剂量 250 mg,每日 1 次,在随后的 3~4 周逐步增加剂量,儿童每日最大量 2 000 mg。如病情严重,需采用胰岛素强化治疗 1~2 周后加用二甲双胍,血糖稳定 2~6 周后逐渐减少胰岛素用量,以逐渐转换成完全用二甲双胍治疗。

2. 运动治疗　对 T2DM 儿童,运动有直接治疗作用,建议每日进行 60 min 以上中等强度至剧烈运动。每周运动频率至少达 5 日或更多,可使降糖效、减轻体重及心血管危险因素的作用最大化。如患儿 BMI 过大,可先尽量避免跑步等损伤膝关节的运动,从游泳类运动开始,待 BMI 下降后过度至所有中度至剧烈运动。

3. 饮食治疗 对肥胖的 T2DM 患儿应严格控制热量的摄入,改变生活方式。建议患儿减轻体重达到干预前体重的 10%。根据具体情况适当减少每日饮食摄入热量,超重 10%~20% 者,所需热量是健康同龄儿的 90%,超重 20% 以上者为 65%~80%。饮食摄入的热量中脂肪的比例<30%,饱和脂肪酸<7%,胆固醇<200 mg/d,避免反式脂肪酸的摄入。

四、特殊类型糖尿病

如遇糖尿病患儿合并以下情况:① 有常染色体显性糖尿病家族史。② 存在耳聋、视神经萎缩或代谢综合征;有明显的胰岛素抵抗,或暴露于已知 β-细胞毒性药物,进而引起胰岛素抵抗;应考虑其他类型糖尿病的可能性。建议转诊至儿童专科医院,必要时完善基因检测等进一步明确糖尿病分型。

五、糖尿病治疗评价

见表 11-5。

表 11-5 糖尿病治疗评价

临床评价	控制水平			
	理想	恰当	较差	高危
高血糖	无	无症状	多尿、多饮、遗尿、体重不增	视力模糊、痉挛、生长落后、青春期延迟、皮肤或外阴瘙痒
低血糖	无	偶发、轻微、无严重低血糖	频发严重低血糖(意识丧失或惊厥)	
餐前或空腹血糖(mmol/L)	3.6~6.1	4.0~7.0	>8.0	>9.0
餐后血糖(mmol/L)	4.4~7.0	5.0~11.0	11.1~14.0	>14.0
夜间血糖(mmol/L)	3.6~6.0	≥3.6	<3.6 或>9.0	<3.0 或>11.0
HbA1c(%)	<6.5	<7.6	7.6~9.0	>9.0

第二节 儿童性早熟

性早熟是一种生长发育异常性疾病,近年来发病率明显升高,已经成为最常见的小儿内分泌疾病之一,深入了解此病有利于更好地改善生长发育进程,促进健康的生长发育。

女孩在8周岁以前,男孩在9周岁以前出现第二性征,诊断为性早熟。按性早熟的发病机制,通常将性早熟分为中枢性性早熟(central precocious puberty,CPP,又称为GnRH依赖性性早熟)、外周性性早熟(又称为非GnRH依赖性性早熟)及不完全性性早熟(单纯乳房发育、单纯阴毛早现以及单纯早初潮)3类。

一、病因和发病机制

1. 中枢性性早熟 是由于各种原因导致的下丘脑-垂体-性腺轴提前发动,并且功能亢进所致。其中大部分是因下丘脑的神经内分泌的功能失调所致,称为特发性中枢性性早熟(idiopathic central precocious puberty,ICPP),女孩以ICPP为多,占CPP的80%~90%;而男孩则相反,80%以上是器质性的。导致CPP的器质性因素包括病毒性脑炎、脑膜炎、蛛网膜囊肿、脑积水或下丘脑、垂体、松果体部位的肿瘤等。此外,原发性甲状腺功能减退也是引致CPP的原因之一,主要是由于甲状腺素分泌过少,对中枢的负反馈抑制作用减弱,导致促甲状腺素分泌增加,促甲状腺素与促性腺激素受体有相互作用,导致黄体生成素及卵泡刺激素增加,进一步引起性发育所致。其他由外周性性早熟转化成中枢性性早熟,如21羟化酶缺乏所致的先天性肾上腺皮质增生症、McCune-Albright综合征(McCune-Albright syndrome,MAS)、家族性高睾酮血症等以外周性性早熟起病,可以发展为中枢性性早熟。

2. 外周性性早熟 该类性早熟的发生不依赖于下丘脑-垂体-性腺轴。而是由于体内某个病变部位产生性激素或摄入外源性的性激素,使血液中性激素水平升高,导致生殖器官提早发育、第二性征提早出现。

女孩外周性性早熟主要见于遗传性卵巢功能异常如MAS、卵巢良性占位病变如自律性卵巢囊肿、分泌雌激素的肾上腺皮质肿瘤或卵巢肿瘤、异位分泌人绒毛膜促性腺激素(HCG)的肿瘤以及外源性雌激素摄入等。

男孩的外周性性早熟主要见于先天性肾上腺皮质增生症(较常见)、肾上腺皮质肿瘤或睾丸间质细胞瘤、异位分泌HCG的肿瘤,以及外源性雄激素摄入等。

3. 不完全性性早熟　该类性早熟为 CPP 的变异,是提早和部分性的中枢发动。包括单纯性乳房早发育、单纯性阴毛早现和单纯性月经早初潮,以单纯性乳房早发育居多,只有乳房发育而不伴有其他性征的发育。发病机制尚不明了,可能与患儿的下丘脑稳定的负反馈调节尚未建立,而卵巢分泌的雌激素和垂体分泌的卵泡刺激素一时性的增高有关。单纯阴毛早现与肾上腺过早的分泌雄性激素或者阴毛、腋毛毛囊上的受体对脱氢表雄酮过早的敏感有关。

二、临床表现

1. 中枢性性早熟　CPP 患者的发育顺序与正常青春发育者相似,但在正常青春发育年龄前出现,并且加速,发育时相缩短。女孩首先出现乳房发育,可有触痛,继而外生殖器发育、阴道分泌物增多及阴毛生长,之后月经来潮和出现腋毛。男孩首先出现睾丸及阴茎增大,睾丸大于 4 mL 即表示发育启动,以后可有阴茎勃起及排精,并出现阴毛、痤疮和变声。在性发育的同时,患儿的骨骼生长加速,骨骺提前融合,故身高暂时较同龄儿高,但成年后身材往往较正常人矮小。不同患儿的临床表现及其发展速度快慢可有较大差异。

2. 外周性性早熟　女孩表现为乳房增大,乳晕及小阴唇显著的色素沉着,呈深褐色,阴道分泌物增多,甚至出现不规则的阴道出血。男孩多表现为阴茎增大,阴毛早现伴体毛增多,多痤疮,生长加速、骨龄提前,阴囊、乳晕色素沉着,但睾丸不增大。睾丸不增大是与 CPP 最大的区别。乳晕及外生殖器的色素沉着是外周性性早熟的一种特征性的变化。

3. 不完全性性早熟

(1) 单纯性乳房早发育:是指只有乳房发育而不伴有其他性征。乳房发育表现为乳房腺体增大,但是乳头、乳晕不增大,无色素沉着,也不出现生长加速。病程呈自限性,大多于数月或数年内回缩,或持续存在,只有 10%～15% 患者可发展为 CPP。

(2) 单纯性阴毛早现:可见于两性,多见于女孩,大多数于 6 岁左右出现阴毛,可伴有腋毛,但是无其他性征发育。

(3) 单纯性早初潮:为自限性疾病,月经连续 3～4 次初潮。

三、辅助检查

1. 下丘脑-垂体-性腺轴功能的测定　包括血液中基础性激素水平的测定和促性腺激素释放激素(GnRH)激发试验。

2. 发育评估

(1) 女孩子宫卵巢超声:单侧卵巢容积大于等于 1～3 mL(卵巢容积＝长×

宽×厚×0.523 3),同时卵巢内出现数个大于 4 mm 的卵泡,即表示青春发动已开始;子宫长度大于 34~40 mm 表示已进入青春发动状态。男孩睾丸容积:睾丸容积≥4 mL(睾丸容积=长×宽×厚×0.71)或睾丸长径>25 mm,提示青春期发育。

(2) 骨龄:在儿童期及青春期,在正常情况下骨骼的增长与实际年龄的增长是一致的。而在 CPP 及先天性肾上腺皮质增生症患儿,由于骨骼生长异常加速,骨龄往往较实际年龄提前。骨龄是预测成年身高的重要依据,但对鉴别中枢性及外周性性早熟无特异性。

3. **下丘脑-垂体影像学检查** 下丘脑-垂体 MRI 相比 CT 能更清楚地显示下丘脑、垂体、松果体及其邻近部位的病变,明确这些部位是否有器质性病变。对年龄小于 6 岁的 CPP 女孩、所有男性性早熟患儿,以及有神经系统表现或性成熟过程迅速(快速进展型)的患儿均应行下丘脑-垂体 MRI 检查。

4. **其他检查** 比如肾上腺超声或 CT 有利于肾上腺皮质增生及肿瘤的诊断,长骨 X 线片可鉴别 MAS。家族性高睾酮血症需要完善基因检测等。

四、诊断及鉴别诊断

根据临床表现、体格检查及各项实验室检查,可对性早熟做出诊断,对性早熟的类型进行鉴别,并可进一步确定其病因是特发性的还是器质性的。

1. **中枢性性早熟的诊断依据**
(1) 第二性征提前出现(符合定义的年龄),性成熟程序与正常发育一致。
(2) 盆腔超声显示女孩子宫、卵巢容积增大,且卵巢内可见多个直径>4 mm 的卵泡,男孩睾丸容积≥4 mL。
(3) 线性生长加速。
(4) 促性腺激素升高至青春期水平。
(5) 通常有骨龄提前,骨龄超过实际年龄 1 岁或 1 岁以上。

2. **外周性性早熟的诊断依据**
(1) 第二性征提前出现(符合定义的年龄),性征发育不按正常发育程序进展。
(2) 性腺大小在青春前期水平。
(3) 线性生长加速。
(4) 促性腺激素在青春前期水平。
(5) 骨龄通常明显超前。

3. **性早熟的鉴别诊断** 需与中枢神经系统器质性病变导致的 CPP(包括先天性和后天性获得性病变两种)、先天性肾上腺皮质增生症、纤维性骨营养不良综合征、家族性限男性性早熟、肾上腺皮质肿瘤、性腺肿瘤或囊肿、分泌 HCG 肿瘤相鉴别。

五、治疗

1. 中枢性性早熟 对有中枢器质性病变的 CPP 应针对病因治疗。ICPP 的治疗目的是抑制性发育进程,延缓骨骼过快成熟和改善最终成人身高,避免心理行为问题。GnRH 类似剂(GnRHa)是目前治疗 ICPP 的较有效的药物,但是并非所有的 ICPP 都需要治疗。GnRHa 的治疗指征:① CPP(快进展型),性早熟患儿骨骼成熟和第二性征发育加速显著(超过线性生长加快程度)。② 预测成人身高受损者,预测成人身高<3 百分位数或<遗传靶身高,骨龄身高<身高的 2 个标准差(−2SD)。③ 快进展型青春期,在性早熟界定年龄后开始出现性发育,但性发育进程及骨骼成熟迅速,可影响最终成人身高者。④ 出现与性早熟直接相关的心理行为问题。

2. 外周性性早熟 外周性性早熟需要积极寻找病因,根据不同病因进行相应的治疗。包括各类肿瘤的手术治疗,先天性肾上腺皮质增生症予以皮质醇替代治疗以及症状明显者可选用抗性激素药物治疗。对抗雄激素的药物有酮康唑、螺内酯等,对抗雌激素的药物有他莫昔芬、芳香化酶抑制剂等,但在使用过程中均需要注意上述药物的不良反应。

3. 不完全性性早熟 单纯性乳房早发育者以观察随访为主,多数为自限性。单纯性阴毛早现症状较轻者一般无须治疗,症状明显者可选用抗雄激素的药物治疗。

第三节 发育迟缓、矮小

矮身材(short stature)是指在相似环境下,同种族、同性别和同年龄的个体身高低于正常人群平均身高 2 个标准差(<−2SD)或第 3 百分数者(<P3)。在矮身材出现之前,如果出现明显年生长速率下降,如每年身高增长在婴幼儿期<7 cm、儿童期到青春期前<5 cm、青春期<5.5~6.5 cm,考虑为生长发育迟缓,临床需密切观察生长速率变化。

一、病因和发病机制

人的生长发育过程受多种因素的调控,包括遗传基因、宫内和出生时的情况、营养、生长环境及内分泌激素等。导致身材矮小的病因众多,不同病因通过不同机制导致了生长速度减慢、生长落后,最终造成终身高的受损。

1. 非内分泌缺陷性矮身材 独立于 GH-IGF-1 系统的因素调节骨骼生长

板,如软骨细胞的旁分泌信号、细胞外基质及细胞内机制等,具体病因仍不十分明确。有家族性矮身材、特发性矮身材、体质性青春发育延迟、营养不良性矮身材等。

2. 生长激素缺陷

(1) 垂体发育异常:见于前脑无裂畸形、视-中隔发育不良、裂腭、下丘脑错构胚细胞瘤。

(2) 生长激素、生长激素释放激素缺陷:① 特发性生长激素缺乏症,机制不明。② 遗传性疾病,如常染色体隐性遗传、常染色体显性遗传、X连锁遗传、转录因子基因缺陷($Pit1$、$Prop1$、$HESX-1$ 等基因突变)。③ 生长激素受体缺陷,如Laron综合征等。④ 胰岛素样生长因子-1(IGF-1)缺陷。

(3) 颅脑损伤:见于围产期损伤(臀围产、缺血缺氧、颅内出血等)、颅底骨折、放射性损伤、炎症后遗症等。

(4) 脑浸润性病变:见于肿瘤、朗格汉斯细胞组织细胞增生症等。

(5) 其他:小于胎龄儿、生长激素神经分泌功能障碍、精神心理性矮身材、染色体畸变、骨骼发育障碍、慢性系统性疾病等。

二、临床表现

矮身材在诊断过程中,应仔细询问相关病史如患儿母亲的妊娠情况、患儿出生史、父母的青春发育情况、家族中矮身材情况。矮身材是疾病的一种临床表现,其病因复杂多样,本章节主要针对内分泌疾病导致的常见的几种矮身材,简述其特征性的临床表现。

1. 生长激素缺乏症

(1) 身材矮小:出生时身长、体重均正常,出生后1岁后出现生长速度减慢,逐渐出现身高明显落后。

(2) 生长速率减慢:年生长速率<7 cm/年(3岁以下);<5 cm/年(3岁~青春期);<6 cm/年(青春期)。

(3) 面容:匀称性矮小、面容幼稚。

(4) 智力:发育正常。

(5) 骨龄:落后于实际年龄。

(6) 器质性病变引起的生长激素缺乏症:可有颅脑损伤症状和其他激素缺乏临床表现,包括高颅压症状、占位性症状、垂体前后叶功能不全临床表现。

(7) 生长激素缺乏症:部分生长激素缺乏症(growth hormone deficiency,GHD)患儿同时伴有一种或多种其他垂体激素缺乏,除了生长迟缓外,可伴有其他症状:① 低血糖(伴有ACTH缺乏者)。② 食欲减退、活动减少(伴有TSH缺乏者)。

③ 小阴茎,乃至整个青春期无性腺发育表现(伴有促性腺激素缺乏者)。

2. 先天性甲状腺功能减退症

(1) 新生儿期:症状轻,无特异性。大多为过期产儿,体温低、心率慢,少哭、少动,喂养困难,胎粪排出延迟,有便秘,黄疸延迟消退,体重不增或增长缓慢,腹部膨隆伴有脐疝,肌张力减低,颜面水肿、眼距宽、唇厚、舌大常伸出口外等。

(2) 婴幼儿及儿童期:特殊面容及体态(丑、小、黄);身材矮小,骨龄落后,躯干长、四肢短,上部量大于下部量,牙齿发育不全;神经系统功能障碍,如智力低下,记忆力、注意力减退,感觉、运动发育迟缓等;消化功能低下,如食欲差、腹胀、便秘等;心血管功能低下,如全身黏液性水肿,脉搏细弱,心音低钝,可有心包积液或胸腔积液等。

3. 小于胎龄儿

(1) 体重和身长:出生时体重和(或)身长低于同胎龄、同性别正常参考值的第10百分位,或出生体重低于同胎龄正常参考值-2SD或第3百分位的新生儿。

(2) 出生史:可有宫内缺氧、感染的临床表现,出生时消瘦,可出现低血糖、代谢性酸中毒等。

(3) 生长发育:2～3岁时90%的小于胎龄儿(small for gestational age,SGA)患儿实现追赶生长(catch-up growth),身高、体重达到正常。约10%生长发育受影响,其生长激素激发试验可示生长激素不缺乏,表现为分泌节律紊乱(高基线、高频率)。骨龄和年龄相当或稍有落后。

(4) 神经系统发育障碍:可出现神经系统发育障碍如认知损害,内分泌代谢紊乱如胰岛素抵抗、糖耐量受损、成年后肥胖等。

4. 特纳综合征

(1) 新生儿期表现:出生时身长、体重落后,颈蹼,手、足背部水肿,淋巴水肿多在1年内消失。

(2) 原发性性腺发育不全:典型表现为幼稚外阴、第二性征发育不能正常启动、乳距增宽、无阴毛及腋毛、原发闭经。

(3) 身材矮小:主要表现为宫内轻度生长滞后,婴儿与儿童期生长速率减慢,青春期缺乏生长加速。出生时身长短、体重轻,1～2岁生长缓慢,3～13岁生长缓慢明显,未经治疗终身高不超过150 cm。

(4) 特殊躯体特征:面、颈、胸多黑痣,通贯掌纹,内眦赘皮、眼距过宽、塌鼻梁、鲨鱼样口、腭弓高尖、下颌小,常有传导性耳聋,颈蹼、颈粗短和后发际低。部分存在智力低下、语言障碍。

(5) 先天畸形及其他:盾状胸、肘外翻、第4掌骨短指趾弯曲、股骨和胫骨外生骨疣,偶见膝外翻和脊柱侧弯。心血管畸形最常见为主动脉缩窄、二尖瓣和主动脉瓣病变。泌尿系畸形可见集合系统畸形、马蹄肾和旋转不良。特纳综合征(Turner syndrome,TS)患儿大多智力正常,但通常有语言障碍。

5. **特发性矮小** 特发性矮小(idiopathic short stature,ISS)为排他性诊断。

(1) 身高低于同性别、同年龄、同地区和同种族儿童2SD或第3百分位以上。

(2) 出生时身高、体重正常,身材匀称。

(3) 无明显慢性器质性疾病。

(4) 无心理或严重的情感障碍、摄食正常。

(5) 生长速率稍慢或正常:一般生长速率<5 cm/年。

(6) 染色体检查正常。

(7) 两项药物GH激发试验,GH峰值≥10 ng/mL,血清IGF-1浓度正常。

(8) 骨龄与实际年龄相符或轻度延迟。

6. **生长激素不敏感或抵抗综合征**

(1) 生长发育特点:出生身长略短、产后生长严重落后、儿童期小阴茎、青春发育延迟3~7年。

(2) 特殊容貌:前额隆起、颅面不对称、头发稀疏、鼻梁发育不良、眼眶浅、蓝巩膜、声音尖高、萌芽延迟。

(3) 其他:婴儿、儿童期多见低血糖,可有髋关节发育不良、肘关节伸展受限、骨质疏松。

(4) Laron综合征:除符合上述临床表现外,并发关节退行性变、骨质疏松,常伴第4指骨短、斜指/趾、斜视、白内障、眼球震颤、主动脉缩窄、隐睾、髋关节脱位等。

7. **体质性青春发育延迟**

(1) 多见于男孩,为正常生长发育中的一种变异。

(2) 青春期开始发育的时间比正常儿童迟3~5年,青春期前生长缓慢,之后有身高增长的加速及循序推进的性发育过程。

(3) 骨龄落后,但与身高一致。

(4) 遗传性,父母一方往往有青春期发育延迟病史。

8. **骨骼发育障碍性疾病** 如各种骨、软骨发育不全、黏多糖贮积病等,上、下部量比例不正常,有特殊面容和体形;多有家族遗传史。

9. **其他内分泌及遗传代谢病引起的生长落后** 如先天性肾上腺皮质增生症、性早熟、糖尿病等,有相应的特殊病史及临床表现。

三、辅助检查

1. **常规检查** 血尿常规、肝肾功能、电解质、血气分析、甲状腺功能等。

2. 骨龄(bone age,BA) 骨龄是评估生物体发育情况的良好指标,是不同年龄的骨成熟度,是通过观察左手腕、掌、指骨正位 X 片的各个骨化中心发育情况而判定的。正常情况下,骨龄与实际年龄的差别应在 $-1 \sim +1$ 岁之间,落后或超前过多即为异常。

3. 生长激素激发试验 血 GH 释放呈脉冲式分泌,每 $2 \sim 3$ h 出现一个峰值,夜间入睡后分泌量增加,故基础值常位于低值,波动较大,且有明显的个体差异,随机血测定意义较小,药物激发试验可促使 GH 分泌,观察血 GH 动态变化。目前常用的激发试验见表 11-6。

表 11-6 生长激素激发试验

试验药物	用法用量	采血时间	备注
可乐定	5 μg/kg(≤150 μg),口服	0、30 min、60 min、90 min、120 min	用药可出现疲倦、易困、血压降低,少数可引起恶心、呕吐
精氨酸	0.5 g/kg(≤30 g),30 min 内静滴	0、30 min、60 min、90 min、120 min	无特殊不良反应
左旋多巴	10 mg/kg(≤100 mg),口服	0、30 min、60 min、90 min、120 min	可引起恶心、呕吐,多在 1 h 内消失
胰岛素	$0.05 \sim 0.1$ μg/kg,静脉注射	0、15 min、30 min、60 min、90 min、120 min	注射前后测血糖值,血糖<2.2 mmol/L 或较基础值下降一半为有效刺激;副作用为低血糖

激发试验所测得 GH 峰值<5 μg/L,提示生长激素完全缺乏(GHD),$5 \sim 10$ μg/L 为生长激素部分缺乏(pGHD),≥10 μg/L 为正常。因任何一种激发试验都有 15% 的假阳性率,故必须在两项药物(作用机制不同的两种药物:抑制生长抑素、兴奋生长激素释放激素)激发结果均不正常时,方能诊断 GHD。

4. 胰岛素样生长因子 1(IGF-1)、胰岛素样生长因子结合蛋白 3(IGFBP3) IGF-1 是介导 GH 的效应激素,是反映 GH-IGF-1-软骨轴功能的重要标志,垂体功能低下时,IGF-1 水平降低;IGF-1 浓度与年龄密切相关,还受性别、青春期、营养状态及遗传因素的影响。IGFBP3 水平与 GH 关系密切,GHD 患者 IGFBP3 降低,是筛查 GHD 的良好指标。在生长激素不敏感综合征中,GH 水平升高或正常,但 IGF-1、IGFBP3 水平降低。

5. IGF-1 生成试验 对疑似 GH 抵抗的患儿通过注射 rhGH 检测 GH 受体

功能,反应正常者试验后 IGF-1 水平较基础值上升 3 倍以上,或达到与其年龄相当的正常值(表 11-7)。

表 11-7　胰岛素样生长因子 1(IGF-1)生成试验

方法	剂　　量	注射时间	采样时间
1	0.075~0.15 U/(kg·d)	7 日	注射前、D5、D8
2	0.3 U/(kg·d)	4 日	注射前、末次注射后

6. **其他内分泌激素的检测**　根据患儿的临床表现选择相应的激素水平检测。

7. **下丘脑、垂体的影像学检测**　除外先天性结构异常或颅内占位性病变。

8. **染色体核型分析**　建议女童或者疑似有染色体畸变的患儿完善核型分析。

9. **基因检测**　不主张所有的矮身材儿童都做基因检测。对于考虑可能单基因性矮身材则考虑基因检测,如矮小伴有骨骼发育异常、小头畸形、其他先天性畸形,伴有智力障碍,极度矮小的 GH 缺乏等。

四、诊断和鉴别诊断

根据患儿病史、体检及辅助检查,可初步识别包括营养不良、小于胎龄儿、精神心理性、家族特发性矮身材、慢性系统性疾病等所致的非 GH 缺乏矮身材;同时需注意甄别如甲状腺功能减退、体质性青春期延迟、软骨发育不良等原因导致的生长迟缓,并注意一些特殊综合征类疾病的识别,如 Laron 综合征、Prader-Willi 综合征、Silver-Russel 综合征等。

五、治疗

1. **原发病的治疗**　如慢性系统性疾病、甲状腺功能减退所致的生长迟缓,在治疗原发病后其生长速率即获得改善。

2. **生长激素**　重组人生长激素(recombined human growth hormone,rhGH)目前广泛应用于矮身材患儿的治疗中。目前可用 rhGH 治疗的导致矮小的疾病有 GHD、ISS、TS、SGA、Noonan 综合征、Prader-Willi 综合征、SHOX 基因缺失等。

(1) 用法:rhGH 治疗应采用个体化原则。目前国内有水剂和粉剂两种剂型可选择,其使用时剂量范围较大,GHD 儿童常用剂量为 0.10~0.15 U/(kg·d),相当于每周 0.23~0.35 U/kg,对于青春发育期 GHD、TS、SGA、ISS 等,其剂量可至 0.15~0.20 U/(kg·d),相当于每周 0.35~0.46 U/kg(WHO 标准生长激素 1 mg=

3.0 U)。每晚睡前 30 min 皮下注射,每次注射更换注射部位,避免短期重复注射引起皮下组织变性。

(2) 治疗效果:最大效应是在开始治疗后 6~12 个月,身高增长可达到 10~12 cm/年,其疗程视需要而定,通常不宜短于 1~2 年。为改善身高,GHD 患儿的疗程宜长,可持续至身高满意或骨骺融合。但持续长期应用,生长速率会减慢。此时可加大剂量 0.05 U/kg,但总剂量仍不超过 0.20 U/(kg·d)。

(3) 不良反应:治疗过程中应注意定期检查有无不良反应。rhGH 治疗总体不良反应的发生率低于 3%,目前报道的相关不良反应如下。

1) 局部反应:少见,2~3 日达到高峰,1 周后消失。

2) 甲状腺功能减退:指在用药前甲状腺功能正常,可在治疗后 2~3 个月出现 T_4、FT_4 下降,可无典型甲减临床表现如乏力、嗜睡、便秘等。

3) 股骨头滑脱、脊柱侧弯:治疗后骨骺生长加速,肌力和体重增加,可出现脊柱侧弯,或股骨头滑脱,表现为跛行、髋部疼痛、下肢内或外旋。

4) 糖代谢异常:长期大剂量使用 rhGH 可使患儿出现胰岛素抵抗,有糖尿病家族史或肥胖患儿更易发生,表现为空腹血糖和胰岛素升高,但很少超过正常高线,停用生长激素数月后可逐渐恢复正常。

5) 特发性良性高颅压:rhGH 可引起水钠潴留从而导致个别患儿颅内压升高,尤其见于慢性肾功能不全、Turner 综合征、GHD、肥胖患儿,可暂停用药并加用氢氯噻嗪等脱水剂缓解症状。

6) 抗体产生:随制剂纯度提高,抗体产生率已逐渐减少。

7) 诱发肿瘤的可能性:对无潜在肿瘤危险因素存在的患儿,rhGH 不增加白血病等肿瘤的发病风险,但对有肿瘤病史、家族史、畸形综合征、染色体病、长期超生理剂量治疗时需谨慎,治疗过程中应监测 IGF-1 水平,超过正常值 2SD 宜暂停使用。

(4) 有效性及安全性检测:生长发育指标、实验室检查指标、不良反应等(表 11-8)。

表 11-8 rhGH 治疗过程中的监测指标及复查频率

项目	复查频率
生长发育指标	
身高、体重、性发育情况	每 3 个月
生长速率	每 3 个月
身高 SDS	每 6 个月~1 年

续 表

项 目	复 查 频 率
实验室检查指标	
甲状腺功能	每 3 个月复查,若治疗过程中生长速率降低,及时复查
血清 IGF-1、IGFBP3	每 3～6 个月
空腹血糖、胰岛素	每 3 个月,若出现空腹血糖受损,及时行糖耐量试验
肝肾功能、肾上腺皮质功能、HbA_1C 等	每 6～12 个月,或根据病情
骨龄	每 12 个月,青春期必要时可半年复查
垂体 MRI	GHD 首诊后未即刻用药或停药后再次用药的患者,若间隔 1 年以上,需复查颅脑 MRI
安全性检测	
副作用	每 3 个月以及每次就诊
其他	根据患儿病情而定

注:rhGH,重组人生长激素;IGF-1,胰岛素样生长因子;IGFBP3,胰岛素样生长因子结合蛋白 3;MRI,磁共振成像。

(5) 停药时机

1) GHD:rhGH 疗程长,可持续至骨骺闭合;30%～50% 的 GHD 患者发展为成人 GHD,为改善脂代谢、骨代谢异常、心功能等,应小剂量 rhGH 继续应用(男 0.6 U/d,女 0.9 U/d,老年 0.3 U/d)。

2) 非 GHD 性矮身材:治疗后身高达到近似成人身高(生长速率<2 cm/年,或男孩骨龄>16 岁,女孩骨龄>14 岁);治疗后身高达到正常成人身高范围可终止治疗。

3. 其他药物

(1) 治疗中应注意钙剂及微量元素的补充。

(2) 蛋白同化激素,可与 rhGH 并用治疗 TS,国内如司坦唑醇[0.025～0.05 mg/(kg·d)],使用时注意骨龄。

(3) 对于大骨龄矮身材儿童,rhGH 可联合应用促性腺激素释放激素类似物(gonadotropin releasing hormone analogue,GnRHa),芳香化酶抑制剂等目前国内尚无大规模应用经验。

综上所述,矮身材有不同的病因,需根据具体病因对症治疗,要严格掌握 rhGH 治疗的适应证,做到 rhGH 临床规范应用,达到较好的临床效果。

(王斐,李妍,李嫔)

第十二章

儿 科 急 症

第一节 小 儿 高 热

发热是儿科急诊最常见的症状,发热持续时间≤1周为急性发热。判断急性发热的病因并及时治疗,有助于降低儿童疾病的发生率与病死率。多数儿童发热可以参考《中国0至5岁儿童病因不明急性发热诊断和处理若干问题循证指南(标准版)》进行合适的管理。以发热为主诉来就诊时,应详细询问病史与进行体格检查,结合辅助检查,对疾病严重程度早期判断,并注意区别感染与非感染性疾病引起的发热。

发热患儿的常规评估指标有体温、心率、呼吸频率和毛细血管充盈时间,当出现不能用发热解释的心率增快、毛细血管充盈时间≥3 s时,提示存在严重疾病的可能,需监测血压,并选择其他辅助检查;发热时出现心率减慢或心律不齐建议作为严重疾病的指标因素之一。

一、发热的定义及评估检查

体温升高超出1日中正常体温波动的上限。大多数临床标准采用肛温≥38℃定义为发热,临床工作中通常采用肛温≥38℃或腋温≥37.5℃定义为发热。急性发热定义为发热时间≤7日。

1. 症状与体征评估　包括呼吸、心率、血压、毛细血管再充盈时间、经皮外周血氧饱和度等生命体征。注意有无面色异常(苍白或发绀)、嗜睡或难以安抚的烦躁等。

2. 引起发热的常见疾病　包括脓毒症、细菌性脑膜炎、肺炎(各种病原体感染)、泌尿系统感染、胃肠炎、皮肤软组织感染、化脓性骨髓炎、关节炎、中耳炎、疱疹病毒感染、病毒性脑炎、病毒性脑膜炎、手足口病和川崎病等。

二、急性发热的退热处理

1. 对乙酰氨基酚与布洛芬　为患儿最常用的退热剂,体温≥38.5℃和(或)出现明显不适时,建议采用退热剂退热治疗。3月龄以上儿童的使用剂量为:对乙酰氨基酚 10~15 mg/kg 口服,间隔时间≥4 h,每日最多 4 次;布洛芬 5~10 mg/kg 口服,每 6 h 一次,每日最多 4 次。不推荐对持续性高热采用退热剂交替使用方法。

2. 物理降温　3 个月内的婴幼儿不宜使用退热药,高热时可以考虑采用物理降温方法,如选用温水擦身和(或)减少衣物等物理降温方法。不推荐用冰水灌肠退热。高热时应用退热剂同时联合温水擦身等物理降温,降温速度快于单用退热剂。

使用退热药或物理降温的主要目的是改善发热患儿的舒适度。退热药和物理降温并不能加速疾病的好转。因此,对高热患儿的处理应聚焦于发热原因的甄别与病因治疗。

第二节　热性惊厥

热性惊厥(febrile seizures,FS)是儿童时期常见的神经系统疾病之一,是惊厥最常见的原因,患病率为 3‰~5‰。热性惊厥是儿童时期年龄依赖性疾病,首次发作多见于 6 月龄至 6 岁。根据 2011 年美国儿科学会(AAP)标准,热性惊厥为发热状态下(肛温≥38.5℃,腋温≥38℃)出现的惊厥发作,无中枢神经系统感染证据及导致惊厥的其他原因,既往也没有无热惊厥病史。部分热性惊厥患儿以惊厥起病,发作前可能未察觉到发热,但发作时或发作后立即发现发热,临床上应注意避免误诊为癫痫首次发作。根据惊厥持续时间、发作形式和复发次数,热性惊厥发作可分为单纯型惊厥和复杂型惊厥。

一、病因和发病机制

热性惊厥的病因很多。FS 主要是由于发育中的中枢神经系统(CNS)易受发热的影响,加之潜在的遗传因素和环境因素所造成的。在儿童大脑成熟过程中,由于此时惊厥阈值较低,加上神经元兴奋性增强,因此易发生 FS。约 80% 的热性惊厥是病毒感染,引起发热的常见病因包括急性上呼吸道感染、鼻炎、中耳炎、肺炎、急性胃肠炎、幼儿急疹、尿路感染以及个别非感染性的疾病等。遗传因素在儿童热性惊厥中同样起着重要的作用,约 1/3 的 FS 患儿有阳性家族史。目前已经提出了几种与 FS 相关的遗传模式,例如,常染色体显性遗传模式、具有降低外显率多基因的遗传模式等。对首发年龄小或发作频繁者可行基因检测,为进一步精准治疗及预后评估奠定基础。

二、临床表现

大多数儿童 FS 在第 1 日内发生且体温高于 39℃，患儿热惊时意识不清是常见的症状。此外，患儿同时还可能伴有呼吸困难、皮肤苍白或发绀等症状。单纯型热性惊厥发作通常持续几秒至数分钟（通常少于 5 min），接着是短暂的嗜睡阶段，同时可伴有面部和呼吸肌受累的症状。与单纯型热性惊厥相比，复杂型热性惊厥发作通常持续时间超过 5 min。发热性癫痫持续状态是复杂型热性惊厥中最严重的一种类型，癫痫持续状态患儿更易出现海马区域异常，同时也增加了后续发热性癫痫持续状态发生的风险。总的来说，与单纯型热性惊厥的患儿相比，复杂型高热惊厥的患儿年龄更小，惊厥持续时间也更长。

三、临床诊断及评估

本病是排除性诊断，应与发热寒战、婴幼儿屏气发作及晕厥等鉴别。当考虑中枢神经系统感染、癫痫、中毒性脑病、代谢紊乱、急性中毒或遗传代谢病等其他病因所致的惊厥发作不应诊断为热性惊厥。

四、辅助检查

包括常规实验室检查、脑脊液检查、脑电图与神经影像学检查。如夏秋季突发频繁惊厥者应检查粪常规，以鉴别中毒性细菌性痢疾。以下情况推荐脑脊液检查：① 有原因未明的嗜睡、呕吐或脑膜刺激征和（或）病理征阳性。② 6～12 月龄未接种流感疫苗、肺炎链球菌疫苗或预防接种史不详者。③ 已使用抗生素治疗，特别是<18 月龄者。④ 对于复杂性 FS 患儿应密切观察，必要时进行脑脊液检查，以除外中枢神经系统感染。

鉴于发热及惊厥发作后均可影响脑电图背景电活动，并可能出现非特异性慢波或异常放电，脑电图检查推荐在热退至少 1 周后进行。有以下情况推荐行颅脑影像学检查寻找病因：头围异常、皮肤异常色素斑、局灶性神经体征、神经系统发育缺陷或惊厥发作后神经系统异常持续数小时。

五、治疗

1. 一般治疗　大多数 FS 呈短暂发作，持续时间 1～5 min，不必急于止惊药物治疗。应保持呼吸道通畅，防止跌落或受伤，勿刺激患儿，切忌掐人中、撬开牙关、按压或摇晃患儿导致其进一步伤害；抽搐期间分泌物较多，可让患儿平卧头偏向一侧或侧卧位，及时清理口鼻腔分泌物，避免窒息；应立即监测患儿的体温、心率、呼吸频率和血压等生命体征。住院的儿童应持续监测血氧饱和度。缺氧儿童应通过鼻插管、头罩、面罩或高流量输送装置给予吸氧，以保持 $SaO_2>94\%$ 以上，建立静脉通路。

2. 止惊药物　若惊厥发作持续≥5 min，则需要使用药物止惊。临床常用以下药物。

(1) 地西泮：首选静脉缓慢注射，剂量 0.3～0.5 mg/kg(≤10 mg/次)，速度 1～2 mg/min，如推注过程中发作终止即停止推注，若 5 min 后发作仍未控制或控制后复发，可重复一剂；该药起效快，一般注射后 1～3 min 发挥作用，但推注速度过快可能出现抑制呼吸、心跳和降血压的不良反应。当尚未建立静脉通路，地西泮直肠给药(0.5 mg/kg)、口服(0.5 mg/kg)或鼻内给药(0.2 mg/kg)。

(2) 咪达唑仑：0.1～0.3 mg/kg 次，肌内注射或静脉注射，也可以作为首选用药，维持剂量 0.1～0.3 mg/(kg·h)。

(3) 水合氯醛溶液：灌肠，剂量为每次 40～60 mg/kg。

(4) 其他：如苯巴比妥钠肌内注射，每次 5～20 mg/kg。

第三节　急性呼吸衰竭

急性呼吸衰竭是儿科危重症抢救的主要问题。是指各种原因导致的中枢和外周性的呼吸功能障碍，出现低氧血症和(或)高碳酸血症，并由此引起一系列生理功能和代谢紊乱的临床综合征。一般认为在海平面大气压、静息下吸入空气时，动脉血氧分压(PaO_2)<60 mmHg，可诊断为Ⅰ型呼吸衰竭；若同时动脉血二氧化碳分压($PaCO_2$)>50 mmHg，可诊断为Ⅱ型呼吸衰竭。

一、病因

1. 呼吸驱动导致的呼吸衰竭

(1) 胸廓畸形：可见于脊柱后侧凸、膈疝、连枷胸、膈膨升、窒息性胸廓萎缩。

(2) 脑干病变：可见于睡眠窒息、中枢性低通气、中毒、创伤、中枢神经系统感染。

(3) 脊髓病变：可见于创伤、脊髓灰质炎、脊髓性肌萎缩。

(4) 神经肌肉病：可见于手术后膈神经损伤、产伤、肉毒杆菌中毒、吉兰-巴雷综合征、肌营养不良、重症肌无力。

2. 上气道疾病导致的呼吸衰竭　可见于气管软化、声门下狭窄、会厌炎、急性喉炎、声带麻痹、异物吸入、血管环、扁桃体腺样体肥大、呼吸道绞窄。

3. 下气道疾病导致的呼吸衰竭　可见于毛细支气管炎、支气管哮喘、异物吸入、囊性纤维性变。

4. 肺实质病变导致的呼吸衰竭　可见于急性呼吸窘迫综合征(ARDS)、脓毒症、肺炎、肺水肿、淹溺、肺栓塞、肺挫伤、休克。

二、病理生理

1. 低氧血症和高碳酸血症　通气障碍使肺泡有效通气量减少，CO_2 排出受阻，肺泡内氧分压降低，故出现低氧血症和高碳酸血症。此时低氧血症较易于通过给氧得到纠正。任何原因引起的通气/血流(V/Q)比率失调、氧及 CO_2 的弥散障碍或肺内动静脉分流，均可引起肺换气功能障碍。由于 CO_2 的弥散能力明显高于氧，故 CO_2 的排出受阻不明显，主要表现为低氧血症，且低氧血症多不易通过吸氧纠正。

2. 低氧血症和高碳酸血症对机体的影响　严重缺氧时，糖无氧酵解增加造成酸性代谢产物堆积，引起代谢性酸中毒，同时能量供给锐减而钠泵失活，使 NA^+ 和 H^+ 进入细胞内而 K^+ 移向细胞外，导致电解平衡紊乱。急性 CO_2 潴留，可导致呼吸性酸中毒。在急性呼吸衰竭失代偿期，往往呼吸性和代谢性酸中毒同时存在。

三、临床表现

主要是呼吸系统症状及低氧血症和高碳酸血症引起的脏器功能紊乱。中枢性呼吸衰竭主要表现为呼吸节律和频率的改变。周围性呼吸衰竭主要表现为呼吸困难。呼吸增快是婴儿呼吸衰竭的最早表现。过度使用辅助呼吸肌参与呼吸、鼻翼扇动，因儿童胸廓顺应性好，三凹症非常明显。低氧血症临床症状如下。

1. 发绀　是缺氧的典型表现。SaO_2 低于 85% 时出现发绀，以唇、口周、甲床等处最为明显。但当严重贫血、血红蛋白低于 50 g/L 时，可不出现发绀。休克时，由于末梢循环不良，SaO_2 即使高于 85% 也可有发绀。

2. 神经系统改变　早期可有睡眠不安、烦躁、易激惹，继而出现神志模糊、嗜睡、意识障碍，严重时出现颅内压增高、惊厥及脑疝的表现。

3. 循环系统　早期可有血压升高、心率增快、心排血量增加，严重时可有心音低、心率减慢、心律不齐、心排血量低。

4. 肾功能障碍　出现少尿或无尿，尿中可有蛋白、红细胞、白细胞、管型，严重时血尿素氮和肌酐增高，甚至发生急性肾衰竭。

5. 消化系统　可有食欲减退、恶心呕吐等胃肠道表现，严重时可出现消化道出血。肝功能损害时出现转氨酶增高等。

高碳酸血症表现 $PaCO_2$ 轻度增高时，患儿出现多汗、摇头、不安，并可出现四肢湿、皮肤潮红、瞳孔缩小、脉速、血压升高、口唇暗红;当 $PaCO_2$ 进一步增高时,则表现为昏睡、肢体颤动、心率减慢、球结膜充血;如继续增高则出现惊厥、昏迷、视盘水肿等。

四、治疗要点

1. 一般治疗　保持呼吸道通畅,胸部物理治疗如给予翻身、拍背、湿化、雾化、吸痰,必要时使用支气管扩张剂,使呼吸道保持通畅,可减少呼吸道的阻力和呼吸做功。给予营养支持,维持液体平衡。

2. 氧疗　常用鼻导管及面罩吸氧。在新生儿和小婴儿,可采取头罩吸氧。主张低流量持续给氧。急性缺氧吸氧浓度为 40%~50%,慢性缺氧吸氧浓度为 30%~40%。吸纯氧不超过 4~6 h,以免氧中毒。注意在吸氧过程中,吸入氧应加温和湿化,以利于呼吸道分泌物的稀释和排出。严重呼吸衰竭者需以机械通气维持呼吸。

3. 人工辅助呼吸　主要指行气管插管或气管切开,采用呼吸机辅助通气。应用指征:① 经上述各种疗法治疗无效,并伴有明显呼吸窘迫。② 低氧血症,经皮氧饱和度($TcSO_2$)<92%。③ 急性 CO_2 储留,$Pa(CO_2)$>50 mmHg,且经一般治疗无效者。④ 呼吸骤停或即将停止是机械通气的绝对指征。

4. 挽救性呼吸支持　重症呼吸衰竭在常规呼吸支持无效的情况下,可给予较特殊的呼吸或生命体征支持,包括高频通气、一氧化氮吸入(iNO)、体外膜氧合器(ECMO)等。

第四节　心肺复苏

儿童心肺复苏(cardiopulmonary resuscitation,CPR)流程参考 2015 美国心脏协会心肺复苏指南。新指南分别制定了单人和双人健康从业者儿童基础生命支持(basic life support,BLS)的处理流程,可以更好地指导施救者完成初始阶段复苏。其中,单个施救者可使用手机在开始 CPR 的同时激活应急反应系统。新流程继续强调,若施救者目击被施救者突然倒下,需优先获得自动体外除颤器(automatic external defibrillator,AED),因为这样的事件很可能由心脏因素所导致。继续强调高质量 CPR(5 大要素):① 确保足够的胸外按压频率。② 确保足够的胸外按压深度。③ 两次按压期间胸廓充分回弹。④ 尽量减少胸外按压的中断。⑤ 避免过度通气。

一、心肺复苏的基本方法

1. **心肺复苏的顺序** CPR 按照 C-A-B 的顺序是合理的。婴儿和儿童由窒息引起心脏骤停较心脏原因引起更为多见,故对儿童进行复苏时通气可能更为重要。成人和儿童模拟人研究显示,C-A-B 较 A-B-C 顺序能显著缩短首次胸外按压开始的时间;一名施救者以 30 次胸外心脏按压后 2 次通气开始 CPR,对第一次通气的延迟仅 18 s;若是两名施救者则延迟时间更短(约 9 s 或更少)。

2. **胸外按压深度** 儿科患者按压深度至少是胸廓前后径的 1/3,即婴儿相当于约 4 cm,儿童则约为 5 cm。进入青春期(如青少年)后,推荐使用成人标准,即按压深度至少 5 cm,但不超过 6 cm。

3. **胸外按压频率** 虽然儿童缺乏足够的关于胸外按压频率的资料以进行系统审查,但为了简化 CPR 培训,婴儿和儿童使用成人 BLS 推荐的 100～120 次/min 的胸外按压频率是合理的。

4. **减少胸外按压的中断** 对于尚未建立高级气道的 CPR,应尽量提高胸外按压在整个心肺复苏中的比例,目标比例至少为 60%。胸外按压的中断可能因为需要通气支持或 AED 分析心律而造成,也可能因为施救者个人的原因。胸外按压比例是指实际按压的时间占整个 CPR 过程所用总时间的比例。设定这样一个比例旨在减少按压的中断,尽可能在 CPR 期间增加冠状动脉的灌注。但胸外按压比例的理想目标尚未确定。

5. **胸廓回弹** 避免在胸外按压间隙倚靠在患者胸上,应使每次按压后胸廓能充分回弹。胸廓充分回弹是指在 CPR 的减压阶段,胸骨回到其自然或是中间位置。按压间隙施救者倚靠在患儿胸上会妨碍胸廓充分回弹,增加胸腔内正压,减少静脉回流、冠状动脉灌注压和心肌血流,影响复苏存活率。

6. **尽早启动应急反应系统** 一旦发现患者没有反应,医护人员即可现场呼救。然后继续同时检查呼吸和脉搏,再启动应急反应系统(或请求支援)。

二、复苏药物与设备

1. **肾上腺素** 0.01 mg/kg(0.1 mL/kg,1∶10 000 浓度),每 3～5 min 重复一次;如未建立静脉或骨内给药通路,可气管内给药 0.1 mg/kg(0.1 mL/kg,1∶1 000 浓度)。

2. **抗心律失常药物** 胺碘酮静脉或骨内给药,在心脏骤停期间推注 5 mg/kg(最大 300 mg)。对于无反应室颤/无脉性室速,可最多重复给药 2 次。

3. **电除颤** 出现室颤时可以电除颤,电击剂量首剂为 2 J/kg,难治性心室颤动可增至 4 J/kg。之后的能量可考虑 4 J/kg 或更高,但不超过 10 J/kg 或成人最大能量。

4. 体外心肺复苏　使用体外膜氧合器(extracorporeal membrane oxygenation, ECMO)复苏,存在心脏基础疾病的患儿发生院内心脏骤停时,在已有 ECMO 系统规范、专业人员以及设备的医疗机构,可考虑采用体外心肺复苏(ECPR)。

5. 脑保护　头部低温或全身性目标控温,维持正常血糖范围等。

第五节　休　克

休克是由多种因素导致的急性循环功能障碍,因有效循环血容量减少,组织器官灌注不足,核心是氧输送不足和(或)细胞氧利用障碍,引起细胞代谢紊乱及多器官功能障碍,病死率高。

一、类型

1. 低血容量性休克　由于全血的丢失、血浆量的减少或者自由水的丢失,引起血管内有效循环血容量急剧减少,最终导致血压的下降和微循环障碍。儿童主要见于因消化道疾病摄入不足或者丢失过多、创伤等原因导致的失血过多、低蛋白液体再分布、代谢危象等。

2. 分布异常性休克　血管收缩及舒张功能异常,多见于系统性炎症反应综合征,如脓毒症休克、过敏性休克、神经源性休克。

3. 梗阻性休克　血流的主要通路受阻,包括心内梗阻肺栓塞、心脏瓣膜狭窄;心外梗阻包括急性心脏压塞、张力性气胸、大量胸腔积液、纵隔占位、膈疝等。

4. 心源性休克　心脏泵功能衰竭,见于心肌炎、心肌病心肌抑制;心房颤动、心室颤动、传导阻滞、心动过速等严重心律失常;心瓣膜疾病及结构异常导致的心功能不全。

二、临床表现

1. 组织低灌注表现　满足以下 3 条:① 心率、脉搏变化:外周动脉搏动细弱,心率、脉搏增快。② 皮肤改变:面色苍白或苍灰,湿冷,大理石样花纹。如暖休克可表现为四肢温暖、皮肤干燥。③ 毛细血管再充盈时间(CRT)延长(>3 s)(需排除环境温度影响),暖休克时 CRT 可以正常。④ 意识改变:早期烦躁不安或萎靡,表情淡漠。晚期意识模糊,甚至昏迷、惊厥。⑤ 液体复苏后尿量仍<0.5 mL/(kg·h),持续至少 2 h。⑥ 动脉血乳酸>2 mmol/L。

2. 低血压　血压＜该年龄组第 5 百分位,或收缩压＜该年龄组正常值 2 个标准差。一般低于(年龄×2＋70 mmHg)。不同年龄儿童低血压标准见表 12-1。

表 12-1　不同年龄儿童低血压标准

年　　龄	收缩压(mmHg)
≤1 月龄	＜60
1 月龄～1 岁	＜70
1～9 岁	＜70＋(2×岁)
≥10 岁	＜90

三、分期

1. 代偿期　当患儿出现 3 条或以上组织低灌注表现,此时如果血压正常则诊断休克代偿期。

2. 失代偿期　代偿期灌注不足表现加重,伴血压下降,则进展为失代偿期。

四、分型

1. 冷休克　低排高阻或低排低阻型休克,除意识改变、尿量减少外,表现为皮肤苍白或花斑纹,四肢凉,外周脉搏快、细弱,CRT 延长。休克代偿期血压可正常,失代偿期血压降低。

2. 暖休克　高排低阻型休克,可有意识改变、尿量减少或代谢性酸中毒等,但四肢温暖,外周脉搏有力,CRT 正常,心率快,血压降低。

五、治疗

依据不同的分类采取不同的治疗。

1. 低血容量性休克　以血容量减少所致的主要给予晶体或者胶体(白蛋白)复苏。失血为主的休克予血液制品输注,并积极控制出血和维持凝血功能。临床通常对足够液体复苏后仍存在低血压,或者输液还未开始的严重低血压患者,考虑应用血管活性药物与正性肌力药物。如多巴胺 5～20 μg/(kg·min);顽固的低血容量性休克选择肾上腺素或者去甲肾上腺素。在失血性休克时不论是液体复苏还是血管活性药物使用,在活动性出血仍存在时,建议将动脉压或者 MAP 维持在正常低值。

2. 脓毒症休克

(1) 液体复苏：首剂等渗晶体液（常用 0.9% 氯化钠）20 mL/kg（如超重患儿，按理想体重计算），5~10 min 静脉输注。随即评估体循环灌注改善情况（意识、心率、脉搏、CRT、尿量、血压等）及心功能情况（两肺细湿啰音、奔马律、颈静脉怒张、肝脏肿大）。若循环灌注改善不明显，再予第二、第三次液体，可按 10~20 mL/kg，并适当减慢输注速度，1 h 内液体总量可达 40~60 mL/kg。如存在毛细血管渗漏或低蛋白血症可给予等量 5% 白蛋白。

(2) 血管活性药物：脓毒症休克首选去甲肾上腺素 0.05~2 μg/(kg·min)，依据血流动力学，高排低阻首选去甲肾上腺素，低排高阻首选肾上腺素，小剂量 0.05~0.3 μg/(kg·min)，大剂量 0.3~2 μg/(kg·min)。对于合并脓毒性心肌损害心肌抑制，可加用多巴酚丁胺 5~20 μg/(kg·min)，注意监测血压。其他多巴胺用于血容量足够和心脏节律稳定的组织低灌注和低血压患儿，中剂量 5~9 μg/(kg·min) 增加心肌收缩力，用于心排血量降低者；大剂量 10~20 μg/(kg·min) 使血管收缩血压增加，用于休克失代偿期。

(3) 积极抗感染治疗：1 h 内广覆盖经验性用药，监测感染及病原学指标。

(4) 肾上腺皮质激素：对液体复苏无效、儿茶酚胺（肾上腺素或去甲肾上腺素）抵抗型休克，可用氢化可的松，应急剂量 50 mg/(m^2·d)，维持剂量 3~5 mg/(kg·d)，或者甲泼尼龙 1~2 mg/(kg·d)，分 2~3 次给予。

(5) 维持内环境稳定：血糖控制目标值≤10 mmol/L，若血细胞比容(HCT)<30%伴血流动力学不稳定，予少浆血维持 HB 100 g/L 以上，当休克及低氧血症纠正 HB>70 g/L 即可。

(6) 对于超难治性脓毒症休克，可考虑体外膜氧合器(ECMO)支持治疗。

3. 过敏性休克

(1) 患儿斜卧，双脚抬高，确保气道开放，给氧。出现威胁生命的气道阻塞，立即气管插管。

(2) 肾上腺素 1:1 000(0.01 mg/kg)，0.01 mL/kg 肌内注射，如果需要可重复 1 次/15 min。

(3) 低血压或对起始的肾上腺素剂量无反应，静脉给予 1:10 000 肾上腺素 0.01 mg/kg，静脉给予生理盐水 20 mL/kg；如果低血压持续存在，予肾上腺素 0.1~2 μg/(kg·d)或多巴胺 2~10 μg/(kg·d)维持。

(4) 甲基泼尼松龙 1~2 mg/kg 静脉注射，4 h 一次；或泼尼松 1~2 mg/kg 口服。

(5) 沙丁胺醇扩张支气管，吸入肾上腺素治疗喘鸣。

（6）监测生命指征，因有些患儿呈双向性表现形式，因此观察患儿至少 8～12 h，如为严重反应或有哮喘病史，观察≥24 h。

4. **梗阻性休克** 急性心脏压塞急诊心包穿刺引流，张力性气胸及大量胸腔积液立即予胸腔穿刺解除梗阻，必要时应尽快行急诊外科手术。对于纵隔占位紧急情况予急诊外科手术。

5. **心源性休克** 包括病因治疗、稳定血流动力学、保护重要脏器功能、维持内环境稳定、改善心肌代谢和综合支持治疗。快速心律失常包括心房颤动、心房扑动和室性心律失常，推荐紧急直流电复律，首剂 0.5～1 J/kg，第二剂翻倍，最大剂量 2 J/kg。若无法复律，则用药物减慢心室率。对于短时间内不能恢复的严重心动过缓伴心源性休克，需临时起搏治疗。结构异常：对严重心脏瓣膜病变相关的，外科置换/成形术是经典的瓣膜修复方法，对于严重梗阻性肥厚心肌病，必须解决左心室流出道梗阻，建议尽快进行室间隔切除或室间隔消融手术。对于暴发性心肌炎可能采取"以生命支持为依托的综合救治方案"，尽早给予循环支持治疗，包括心室辅助装置及 ECMO 支持。

第六节 儿童意外伤害

儿童意外伤害是指突然发生的事件造成的儿童损伤，包括各种物理、化学和生物因素，是导致儿童死亡和残疾的主要原因。在国际疾病分类（ICD-10）中，儿童意外伤害被单独划分为一类，包括交通伤、跌落、烧烫伤、锐器伤、碰击伤、砸伤、挤压伤、爆炸伤、咬伤、触电、中毒、异物伤、环境因素引起的伤害、溺水 14 种意外伤害。在中国，意外伤害是威胁 0～14 岁儿童健康成长的首要因素。儿童意外伤害已不仅仅是一个医疗问题，更是一个社会问题。

儿童意外伤害的种类包括致死性伤害和非致死性伤害。致死性伤害是指伤害事件导致的死亡，是儿童总死亡的第一位原因，我国调查显示死因前两位为溺水和道路交通伤害。非致死性伤害，是指伤害造成了就医或误学 1 日及以上（学龄前儿童，影响日常生活如吃饭、穿衣、洗澡、上厕所或移动物体 1 日及以上）。绝大多数国家非致死性伤害的首要原因是跌落伤，其他重要原因有动物咬伤与道路交通伤害等。伤害残疾是指由于伤害导致人体解剖结构及生能异常和（或）丧失，从而导致部分或全部丧失正常人的生活、工作或学习能力和社会职能。儿童伤害致残原因构成前两位为跌落伤和道路交通伤害。

儿童意外伤害已成为一个重要的全球公共卫生及发展问题，是 1 岁以上儿童的主要致死原因,全球每日有2 000多名儿童死于各种意外伤害,以及数百万的儿童因为意外伤害住院甚至残疾,其中95%的儿童意外伤害发生在发展中国家。在我国,每年大约有71 000名儿童死于意外伤害,占死亡原因的26%。

儿童意外伤害是多种因素相互作用的结果。其中导致儿童意外的因素主要可归纳为4类:儿童本身因素、家庭因素、环境因素和病原因素。病原因素主要指的是引起意外伤害的物体,如有毒的物品、刀、枪、水电等。儿童意外伤害与年龄有关,1岁以下儿童的主要意外伤害是窒息,1~3岁儿童的意外伤害以跌倒、窒息、烧烫伤以及中毒为主,3~14岁儿童则以跌倒、交通意外为主。

1. 气道异物　支气管异物是指患者在呛咳情况下误将外界物质如食物、塑料、金属等物质吸入支气管内。是儿童常见的意外急症,也是3岁以下儿童常见的死亡原因。因儿童的气管、支气管管径较小,误吸入的异物相对较大,容易造成异物滞留在气管、主支气管内,导致缺氧、呼吸窘迫,甚至窒息、死亡。临床表现为:有明确或可疑的异物吸入史以及呼吸道梗阻表现;较剧烈的咳嗽、憋气、呼吸不畅甚至严重呼吸困难;呼吸时可见较明显的三凹征,肺部听诊可闻及喘鸣音,单侧或双侧呼吸音明显减弱,继发肺部感染时可闻及湿啰音;X线胸透检查有纵隔摆动、阻塞性肺气肿、心影反常大小。

支气管镜检查是诊断和取出支气管异物的主要手段,经纤维支气管镜取异物成功率达到98%。支气管异物开胸指征有:① 支气管镜不能取出。② 支气管镜取异物时不能取出且出血量多,转开胸手术。③ 对支气管异物所致的慢性肉芽肿、肺不张、肺部肿块,以及异物病史不明,疑为支气管肺肿瘤者,应首先考虑开胸手术探查,既可去除异物,又可以除去支气管、肺及胸膜并发症病灶。

2. 溺水　淹溺是1~14岁年龄段儿童伤害的第一位死亡原因,淹溺后可引起窒息缺氧,导致呼吸、心跳停止而死亡。淹溺的主要危险因素包括不安全的环境、不安全的行为、不适当的监管、不足够的重视等。淹溺获救时间不同,预后完全不同,获救时间越早,心肺复苏越快,预后就越好,反之则差。从发生淹溺至临床死亡一般只需5~6 min,心搏骤停>10 min几乎没有复苏成功的可能,因此现场救治争分夺秒。患儿自水中救起,根据2015 CPR指南胸外心脏按压-气道开放-人工呼吸(C-A-B)救治,冷天注意低温处置,争取及早高级生命支持如气管插管,有心室纤颤时使用自动体外除颤器(AED)除颤,并在送往医院的路上CPR一直持续不能中断。

3. 外伤　创伤是当今全球儿童死亡和致残的最常见原因。创伤初次评估的顺序,即气道(A)、呼吸(B)、循环(C)、失能(D)和充分暴露(E)。

(1) 气道评估(A):迅速判定气道是否通畅,口腔或咽部是否存在异物,以及是否有可能导致气道不稳定的面部、下颌、喉部等部位骨折。维持气道通畅：① 抬起或前推下颌。② 吸除分泌物。③ 借助口咽或鼻咽气道,完成球囊面罩通气,或作为气管内插管前的临时措施(怀疑颅底或筛板骨折时禁用鼻咽气道)。④ 气管插管。⑤ 使用喉罩气道,适用于气管内插管失败或预计为困难气道时。⑥ 环甲膜穿刺或气管切开术。对创伤患者进行气道评估和管理的特殊之处是必须注意保护颈椎。

(2) 呼吸评估(B)：通过对颈部和胸部的视诊、触诊、叩诊和听诊,判断有无危及生命的胸部创伤,提示存在危及生命的创伤的主要表现包括气管偏移、胸壁运动异常、辅助呼吸肌的参与、胸部或颈部的挫伤或撕裂伤。常见危及生命的损伤及其相应的体征包括,① 张力性气胸,表现为气管偏移、胸部过清音、单侧呼吸音降低或消失。② 连枷胸,表现为胸廓不对称性升高或降低,呼吸时胸廓矛盾运动。③ 胸壁大面积缺损,可能导致开放性气胸。④ 大量血胸,表现为单侧呼吸音降低,叩诊呈浊音或实音。处理：给予高浓度氧,张力性气胸或大量血气胸胸腔穿刺或放置引流管,急诊外科干预。

(3) 循环评估(C)：对于体温低、心动过速的创伤患者应考虑休克的可能性。休克的其他征象包括脉压<20 mmHg、毛细血管再充盈时间延长、皮肤花纹、肢体冰冷、意识障碍及对疼痛反应迟钝。血红蛋白和血压不是早期判断失血量和儿童失血性休克的可靠指标。休克的紧急治疗包括控制出血、建立血管通路和液体复苏、输血、使用血管活性药物恢复血流动力学稳定。

(4) 失能评估(D)：快速神经系统评估包括 GCS 确定意识水平,总分≤8 的创伤患者需要快速复苏治疗;瞳孔反应和脑干反射(如咽反射)不对称或固定且散大的瞳孔,提示脑疝形成,需要采取积极的措施降低颅内压。

(5) 充分暴露(E)：有助于对多发性损伤的快速判定和治疗,可在保持患者颈椎固定的情况下,将患者进行侧滚,以充分评估背部有无侧腰或脊柱损伤。

(缪惠洁,崔云)

第十三章

儿童常见病的中医治疗

第一节 传 染 病

一、水痘

水痘是由外感时行邪毒引起的急性发疹性时行疾病。以发热,皮肤黏膜分批出现丘疹、疱疹、结痂为主要特征。本病一年四季都有发生,但多见于冬、春两季。任何年龄都可发病,多见于6个月以上的婴幼儿及学龄前儿童。本病传染性强,容易造成流行。预后一般良好,患病后大多可获终身免疫。

(一)病因病机

病因为时行邪毒。病位在肺、脾。在发病过程中会先后出现邪伤肺卫、毒炽气营;严重者出现邪毒闭肺、毒陷心肝等病机变化。

(二)临床诊断

1. 发病 起病2~3周前有水痘接触史。

2. 临床表现 初起有发热、流涕、咳嗽、不思饮食等症,发热大多不高,发热1~2日内,头面、发际及全身其他部位出现红色斑丘疹,以躯干部位较多,四肢部位较少。疹点出现后,很快变为疱疹,呈椭圆形,大小不一,内含水液,周围红晕,疱壁薄易破,常伴瘙痒,继则结成痂盖脱落,不留瘢痕。

3. 皮疹 分批出现,在同一时期,丘疹、疱疹、干痂并见。

4. 实验室检查 外周血白细胞总数正常或偏低。刮取新鲜疱疹基底物,用瑞氏染色检查可找到多核巨细胞和核内包涵体。

(三)辨证论治

1. 辨证要点 在于辨别轻证和重证。轻者痘形小而稀疏,色红润,疱内浆液清亮,或伴有轻度发热、咳嗽、流涕等症状;重者痘形大而稠密,色赤紫,疱浆较混,伴有高热、烦躁等症状。

2. 治疗原则　清热解毒利湿。

3. 分证论治

(1) 邪伤肺卫

证候：发热轻微，或无发热，鼻塞流涕，伴有喷嚏及咳嗽，1～2日皮肤出疹，疹色红润，疱浆清亮，根盘红晕不明显，点粒稀疏，此起彼伏，以躯干为多，舌苔薄白，脉浮数。

治法：疏风清热，利湿解毒。

方药：银翘散加减。常用金银花、连翘、淡竹叶、薄荷、牛蒡子、桔梗、甘草等药。

(2) 毒炽气营

证候：壮热不退，烦躁不安，口渴欲饮，面红目赤，水痘分布较密，根盘红晕显著，疹色紫暗，疱浆混浊，大便干结，小便黄赤，舌红或绛，苔黄糙而干，脉洪数。

治法：清热凉营，解毒渗湿。

方药：清胃解毒汤加减。常用升麻、石膏、黄芩、黄连、丹皮、生地黄、紫草、山栀子、木通等药。

水痘发病过程中，如出现高热、咳嗽、气喘、鼻煽、发绀等症，此为邪毒闭肺之变证，治当清热解毒，开肺化痰，可予麻杏石甘汤加减；若见壮热不退，神志模糊，口渴烦躁，甚则昏迷、抽搐等症，此为邪毒内陷心肝之变证，治当凉血泻火，熄风开窍，予清瘟败毒饮加减，并吞服紫雪丹或安宫牛黄丸。

(四) 其他疗法

1. 中成药

(1) 板蓝根冲剂，每次1包，每日2～3次。用于邪伤肺卫证。

(2) 清开灵颗粒，每次1包，每日2～3次。用于毒炽气营证。

2. 外治法

(1) 苦参、芒硝各30 g，浮萍15 g，煎水外洗，每日2次。用于水痘皮疹较密，瘙痒明显者。

(2) 青黛30 g，煅石膏50 g，滑石50 g，黄柏15 g，冰片10 g，黄连10 g，共研细末，和匀，拌油适量，调擦患处。每日1次，用于疱疹破溃者。

3. 针刺疗法　取手三里、合谷、外关，中等刺激。发热者，加曲池、大椎；睾丸胀痛者，加太冲、曲泉。灸法可取灯火灸，取穴角孙或阿是穴。

二、痄腮

痄腮是因感受风温邪毒，壅阻少阳经脉引起的时行疾病。以发热、耳下腮部漫肿疼痛为临床主要特征。西医学称为流行性腮腺炎。本病一年四季都可发生，冬春易于流行。多发生于3岁以上儿童，2岁以下婴幼儿少见。本病一般预后良好。

少数儿童由于病情严重,可出现昏迷、惊厥变证,年长儿如发生本病,可见少腹疼痛、睾丸肿痛等症。

(一)病因病机

痄腮病因为感受风温邪毒,主要病机为邪毒壅阻少阳经脉,与气血相搏,凝滞耳下腮部。风温邪毒从口鼻肌表而入,侵犯足少阳胆经。胆经起于眼外眦,经耳前、耳后下行于身之两侧,终止于两足第四趾端。少阳受邪,毒热循经上攻腮颊,与气血相搏,气滞血瘀,运行不畅,凝滞腮颊,故局部漫肿、疼痛。足少阳胆经与足厥阴肝经互为表里,热毒炽盛,正气不支,邪陷厥阴,扰动肝风,蒙蔽心包,可出现高热不退、抽风、昏迷等症。足厥阴肝经循少腹络阴器,邪毒内传,引睾窜腹,则可伴有睾丸肿胀、疼痛或少腹疼痛。肝气乘脾,还可出现上腹疼痛、恶心呕吐等症。

(二)临床诊断

1. 发病　当地有腮腺炎流行,发病前2~3周有流行性腮腺炎接触史。

2. 临床表现　初病时可有发热,1~2日后,以耳垂为中心腮部漫肿,边缘不清,皮色不红,压之疼痛或有弹性,通常先发于一侧,继发于另一侧。口腔内颊黏膜腮腺管口可见红肿。

3. 腮腺肿胀　经4~5日开始消退,整个病程1~2周。

4. 并发症　常见并发症有睾丸炎、卵巢炎、胰腺炎等,也有并发脑膜炎者。

5. 实验室检查　周围血象白细胞总数正常或降低,淋巴细胞相对增多。尿、血淀粉酶增多。

(三)辨证论治

1. 辨证要点　痄腮的辨证要点主要是辨别轻证、重证。轻证不发热或发热不甚,腮肿不坚硬,属温毒在表;重证发热高,腮肿坚硬,胀痛拒按,属热毒在里。若出现高热不退,神识昏迷,反复抽风,或睾丸胀痛,少腹疼痛等并发症者,为变证。

2. 治疗原则　本病治疗着重于清热解毒,佐以软坚散结。初起温毒在表者,以疏风清热为主;若病情较重,热毒壅盛者,治宜清热解毒为主。腮肿硬结不散,治宜软坚散结,清热化痰。软坚散结只可用宣通之剂,以去其壅滞,不要过于攻伐,壅滞既去,则风散毒解,可达到消肿止痛的目的。对于病情严重,出现变证,如邪陷心肝,或毒窜睾腹,则按熄风开窍或清肝泻火等法治之。

3. 分证论治

(1)常证

1)邪犯少阳

证候:轻微发热恶寒,一侧或两侧耳下腮部漫肿疼痛,咀嚼不便,或伴头痛,咽痛,纳少,舌红,苔薄白或淡黄,脉浮数。

治法：疏风清热，散结消肿。

方药：银翘散加减。常用牛蒡子、荆芥、桔梗、甘草、连翘、金银花、蒲公英、夏枯草等药。

2）热毒壅盛

证候：高热不退，腮部肿胀疼痛，坚硬拒按，张口、咀嚼困难，烦躁不安，口渴引饮，或伴头痛、呕吐、咽部红肿，食欲不振，尿少黄赤，舌红苔黄，脉滑数。

治法：清热解毒，软坚散结。

方药：普济消毒饮加减。常用黄芩、黄连、连翘、板蓝根、升麻、柴胡、牛蒡子、桔梗、薄荷、陈皮、僵蚕、甘草等药。

(2) 变证

1）邪陷心肝

证候：高热不退，神昏，嗜睡，项强，反复抽风，腮部肿胀疼痛，坚硬拒按，头痛，呕吐，舌红，苔黄，脉洪数。

治法：清热解毒，熄风开窍。

方药：凉营清气汤加减。常用山栀子、黄连、连翘、水牛角、生地黄、丹皮、赤芍、竹叶、玄参、芦根、薄荷、生甘草等药。

2）毒窜睾腹

证候：病至后期，腮部肿胀渐消，一侧或两侧睾丸肿胀疼痛，或伴少腹疼痛，痛甚者拒按，舌红，苔黄，脉数。

治法：清肝泻火，活血止痛。

方药：龙胆泻肝汤加减。常用龙胆草、山栀子、黄芩、黄连、柴胡、川楝子、延胡索、荔枝核、桃仁、甘草等药。

(四) 其他疗法

1. 中成药

(1) 小柴胡冲剂，每次1包，每日2～3次。用于邪犯少阳证。

(2) 清开灵冲剂，每次1包，每日2～3次。用于热毒壅盛及邪陷心肝证。

2. 外治法

(1) 青黛散、紫金锭、如意金黄散，任选一种。以醋或水调匀后外敷患处，每日2次。适用于腮部肿痛。

(2) 鲜蒲公英、鲜马齿苋、鲜仙人掌（去刺），任选一种。捣烂外敷患处，每日2次。适用于腮部肿痛。

(3) 激光穴位照射疗法：用氦-氖激光穴位照射。主穴取少商、合谷、阿是穴（肿大的腮腺局部）。配穴取曲池、风池。每次4～8穴，每穴照射5～10 min，每日

1次,连用3~5日。

3. 针刺疗法　取翳风、颊车、合谷,泻法,强刺激。发热者,加曲池、大椎;睾丸胀痛者,加血海、三阴交。每日1次。

第二节　肺系疾病

一、感冒

感冒又称伤风,是小儿时期常见的外感性疾病之一,临床以发热、鼻塞流涕、喷嚏、咳嗽为特征。本病一年四季均可发,以冬春多见,在季节变换、气候骤变时发病率高。任何年龄小儿皆可发病,婴幼儿更为常见。小儿患感冒,因其生理、病理特点,易于出现夹痰、夹滞、夹惊的兼夹证。西医学将感冒分为普通感冒和流行性感冒,后者即相当于中医学的时行感冒。

(一)病因病机

小儿感冒的病因有外感因素和正虚因素。主要病因为感受外邪,以风邪为主,常兼杂寒、热、暑、湿、燥等,亦有感受时行疫毒所致。外邪侵犯人体,是否发病,还与正气之强弱有关,当小儿卫外功能减弱时遭遇外邪侵袭,则易于感邪发病。

感冒的病变脏腑在肺,可累及肝、脾;外邪经口鼻或皮毛侵犯肺卫。肺司呼吸,外合皮毛,主腠理开合,开窍于鼻。皮毛开合失司,卫阳被遏,故恶寒发热,头痛身痛。咽喉为肺之门户,外邪上受,可见鼻塞流涕,咽喉红肿;肺失清肃,则见喷嚏咳嗽。风为百病之长,风邪常兼夹寒、热、暑、湿等病因为患,病理演变上可见兼夹热邪的风热证、兼夹寒邪的风寒证及兼夹暑湿的湿困中焦等证。

(二)临床诊断

1. 发病　四时均有,多见于冬春,常因气候骤变而发病。

2. 临床表现　发热恶寒、鼻塞流涕、喷嚏等症为主,多兼咳嗽,可伴呕吐、腹泻,或发生高热惊厥。

3. 实验室检查　血白细胞总数正常或减少,中性粒细胞减少,淋巴细胞相对增多,单核细胞增加。

(三)辨证论治

1. 辨证要点　感冒辨证可从发病情况、全身及局部症状着手。冬春多风寒、风热及时行感冒,夏秋季节多暑邪感冒,发病呈流行性者为时行感冒。除常证外,辨证时还应结合辨别夹痰、夹滞、夹惊的兼证。

2. 治疗原则　感冒的基本治疗原则为疏风解表。根据不同证型分别治以辛温解表、辛凉解表、清暑解表、清热解毒。在解表的基础上，分别佐以化痰、消导、镇惊之法。因小儿为稚阴稚阳之体，发汗不宜太过，以免耗损津液。小儿感冒容易寒从热化，或热为寒闭，形成寒热夹杂之证，单用辛凉汗出不透，单用辛温恐助热化火，常取辛凉、辛温并用。体质虚弱者可采用扶正解表法。

3. 分证论治

(1) 主证

1) 风寒感冒

证候：恶寒发热，无汗，头痛，鼻塞流涕，喷嚏，咳嗽，喉痒，舌偏淡，苔薄白，脉浮紧。

治法：辛温解表。

方药：荆防败毒散合葱豉汤加减。常用葱白、苏叶、豆豉、荆芥、防风、杏仁、前胡、桔梗、甘草等药。

2) 风热感冒

证候：发热重，恶风，有汗或无汗，头痛，鼻塞流脓涕，喷嚏，咳嗽，痰黄黏，咽红或肿，口干而渴，舌质红，苔薄白或黄，脉浮数。

治法：辛凉解表。

方药：银翘散加减。常用金银花、连翘、薄荷、牛蒡子、桔梗、荆芥、豆豉、芦根、淡竹叶、甘草等药。

3) 暑邪感冒

证候：发热无汗，头痛鼻塞，身重困倦，咳嗽不剧，胸闷泛恶，食欲不振，或有呕吐泄泻，舌质红，苔黄腻，脉数。

治法：清暑解表。

方药：新加香薷饮加减。常用香薷、金银花、连翘、藿香、佩兰、厚朴、白豆蔻、扁豆花、甘草等药。

4) 时行感冒

证候：全身症状较重，高热、恶寒，无汗或汗出热不解，目赤咽红，肌肉酸痛，或有恶心呕吐，舌红苔黄，脉数。

治法：疏风清热解毒。

方药：银翘散合普济消毒饮加减。常用金银花、连翘、荆芥、羌活、山栀子、黄芩、板蓝根、贯众、蚤休、薄荷、甘草等药。

(2) 兼证

1) 夹痰

证候：感冒兼见咳嗽较剧，咳声重浊，喉中痰鸣，苔滑腻，脉浮数而滑。

治法：偏于风寒者，辛温解表，宣肺化痰；偏于风热者，辛凉解表，清肺化痰。

方药：在疏风解表的基础上，偏风寒，配用二陈汤加减，常用半夏、陈皮、白前、枳壳等药；偏于风热者，配用青黛、海蛤壳、浙贝母、瓜蒌皮等药。

2）夹滞

证候：感冒兼见脘腹胀满，不思饮食，呕吐酸腐，口气秽浊，大便酸臭，或腹痛泄泻，或大便秘结，舌苔垢腻，脉滑。

治法：解表兼以消食导滞。

方药：在疏风解表的基础上，佐用保和丸。常用山楂、鸡内金、麦芽、莱菔子、枳壳等药。

3）夹惊

证候：兼见惊惕啼叫，夜卧不安，磨牙，甚则惊厥抽搐，舌尖红，脉弦。

治法：解表清热，镇惊熄风。

方药：在疏风解表的基础上，可加用钩藤、蝉蜕、僵蚕等药。

（四）其他疗法

1. 中成药

（1）午时茶，每次1/2～1包，每日3次。用于风寒感冒夹滞。

（2）健儿清解液，婴儿每次服用4 mL，5岁以内8 mL，6岁以上酌加，每日3次。

（3）清开灵冲剂，每次1包，每日2～3次。用于时行感冒。

2. 推拿疗法　开天门、推坎宫、揉太阳各50次。流涕鼻塞者，黄蜂入洞50次；咳嗽者，清肺经200次，分推膻中、肺俞各50次；无汗恶寒者，拿风池5次；发热者，清天河水200次；夹惊者，清心经、肝经各100次；伴消化不良者，揉板门、中脘、天枢各100次。以上所列举的推拿次数，均可根据实际情况调整。

3. 针刺疗法　风寒感冒，针刺风池、合谷、大椎、风门等；风热感冒，针刺大椎、曲池、鱼际、外关、少商等。

二、咳嗽

咳嗽是小儿常见的一种肺系病证，相当于西医学所称气管炎、支气管炎。小儿咳嗽有外感和内伤之分，临床上小儿的外感咳嗽多于内伤咳嗽。

（一）病因病机

形成咳嗽的病因主要是感受外邪，以风邪为主，肺脾虚弱是其内因。病位主要在肺、脾。风为百病之长，常夹寒、夹热，而致临床有风寒、风热之区别。内伤病因主要是小儿脾虚生痰，或禀赋不足，素体虚弱，若外感咳嗽日久不愈，进一步耗伤气阴，发展为内伤咳嗽。

(二)临床诊断

1. **临床表现** 咳嗽为主要症状,多继发于感冒之后,常因气候变化而发生,好发于冬春季节。

2. **查体** 肺部听诊两肺呼吸音粗糙,或可闻及干啰音。

3. **X线检查** 胸片显示正常,或肺纹理增粗。

4. **实验室检查** 病毒感染者血白细胞总数正常或偏低,细菌感染者血白细胞总数及中性粒细胞增高。

(三)辨证论治

1. **辨证要点** 主要区别外感咳嗽、内伤咳嗽。外感咳嗽往往病程短,伴有表证,多属实证。内伤咳嗽发病多缓,病程较长,多兼有不同程度的里证,常呈由实转虚的证候变化。

2. **治疗原则** 咳嗽治疗应分清邪正虚实及外感内伤。外感咳嗽治宜疏散外邪,宣通肺气为主;内伤咳嗽则应辨明由何脏累及,随证立法;痰盛者予以清热化痰或燥湿化痰,后期以补为主,以润肺滋阴或健脾补肺为法。

3. **分证论治**

(1) 外感咳嗽

1) 风寒咳嗽

证候:咳嗽频作,咽痒声重,痰白清稀,鼻塞流涕,恶寒少汗,发热头痛,全身酸痛,舌苔薄白,脉浮紧,指纹浮红。

治法:疏风散寒,宣肺止咳。

方药:金沸草散加减。常用旋覆花(金沸草的花)、前胡、细辛、荆芥、半夏、茯苓、甘草等药。

2) 风热犯肺

证候:咳嗽不爽,痰黄黏稠,不易咯出,口渴咽痛,鼻流浊涕,伴有发热头痛,恶风,微汗出,舌质红,苔薄黄,脉浮数,指纹红紫。

治法:疏风解热,宣肺止咳。

方药:桑菊饮加减。常用桑叶、菊花、杏仁、连翘、薄荷、桔梗、芦根、甘草等药。

(2) 内伤咳嗽

1) 痰热咳嗽

证候:咳嗽痰黄,稠黏难咯,面赤唇红,发热口渴,烦躁不宁,尿少色黄,舌红苔黄腻,脉滑数,指纹色紫。

治法:清肺化痰止咳。

方药:清宁散加减。常用桑白皮、葶苈子、茯苓、栀子、车前子、苦杏仁等药。

2) 痰湿咳嗽

证候：咳嗽重浊，痰多壅盛，色白而稀，胸闷纳呆，神疲困倦，舌淡红，苔白腻，脉滑。

治法：燥湿化痰止咳。

方药：三拗汤合二陈汤加减。常用炙麻黄、杏仁、半夏、陈皮、茯苓、甘草等药。

3) 气虚咳嗽

证候：咳而无力，痰白清稀，面色苍白，气短懒言，语声低微，喜温畏寒，体虚多汗，舌质淡嫩，脉细无力。

治法：健脾补肺，益气化湿。

方药：六君子汤加味。常用党参、白术、茯苓、陈皮、半夏、甘草等药。

4) 阴虚咳嗽

证候：干咳无痰，或痰少而黏，不易咯出，口渴咽干，喉痒声嘶，手足心热，或咳嗽带血，午后潮热，舌红少苔，脉细数。

治法：养阴润肺，兼清余热。

方药：沙参麦冬汤加减。常用沙参、麦冬、玉竹、扁豆、桑叶、天花粉、甘草等药。

(四) 其他疗法

1. 中成药

(1) 蛇胆川贝液，每次 10 mL，每日 2～3 次。用于风热咳嗽、痰热咳嗽。

(2) 急支糖浆，每次 5～10 mL，每日 2～3 次。用于风热咳嗽。

(3) 橘红痰咳液，每次 10 mL，每日 2～3 次。用于痰湿咳嗽。

2. 推拿疗法　清肺经 200 次，运内八卦，揉推膻中、揉擦肺俞各 100 次。风寒者，加开天门、推坎宫、揉太阳各 200 次，推三关、揉外劳宫、揉掌小横纹各 100 次；风热者，加清天河水、开天门、推坎宫、揉太阳 200 次；痰多者，按揉天突、丰隆；虚证者，改清为补肺经、补脾经，按揉足三里。

3. 针刺疗法　主穴包括大椎、天突、合谷。风寒咳嗽者，加风池、尺泽、风门、大杼；风热咳嗽者，加曲池、外关；痰浊内生者，加丰隆、阴陵泉；气虚者，加气海、足三里；阴虚者，加复溜、太渊、尺泽、内庭，膈姜灸肺俞。

三、肺炎喘嗽

肺炎喘嗽是小儿时期常见的肺系疾病之一，以发热、咳嗽、痰壅、气急、鼻煽为主要症状，重者有张口抬肩、呼吸困难、面色苍白、口唇青紫等症。本病包括西医学所称支气管肺炎、间质性肺炎、大叶性肺炎等。

(一) 病因病机

引起肺炎喘嗽的病因主要有外因和内因两大类。外因主要是感受风邪，其中以风热为多见；内因主要责之于正气亏虚。肺炎喘嗽的病变主要在肺。

（二）临床诊断

1. 临床表现　发病较急，轻证仅有发热咳嗽，喉间痰鸣，重证则呼吸急促，鼻翼煽动。病情严重时，常见痰壅气逆，喘促不安，烦躁不宁，面色苍白，唇口青紫发绀。新生儿患本病，常见不乳、神萎、口吐白沫，可无上述典型证候。

2. 查体　肺部听诊可闻及细湿啰音，如病灶融合，可闻及管状呼吸音。

3. X线检查　见肺纹理增多、紊乱，肺部透亮度降低或增强，可见小片状、斑片状阴影，也可出现不均匀的大片状阴影。

4. 实验室检查　细菌引起的肺炎，白细胞总数较高，中性粒细胞增多，若由病毒引起，白细胞总数减少，稍增或正常。

（三）辨证论治

1. 辨证要点　肺炎喘嗽病初与感冒相似，均为表证，但肺炎喘嗽表证时间短暂，很快入里化热，主要特点为咳嗽、气喘。痰阻肺闭时应辨清热重、痰重。若高热炽盛，喘憋严重，呼吸困难，为毒热闭肺。若正虚邪盛出现心阳虚衰，热陷厥阴，为邪毒炽盛，正气不支的危重变证。

2. 治疗原则　本病治疗以宣肺平喘，清热化痰为主。

3. 分证论治

（1）常证

1）风寒闭肺

证候：恶寒发热，无汗不渴，咳嗽气急，痰稀色白，舌淡红，苔薄白，脉浮紧。

治法：辛温开肺，化痰止咳。

方药：三拗汤合葱豉汤。常用炙麻黄、杏仁、葱白、豆豉、甘草等药。

2）风热闭肺

证候：发热恶风，微有汗出，口渴欲饮，咳嗽，痰稠色黄，呼吸急促，咽红，舌尖红，苔薄黄，脉浮数。

治法：辛凉宣肺，清热化痰。

方药：银翘散合麻杏石甘汤加减。常用金银花、连翘、薄荷、淡豆豉、淡竹叶、芦根、炙麻黄、苦杏仁、生石膏、甘草等药。

3）痰热闭肺

证候：壮热烦躁，喉间痰鸣，痰稠色黄，气促喘憋，鼻翼煽动，或口唇青紫，舌红，苔黄腻，脉滑数。

治法：清热宣肺，涤痰定喘。

方药：麻杏石甘汤合葶苈大枣泻肺汤。常用炙麻黄、生石膏、苦杏仁、葶苈子、甘草等药。

4) 痰浊闭肺

证候：咳嗽气喘，喉间痰鸣，咯吐痰涎，胸闷气促，食欲不振，舌淡，苔白腻，脉滑。

治法：温肺平喘，涤痰开闭。

方药：二陈汤合三子养亲汤。常用半夏、陈皮、茯苓、炙苏子、莱菔子、炒白芥子、甘草等药。

5) 阴虚肺热

证候：低热不退，面色潮红，干咳无痰，舌质红而干，苔光剥，脉数。

治法：养阴清肺，润肺止咳。

方药：沙参麦冬汤加减。常用沙参、麦冬、玉竹、桑叶、天花粉、白扁豆、百合、白前、前胡、甘草等药。

6) 肺脾气虚

证候：病程迁延，低热起伏，气短多汗，咳嗽无力，纳差，便溏，面色苍白，神疲乏力，四肢欠温，舌质偏淡，苔薄白，脉细无力。

治法：健脾益气，肃肺化痰。

方药：人参五味子汤加减。常用党参、白术、茯苓、五味子、麦冬、甘草等药。

(2) 变证

1) 心阳虚衰

证候：突然面色苍白，发绀，呼吸困难加剧，汗出不温，四肢厥冷，神萎淡漠或烦躁不宁，右胁下肝脏增大，质坚，舌淡紫，苔薄白，脉微弱虚数。

治法：温补心阳，救逆固脱。

方药：参附龙牡救逆汤加减。常用党参、制附子、煅龙骨、煅牡蛎、白芍、甘草等药。

2) 内陷厥阴

证候：壮热神昏，烦躁谵语，四肢抽搐，口噤项强，两目上视，咳嗽气促，痰声辘辘，舌质红绛，指纹青紫，达命关，或透关射甲，脉弦数。

治法：平肝熄风，清心开窍。

方药：羚角钩藤汤合牛黄清心丸加减。常用羚羊角、桑叶、川贝母、生地黄、钩藤、野菊花、竹茹、白芍、牛黄、黄连、黄芩、山栀子、甘草等药。

(四) 其他疗法

1. 中成药

(1) 双黄连口服液，每次 3~10 mL，每日 2~3 次。用于风热闭肺证。

(2) 小儿肺热咳喘口服液，每次 5~10 mL，每日 2~3 次。用于痰热蕴肺证。

2. 拔罐疗法 取穴肩胛双侧下部,用拔罐法,每次5~10 min,每日1次,5日为1个疗程。用于肺炎后期啰音不消失者。

3. 推拿疗法 清天河水200次,揉天突、搓摩胁肋各300次。推揉定喘、揉擦肺俞各200次,清肺经、推小横纹各100次。

4. 针刺疗法 主穴取尺泽、孔最、列缺、合谷、肺俞、足三里。痰热闭肺,加少商、丰隆、曲池、中脘;阳气虚脱,加气海、关元、百会。

四、哮喘

哮喘是小儿时期的常见肺系疾病,以发作性喉间哮鸣,气促,呼气延长为特征,包括西医学的喘息性支气管炎、支气管哮喘等。

(一)病因病机

哮喘的发病原因既有内因,又有外因。内因责之于痰饮内伏,与肺、脾、肾三脏有关,外因主要为感受外邪,接触异气。

(二)临床诊断

1. 发病 常突然发病,发作之前多有喷嚏、咳嗽等先兆症状。

2. 临床表现 发作时不能平卧,烦躁不安,气急,气喘。有诱发因素,如气候转变、受凉受热或接触某些过敏物质。可有婴儿期湿疹史或家族哮喘史。

3. 肺部听诊 两肺满布哮鸣音,呼气延长。哮喘如有继发感染或为哮喘性支气管炎,可闻及粗大湿啰音。

4. 实验室检查 白细胞总数正常,嗜酸性粒细胞可增高;伴肺部细菌感染时,白细胞总数及中性粒细胞可增高。

(三)辨证论治

1. 辨证要点 哮喘临床分为发作期与缓解期。发作期分为寒性哮喘与热性哮喘。咳喘痰黄,身热面赤,口干舌红为热性哮喘;咳喘畏寒,痰多清稀,舌苔白滑为寒性哮喘。缓解期以肺、脾、肾三脏不足之正虚为主。

2. 治疗原则 发作期当攻邪以治其标,辨寒热虚实、寒热夹杂,分别随证施治。缓解期治以扶正,调其脏腑功能。

3. 分证论治

(1)发作期

1)寒性哮喘

证候:咳嗽气喘,喉间有痰鸣音,痰多白沫,形寒肢冷,鼻流清涕,面色淡白,恶寒无汗,舌淡红,苔白滑,脉浮滑。

治法:温肺散寒,化痰定喘。

方药：小青龙汤合三子养亲汤加减。常用炙麻黄、桂枝、细辛、干姜、炒白芥子、苏子、莱菔子、白芍、五味子等药。

2) 热性哮喘

证候：咳嗽哮喘，声高息涌，咯痰稠黄，喉间哮吼痰鸣，胸膈满闷，身热，面赤，口干，咽红，尿黄便秘，舌质红，苔黄腻，脉滑数。

治法：清肺化痰，止咳平喘。

方药：麻杏石甘汤加味。常用炙麻黄、生石膏、杏仁、葶苈子、桑白皮、苏子、生甘草等药。

3) 外寒内热

证候：恶寒发热，鼻塞喷嚏，流清涕，咯痰黏稠色黄，口渴引饮，大便干结，舌红，苔薄白，脉滑数。

治法：解表清里，定喘止咳。

方药：大青龙汤加减。常用炙麻黄、桂枝、生姜、生石膏、生甘草、白芍、五味子等药。

(2) 缓解期

1) 肺脾气虚

证候：气短多汗，咳嗽无力，常见感冒，神疲乏力，形瘦纳差，面色苍白，便溏，舌淡，苔薄白，脉细软。

治法：健脾益气，补肺固表。

方药：人参五味子汤合玉屏风散加减。常用党参、五味子、茯苓、白术、黄芪、防风、百部、橘红、甘草等药。

2) 脾肾阳虚

证候：动则气短心悸，面色苍白，形寒肢冷，脚软无力，腹胀纳差，大便溏薄，舌淡，苔薄白，脉细弱。

治法：健脾温肾，固摄纳气。

方药：金匮肾气丸加减。常用制附子、肉桂、山茱萸、熟地黄、淮山药、茯苓、胡桃肉、五味子、白果、甘草等药。

3) 肺肾阴虚

证候：面色潮红，咳嗽时作，甚而咯血，夜间盗汗，消瘦气短，手足心热，夜尿多，舌红，苔花剥，脉细数。

治法：养阴清热，补益肺肾。

方药：麦味地黄丸加减。常用麦门冬、百合、五味子、熟地黄、枸杞子、山药、丹皮、甘草等药。

(四)其他疗法

1. 中成药

(1) 小青龙汤口服液,每次 1 支,每日 2 次。用于寒性哮喘。

(2) 咳喘宁口服液,每次 1 支,每日 2 次。用于热性哮喘。

2. 外治法　取白芥子、细辛、甘遂等中药按一定比例加工粉碎,用生姜汁调制成干湿适中的稠糊状,做成直径为 2~3 cm、厚度为 0.5 cm 左右的药饼,敷在患者双侧定喘、肺俞、膏肓、大椎等穴位上,每次 2~3 h,每周治疗 1~2 次,共治疗 3~6 次。

3. 推拿疗法　揉天突、搓摩胁肋各 300 次。推揉定喘、揉擦肺俞各 200 次,清肺经、推小横纹各 100 次。风寒袭肺,推揉膻中、运内八卦各 100 次,推三关、揉外劳宫各 100 次;风热犯肺,揉丰隆 100 次,推揉膻中 100 次,揉内劳宫、清天河水 100 次;肺脾气虚,补脾经、推三关、揉脾俞、补肺经、揉肺俞、揉足三里各 300 次;脾肾阳虚,补脾经、补肾经、揉脾俞、揉肾俞各 300 次,揉命门、摩揉丹田各 200 次;肺脾阴虚,补肺经、补脾经、揉脾俞各 300 次,揉二马、清天河水、揉三阴交各 200 次。

4. 针刺疗法　发作期,取定喘、天突、内关。咳嗽痰多者,加膻中、丰隆。缓解期,取大椎、肺俞、足三里、肾俞、关元、脾俞。每次取 3~4 穴,轻刺加灸,隔日 1 次。在好发季节前作预防性治疗。

第三节　脾系疾病

一、鹅口疮

鹅口疮是以口腔白屑为特征的一种常见疾病,本病西医学亦称为鹅口疮,由白念珠菌感染所致。

(一)病因病机

本病以胎热内蕴,口腔不洁,感染秽毒之邪为主要病因。

(二)临床诊断

1. 发病　多见于新生儿、久病体弱儿,或长期使用抗生素者。

2. 临床表现　舌上、颊内、牙龈,或唇内、上腭散布白屑,可融合成片。重者可向咽喉等处蔓延,影响吮乳及呼吸。

3. 实验室检查　取白屑少许涂片镜检,可见真菌的菌丝及孢子。

(三) 辨证论治

1. 辨证要点

(1) 辨轻重：轻者除口腔舌上出现白屑外,并无其他症状;重者白屑可蔓延至鼻腔、咽喉、食管,甚至白屑叠叠,壅塞气道,妨碍吮乳,啼哭不止。若见脸色苍白或发灰,呼吸急促,哭声不出者,为危重证候。

(2) 辨虚实：凡病程短,口腔白屑堆积,周围红,烦躁多啼,便干尿黄,舌红者,多属心脾积热之实证。病程长,口腔白屑散在,周围不红,形瘦颧红,手足心热,舌光红少苔者,多属虚火上浮之虚证。

2. 治疗原则　本病可分为实火(心脾积热)与虚火(虚火上浮)两证,前者治以清热泻火解毒,后者治以滋阴潜阳降火。

3. 分证论治

(1) 心脾积热

证候：口腔舌上白屑堆积,周围红较甚,面赤唇红,烦躁不宁,吮乳啼哭,或伴发热,口干或渴,大便秘结,小便短黄,舌质红,脉滑数,或指纹紫滞。

治法：清泄心脾积热。

方药：清热泻脾散加减。常用黄连、连翘、栀子、黄芩、生石膏、生地黄、茯苓、灯心草、甘草等药。

(2) 虚火上浮

证候：口腔舌上白屑稀散,周围红晕不著,形体怯弱,面白颧红,手足心热,口干不渴,或大便溏,舌嫩红,苔少,脉细数无力,或指纹淡紫。

治法：滋肾养阴降火。

方药：知柏地黄丸加减。常用生地黄、熟地黄、山茱萸、山药、茯苓、泽泻、丹皮、知母、黄柏、牛膝、焦山楂、甘草等药。

(四) 其他疗法

1. 中成药

(1) 王氏保赤丸,6个月以内婴儿每次5丸,6个月至2周岁,每超过1个月加1丸,2～7岁每超过半岁加5丸,7～14岁每次服60丸,轻证每日1次,重证每日2次。用于心脾积热证。

(2) 知柏地黄丸,每次2～3 g,每日3次。用于虚火上浮证。

2. 外治法

(1) 冰硼散、锡类散、西瓜霜喷剂,任选一种搽口腔患处。

(2) 金银花10 g,黄连2 g,生甘草5 g,煎汤,每日拭口3～5次。用于心脾积热证。

（3）吴茱萸 15 g，胡黄连 6 g，大黄 6 g，上药共研细末，用醋调成稠糊，做成饼状，敷贴两足心涌泉穴，每日换药 1 次，可连用 3～5 日。用于各种证型。

二、口疮

口疮是指以口腔内黏膜、舌、唇、齿龈、上腭等处发生溃疡为特征的一种小儿常见的口腔疾患。本病相当于西医学口炎。任何年龄均可发生，以 2～4 岁的小儿多见；一年四季均可发病。可单独发生，也常伴发于其他疾病之中。小儿口疮一般预后良好；若失治、误治，体质虚弱，可导致重证，或反复发作，迁延难愈。

（一）病因病机

病因为外感风热或饮食不节或久病体虚；主要病位在脾与心，虚证常涉及肾。外感风热之邪，内乘于脾胃，脾开窍于口，胃络于齿龈，风热毒邪侵袭，引动脾胃内热，上攻于口，使口腔黏膜破溃，发为口疮；或因恣食肥甘厚腻，蕴积生热，或喜吃煎炒炙，内火偏盛，邪热内积心脾，循经上炎口腔，发为口疮；因小儿"肾常虚"，若久患热病，或久泻不止，津液亏耗，肾阴不足，水不制火，虚火上浮，熏灼口舌，发生口疮。

（二）临床诊断

1. 发病　多与发热疾患或饮食失调有关。

2. 临床表现　齿龈、舌体、两颊、上颚等处出现黄白色溃疡点，大小不等，甚至满口糜烂，疼痛流涎。外感引起者，初起有时可见口腔疱疹，继则破溃成溃疡，常伴发热，颌下淋巴结肿大。

3. 实验室检查　可见白细胞总数及中性粒细胞增高，或正常。

（三）辨证论治

1. 辨证要点

（1）辨轻重：口疮轻者仅见口腔出现溃疡点，妨碍哺乳进食，饮食时可因疼痛出现哭闹。重者发热、烦躁、啼哭不安，或见呕吐、腹泻等症。

（2）辨虚实：凡起病急，病程短，口腔溃烂及疼痛较重，局部有灼热感，或伴发热、尿黄便干者，多属实证。以心火偏盛为主者，舌体溃疡较多。以脾胃积热为主者，口颊黏膜、上腭、齿龈、口唇等处溃疡较多。起病缓，病程长，口腔溃烂及疼痛较轻，兼有神疲、颧红者，多为虚证，病变脏腑以肾为主。

2. 治疗原则　实证治宜清热解毒，泻心脾之火；虚证治宜滋阴降火，引火归原。均应配合外治疗法。

3. 分证论治

（1）风热乘脾

证候：以口颊、上腭、齿龈、口角溃疡为主，甚则满口糜烂，或为疱疹转为溃疡，周围掀红疼痛拒食,烦躁不安,口臭,涎多,小便短黄,大便秘结,或伴发热,咽红,舌红,苔薄黄,脉浮数。

治法:疏风清热解毒。

方药:凉膈散加减。常用黄芩、金银花、连翘、栀子、大黄、淡竹叶、薄荷、甘草等药。

(2) 心火上炎

证候:舌上、舌边溃疡较多,色红疼痛,心烦不安,口干欲饮,小便短黄,舌尖红,苔薄。

治法:清心泻火。

方药:泻心导赤汤加减。常用黄连、生地黄、淡竹叶、木通、甘草等药。

(3) 虚火上浮

证候:口舌溃疡或糜烂,稀散色淡,不甚疼痛,反复发作或迁延难愈,神疲颧红,口干不渴,舌红,苔少或花剥,脉细数。

治法:滋阴降火。

方药:知柏地黄汤加减。常用生地黄、知母、黄柏、山茱萸、山药、茯苓、泽泻、牡丹皮、牛膝、甘草等药。

(四) 其他疗法

中成药

(1) 牛黄解毒片,每次1~2片,每日3次。用于风热乘脾证。

(2) 知柏地黄丸,每次3g,每日3次。用于虚火上浮证。

三、泄泻

泄泻是以大便次数增多,粪质稀薄或如水样为特征的一种小儿常见病。西医称泄泻为腹泻,发于婴幼儿者称婴幼儿腹泻。本病以2岁以下的小儿最为多见。虽一年四季均可发生,但以夏秋季节发病率为高。轻者治疗得当,预后良好。重者泄下过度,易见气阴两伤,甚至阴竭阳脱。久泻迁延不愈者,则易转为疳证。

(一) 病因病机

小儿泄泻病因以感受外邪,内伤饮食,脾胃虚弱为多见。主要病变在脾胃。胃主受纳腐熟水谷,脾主运化水谷精微,若脾胃受病,则饮食入胃,水谷不化,精微不布,清浊不分,合污而下,致成泄泻。

(二) 临床诊断

1. 发病 有乳食不节,饮食不洁或感受时邪病史。

2. 临床表现 大便次数增多,重证达10次以上,呈淡黄色,如蛋花汤样,或黄绿稀溏,或色褐而臭,可有少量黏液,或伴有恶心、呕吐、腹痛、发热、口渴等症。重证腹泻及呕吐严重者,可见小便短少、体温升高、烦渴神疲、皮肤干瘪、囟门凹陷、目眶下陷、啼哭无泪等脱水征,以及口唇樱红、呼吸深长、腹胀等酸碱平衡失调和电解质紊乱的表现。

3. **大便镜检** 可有脂肪球或少量白细胞、红细胞。

4. **大便病原体检查** 可有致病性大肠杆菌或病毒检查阳性等。

(三)辨证论治

1. **辨证要点** 大便稀溏夹乳凝块或食物残渣,气味酸臭,或如败卵,多由伤乳伤食所致;大便清稀多泡沫,色淡黄,臭气不甚,多由风寒引起;水样或蛋花汤样便,量多,色黄褐,气秽臭,或见少许黏液,腹痛时作,多是湿热所致;大便稀薄或烂糊,色淡不臭,多食后作泻,是为脾虚所致;大便清稀,完谷不化,色淡无臭,多属脾肾阳虚;泻下急暴,次频量多,神萎或烦躁,或有呕吐,小便短少,属于重证;若见皮肤干枯,囟门凹陷,啼哭无泪,尿少或无,面色发灰,精神萎靡等,则为泄泻的危重变证。

2. **治疗原则** 以运脾化湿为基本法则,实证以祛邪为主,虚证以扶正为主。

3. **分证论治**

(1)常证

1)湿热泻

证候:大便水样,或如蛋花汤样,泻下急迫,量多次频,气味秽臭,或见少许黏液,腹痛时作,食欲不振,或伴呕恶,神疲乏力,或发热烦闹,口渴,小便短黄,舌红,苔黄腻,脉滑数。

治法:清热利湿。

方药:葛根黄芩黄连汤加减。常用葛根、黄芩、黄连、山楂炭、甘草等药。

2)风寒泻

证候:大便清稀,中多泡沫,臭气不甚,肠鸣腹痛,或伴恶寒发热,鼻流清涕,咳嗽,舌淡,苔薄白。

治法:疏风散寒,化湿和中。

方药:藿香正气散加减。常用藿香、苏叶、白芷、生姜、大腹皮、厚朴、陈皮、半夏、苍术、茯苓、甘草、大枣等药。

3)伤食泻

证候:大便稀溏,夹有乳凝块或食物残渣,气味酸臭,或如败卵,脘腹胀满,便前腹痛,泻后痛减,腹痛拒按,嗳气酸馊,或有呕吐,不思乳食,夜卧不安,舌苔厚腻,或微黄。

治法:消食导滞。

方药：保和丸加减。常用山楂、神曲、莱菔子、陈皮、半夏、茯苓、连翘等药。

4）脾虚泻

证候：大便稀溏，色淡不臭，多于食后作泻，时轻时重，面色萎黄，形体消瘦，神疲倦怠，舌淡苔白，脉缓弱。

治法：健脾益气，助运止泻。

方药：参苓白术散加减。常用党参、白术、茯苓、甘草、山药、莲肉、扁豆、薏苡仁、砂仁、桔梗等药。

5）脾肾阳虚泻

证候：久泻不止，大便清稀，完谷不化，或见脱肛，形寒肢冷，面色㿠白，精神萎靡，睡时露睛，舌淡苔白，脉细弱。

治法：补脾温肾，固涩止泻。

方药：附子理中汤合四神丸加减。常用党参、白术、甘草、干姜、吴茱萸、附子、补骨脂、肉豆蔻、五味子等药。

(2) 变证

1）气阴两伤

证候：泻下无度，质稀如水，精神萎靡或心烦不安，目眶及前囟凹陷，皮肤干燥或枯瘪，啼哭无泪，口渴引饮，小便短少，甚至无尿，唇红而干，舌红少津，苔少或无苔，脉细数。

治法：益气养阴，酸甘敛阴。

方药：人参乌梅汤加减。常用党参、炙甘草、乌梅、木瓜、莲子、山药等药。

2）阴竭阳脱

证候：泻下不止，次频量多，精神萎靡，表情淡漠，面色青灰或苍白，哭声微弱，啼哭无泪，尿少或无，四肢厥冷，舌淡无津，脉沉细欲绝。

治法：挽阴回阳，救逆固脱。

方药：生脉散合参附龙牡救逆汤加减。常用人参、麦冬、五味子、白芍、制附子、龙骨、牡蛎、甘草等药。

(四) 其他疗法

中成药

(1) 藿香正气液，每次 5~10 mL，每日 3 次。用于风寒泻。

(2) 纯阳正气丸，每次 2~3 g，每日 3~4 次。用于中寒泄泻，腹冷呕吐者。

(3) 甘露消毒丹，每次 2~3 g，每日 3~4 次。用于暑湿泄泻。

(4) 葛根芩连丸，每次 1~2 g，每日 3~4 次。用于湿热泻。

(5) 附子理中丸，每次 2~3 g，每日 3~4 次。用于脾肾阳虚泻。

四、厌食

厌食指小儿较长时期不思进食，厌恶摄食的一种病证。本病在儿科临床上发病率较高，尤其在城市儿童中多见。好发于1～6岁的小儿。患儿除食欲不振外，一般无其他明显不适，预后良好，但长期不愈者，可使气血生化乏源，抗病能力下降，而易罹患他证，甚或影响生长发育，转化为疳证。

（一）病因病机

本病多由喂养不当，他病伤脾，先天不足，情志失调引起，病位主要在脾胃，小儿时期脾常不足，加之饮食不知自调，挑食、偏食，好食零食，食不按时，饥饱不一，或杂食乱投，甚至滥进补品，均易于损伤脾胃。也有原本患其他疾病，误用攻伐；或过用苦寒，损脾伤阳；或过用温燥，耗伤胃阴；或病后未能及时调理；或夏伤暑湿，脾为湿困，均可使受纳运化失常，而致厌食。

（二）临床诊断

1. 发病　长期不思进食，厌恶摄食，食量显著少于同龄正常儿童。

2. 临床表现　面色少华，形体偏瘦，但精神尚好，活动如常。

3. 鉴别诊断　排除其他外感、内伤慢性疾病。

（三）辨证论治

1. 辨证要点　脾运失健证除厌食主证外，其他症状不多，无明显虚象。脾胃气虚证伴面色少华、形体偏瘦等气虚征象；脾胃阴虚证伴口舌干燥、食少饮多等阴虚征象。

2. 治疗原则　以脾健不在补贵在运为原则。在药物治疗的同时应注重饮食调养，纠正不良的饮食习惯，才能取效。

3. 分证论治

（1）脾运失健

证候：厌恶进食，饮食乏味，食量减少，或有胸脘痞闷、嗳气泛恶，偶尔多食后脘腹饱胀，大便不调，精神如常，舌苔薄白或白腻。

治法：调和脾胃，运脾开胃。

方药：不换金正气散加减。常用苍术、藿香、陈皮、砂仁、鸡内金、焦山楂等药。

（2）脾胃气虚

证候：不思进食，食不知味，食量减少，形体偏瘦，面色少华，精神欠振，或有大便溏薄，夹不消化物，舌质淡，苔薄白。

治法：健脾益气，佐以助运。

方药：异功散加减。常用党参、茯苓、白术、甘草、陈皮、焦建曲等药。

(3) 脾胃阴虚

证候：不思进食，食少饮多，口舌干燥，大便偏干，小便色黄，面黄少华，皮肤失润，舌红少津，苔少或花剥，脉细数。

治法：滋脾养胃，佐以助运。

方药：养胃增液汤加减。常用沙参、石斛、玉竹、乌梅、白芍、甘草、焦山楂、炒麦芽等药。

(四) 其他疗法

1. 中成药

(1) 小儿香橘丹，每次1丸，每日2～3次。用于脾运失健证。

(2) 健胃消食口服液，每次10 mL，每日2次。用于脾胃气虚证。

2. 推拿疗法　补脾经300次，揉中脘100次，摩腹200次，揉板门100次。脾失健运，运内八卦200次，摩腹5 min，捏脊6遍，掐揉四横纹100次；胃阴不足，补胃经300次，运内八卦200次，分手阴阳，揉二马各200次；脾胃气虚，运内八卦300次，推大肠200次，捏脊6次。

3. 针灸疗法　取双侧四缝穴，常规消毒穴位皮肤，用采血针点刺四缝穴，进针0.1～0.2寸，出针后挤出少许黄白色黏液，或少许血液，然后用消毒干棉球揩净。按压针孔，每周1次，4次为1个疗程。艾灸足三里每日1次。用于脾胃气虚证。

第四节　心肝系疾病

一、夜啼

小儿白天能安静入睡，入夜则啼哭不安，时哭时止，或每夜定时啼哭，甚则通宵达旦，称为夜啼。

(一) 病因病机

主要因脾寒、心热、惊恐所致，其中脾寒腹痛是导致夜啼的常见原因。病位在心、脾。孕母素体虚寒，胎禀不足，脾寒内生；或因护理不当，腹部中寒，或用冷乳哺食，中阳不振，以致寒邪内侵，凝滞气机，不通则痛，因痛而啼。若孕母急躁，或平素恣食香燥炙烤之物，或温热药物，蕴蓄之热遗于胎儿。出生后将养过温，受火热之气熏灼，心火上炎，则心神不安而啼哭不止。心主惊而藏神，小儿神气怯弱，若见异常之物，或闻特异声响，而致惊恐，致使心神不宁，寐中惊惕，因惊而啼。

（二）临床诊断

婴儿难以查明原因的入夜啼哭不安，时哭时止，或每夜定时啼哭，甚则通宵达旦，但白天如常。临证必须详细询问病史，仔细检查体格，必要时辅以有关实验室检查，排除外感发热、口疮、肠套叠、寒疝等疾病引起的啼哭，以免贻误患儿病情。

（三）辨证论治

1. 辨证要点　辨别轻重缓急、寒热虚实。

2. 治疗原则　因脾寒气滞者，治以温脾行气；因心经积热者，治以清心安神；因惊恐伤神者，治以镇惊安神。

3. 分证论治

（1）脾寒气滞

证候：啼哭时哭声低弱，时哭时止，睡喜蜷曲，腹喜摩按，四肢欠温，吮乳无力，胃纳欠佳，大便溏薄，小便较清，面色青白，唇色淡红，舌苔薄白，指纹多淡红。

治法：温脾散寒，行气止痛。

方药：乌药散加减。常用乌药、高良姜、炮姜、砂仁、陈皮、木香、香附、白芍、甘草、桔梗等药。

（2）心经积热

证候：啼哭时哭声较响，见灯尤甚，哭时面赤唇红，烦躁不宁，身腹俱暖，大便秘结，小便短赤，舌尖红，苔薄黄，指纹多紫。

治法：清心导赤，泻火安神。

方药：导赤散加减。常用生地黄、竹叶、甘草、灯心草等药。

（3）惊恐伤神

证候：夜间突然啼哭，似见异物状，神情不安，时作惊惕，紧偎母怀，面色乍青乍白，哭声时高时低，时急时缓，舌苔正常，指纹色紫，脉数。

治法：定惊安神，补气养心。

方药：远志丸去朱砂。常用远志、石菖蒲、茯神、龙齿、党参、茯苓、甘草等药。

（四）其他疗法

1. 中成药

（1）醒脾养儿颗粒，温开水冲服，1岁以内每次1袋（2 g），1~2岁每次2袋（4 g），3~6岁每次2袋（4 g），7~14岁每次3~4袋（6~8 g），每日2次。用于脾寒气滞证。

（2）王氏保赤丸，6个月以内每次5丸，6个月至2周岁，每超过1个月加1丸，2~7岁每超过半岁加5丸，7~14岁每次服60丸，轻证每日1次，重证每日2次。

用于心经积热证。

2. 外治法　将艾叶、干姜粉炒热,用纱布包裹,熨小腹部,从上至下,反复多次;或用丁香、肉桂、吴茱萸等量研细末,置于普通膏药上,贴于脐部。用于脾寒气滞证。

3. 推拿疗法　清肺经、清肝经各 300 次,揉五指节 20 次,掐五指节 5 次。偏于脾寒者,补脾经、揉外劳宫各 300 次,摩腹 5 min;偏于心火盛者,清心经、清天河水各 300 次;偏于惊恐者,清心经 300 次,掐小天心 5 次,推攒竹 20 次。

4. 针刺疗法
(1) 艾灸神阙,将艾条燃着后在神阙周围温灸,不触到皮肤,以皮肤潮红为度。每日 1 次,连灸 7 日,用于脾寒气滞证。
(2) 针刺取穴中冲,不留针,浅刺出血。用于心经积热证。

二、汗证

汗证是指不正常出汗的一种病证,即小儿在安静状态下,日常环境中,全身或局部出汗过多,甚则大汗淋漓。多发生于 5 岁以下小儿。睡中出汗,醒时汗止者,称盗汗;不分寤寐,无故汗出者,称自汗。盗汗多为阴虚,自汗多为阳虚。因温热病引起的出汗,或属重急病阴竭阳脱、亡阳大汗者均不在此例。

(一) 病因病机

肺卫不固,脾胃失调,营卫不和,气阴亏虚。病位在肺、脾。本病多由体虚所致,若先天禀赋不足,或后天脾胃失调,肺气虚弱,均可自汗或盗汗。肺主皮毛,脾主肌肉,肺脾气虚,表虚不固,故汗出不止。小儿营卫之气生成不足,或受疾病影响,或病后护理不当,营卫不和,致营气不能内守而敛藏,卫气不能卫外而固密,则津液从皮毛外泄,发为汗证。小儿血气嫩弱,若大病久病之后,气血亏损;或先天不足,后天失养的体弱小儿,气阴虚亏,气虚不能敛阴,阴亏虚火内炽,迫津外泄而为汗。小儿脾常不足,若平素饮食甘肥厚腻,可致积滞内生,郁而生热。甘能助湿,肥能生热,蕴阻脾胃,湿热郁蒸,外泄肌表而致汗出。

(二) 临床诊断

1. 临床表现　小儿在安静状态下,正常环境中,全身或局部出汗过多,甚则大汗淋漓。寐则汗出,醒时汗止者,称盗汗;不分寤寐而出汗者,称自汗。

2. 鉴别诊断　排除维生素 D 缺乏性佝偻病、结核感染、风湿热、传染病等引起的出汗。

(三) 辨证论治

1. 辨证要点　汗证多属虚证。自汗以气虚、阳虚为主;盗汗以阴虚、血虚为主。

肺卫不固证,多汗以头颈胸背为主;营卫失调证,多汗而不温;气阴亏虚证,汗出遍身而伴虚热征象;湿热迫蒸证,则汗出肤热。

2. 治疗原则　汗证以虚为主,补虚是其基本治疗原则。肺卫不固者益气固卫,营卫失调者调和营卫,气阴亏虚者益气养阴,湿热迫蒸者清化湿热。除内服药外,尚可配合脐疗等外治疗法。

3. 分证论治

(1) 肺卫不固

证候:以自汗为主,或伴盗汗,以头部、肩背部汗出明显,动则尤甚,神疲乏力,面色少华,平时易患感冒,舌淡,苔薄,脉细弱。

治法:益气固表。

方药:玉屏风散合牡蛎散加减。常重用黄芪、白术、防风、牡蛎、浮小麦、麻黄根、甘草等药。

(2) 营卫失调

证候:以自汗为主,或伴盗汗,汗出遍身而不温,微寒怕风,不发热,或伴有低热,精神疲倦,胃纳不振,舌质淡红,苔薄白,脉缓。

治法:调和营卫。

方药:黄芪桂枝五物汤加减。常用黄芪、桂枝、芍药、生姜、大枣、浮小麦、煅牡蛎、甘草等药。

(3) 气阴亏虚

证候:以盗汗为主,也常伴自汗,形体消瘦,汗出较多,神萎不振,心烦少寐,寐后汗多,或伴低热,口干,手足心灼热,哭声无力,口唇淡红,舌质淡,苔少或见剥苔,脉细弱或细数。

治法:益气养阴。

方药:生脉散加减。常用党参、麦冬、五味子、生黄芪、瘪桃干、甘草等药。

(4) 湿热迫蒸

证候:自汗或盗汗,以头部或四肢为多,汗出肤热,汗渍色黄,口臭,口渴不欲饮,小便色黄,色质红,苔黄腻,脉滑数。

治法:清热泻脾。

方药:泻黄散加减。常用石膏、栀子、防风、藿香、甘草、麻黄根、糯稻根等药。

(四) 其他疗法

1. 中成药

(1) 玉屏风口服液,每次1支,每日2次。用于肺卫不固证。

(2) 生脉饮口服液,每次1支,每日2次。用于气阴亏虚证。

2. 外治法

(1) 五倍子粉适量,温水或醋调成糊状,每晚临睡前敷脐中,用橡皮膏固定。用于盗汗。

(2) 龙骨、牡蛎粉适量,每晚睡前外扑。用于自汗、盗汗,汗出不止者。

(李华,李战,李颉,郭爱华,崔庆科,叶智祺)